マンガでわかる どんなウツも、絶対よくなるラクになる!

有島サトエ

すばる舎

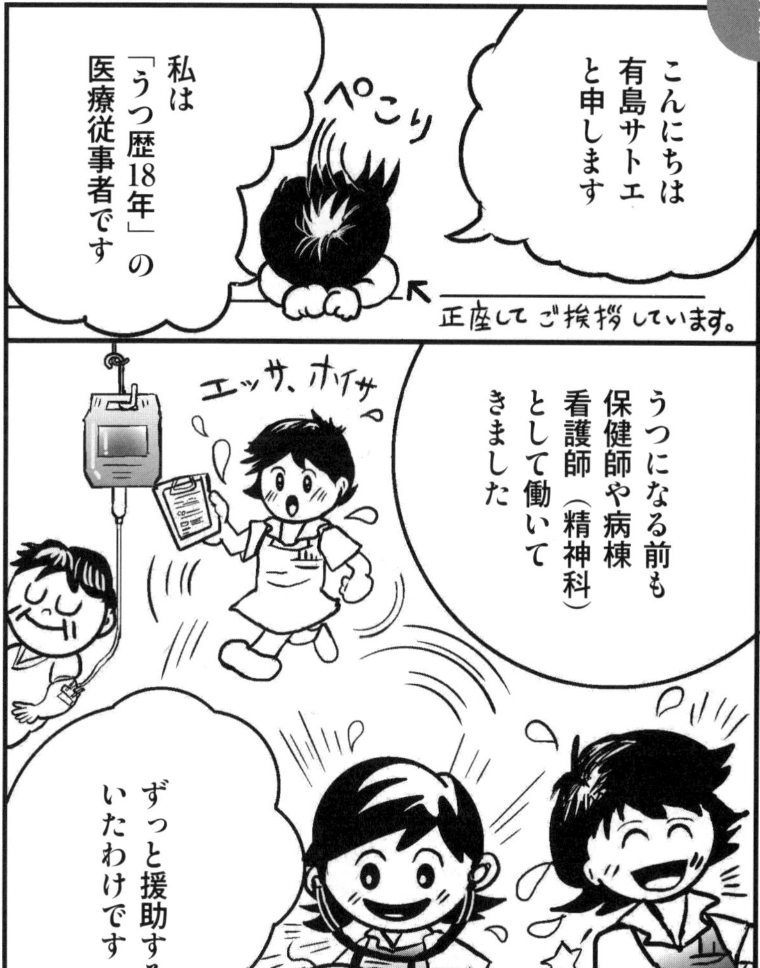
こんにちは
有島サトエと申します
ぺこり
正座してご挨拶しています。
私は「うつ歴18年」の医療従事者です
うつになる前も保健師や病棟看護師（精神科）として働いてきました
エッサ、ホイサ
ずっと援助する側にいたわけです
血圧計

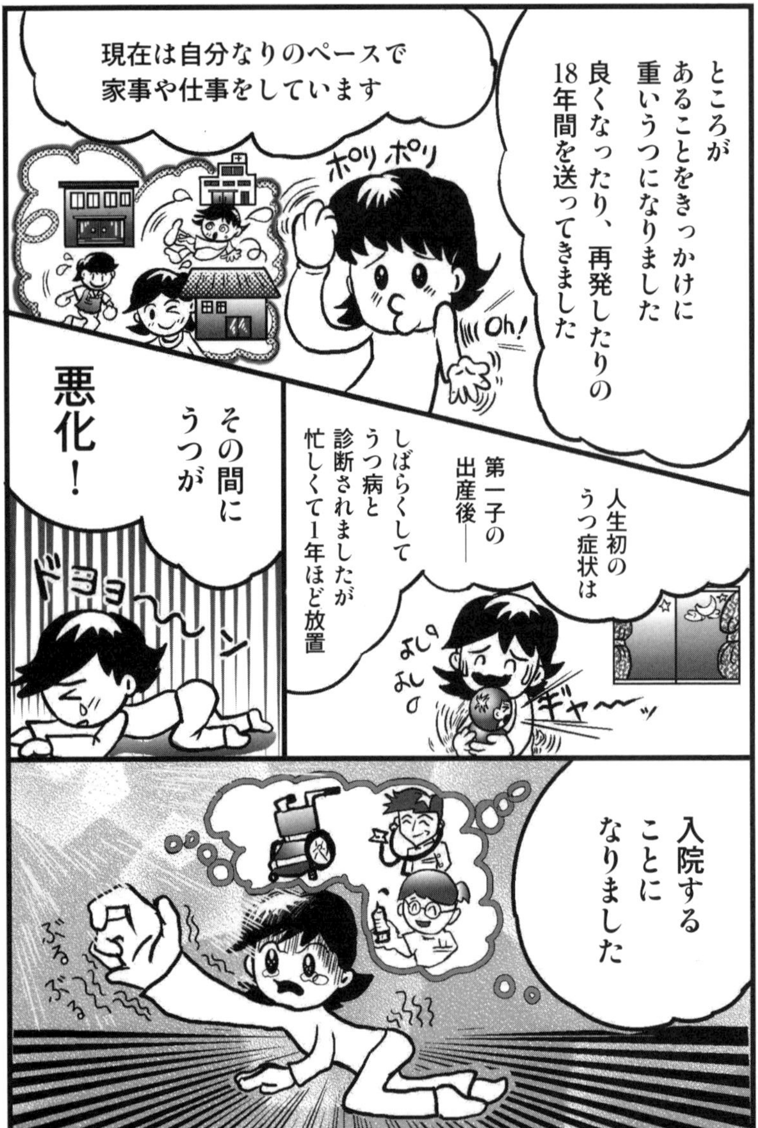
ところが
あることをきっかけに
重いうつになりました
良くなったり、再発したりの
18年間を送ってきました
現在は自分なりのペースで
家事や仕事をしています
ポリポリ
Oh!
田田
人生初の
うつ症状は
第一子の
出産後——
しばらくして
うつ病と
診断されましたが
忙しくて1年ほど放置
よしよし
ギャ〜〜ッ
その間に
うつが
悪化!
ドヨヨ〜〜ン
入院する
ことに
なりました
ぶるぶる

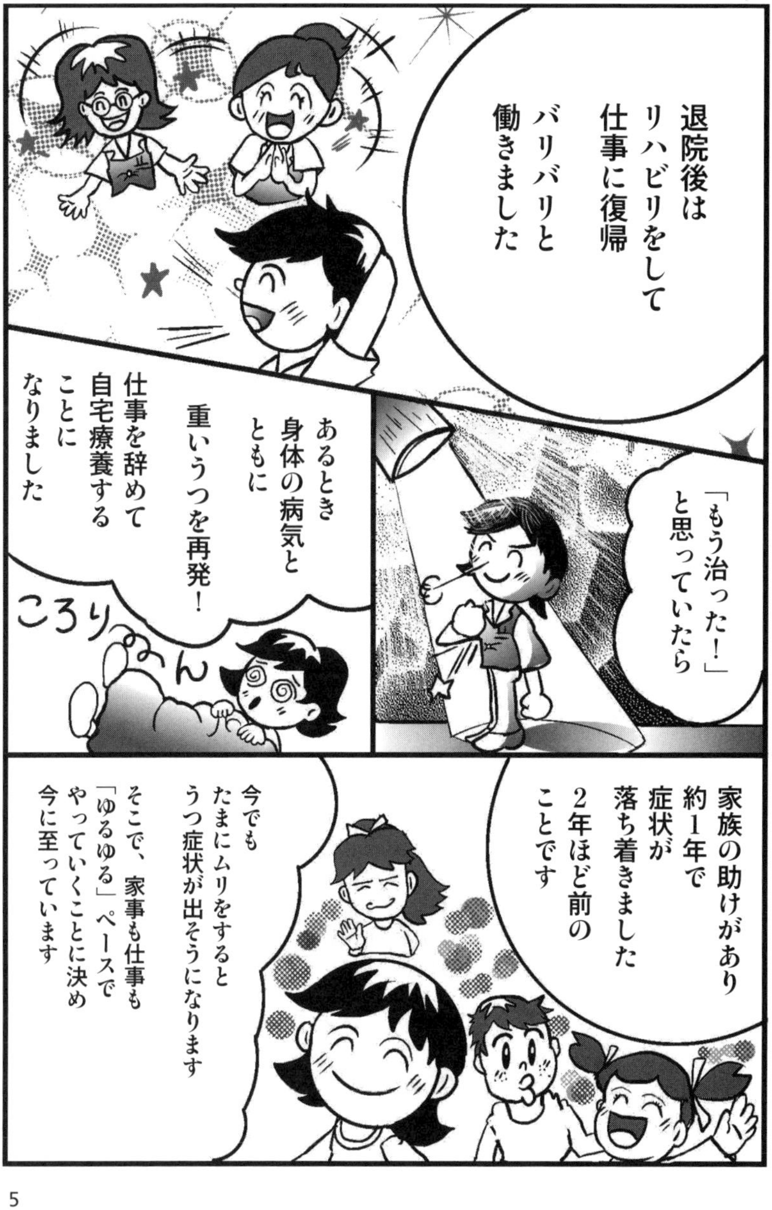
退院後は
リハビリをして
仕事に復帰
バリバリと
働きました
「もう治った！」
と思っていたら
あるとき
身体の病気と
ともに
重いうつを再発！
仕事を辞めて
自宅療養する
ことに
なりました
ころり～ん
家族の助けがあり
約1年で
症状が
落ち着きました
2年ほど前の
ことです
今でも
たまにムリをすると
うつ症状が出そうになります
そこで、家事も仕事も
「ゆるゆる」ペースで
やっていくことに決め
今に至っています

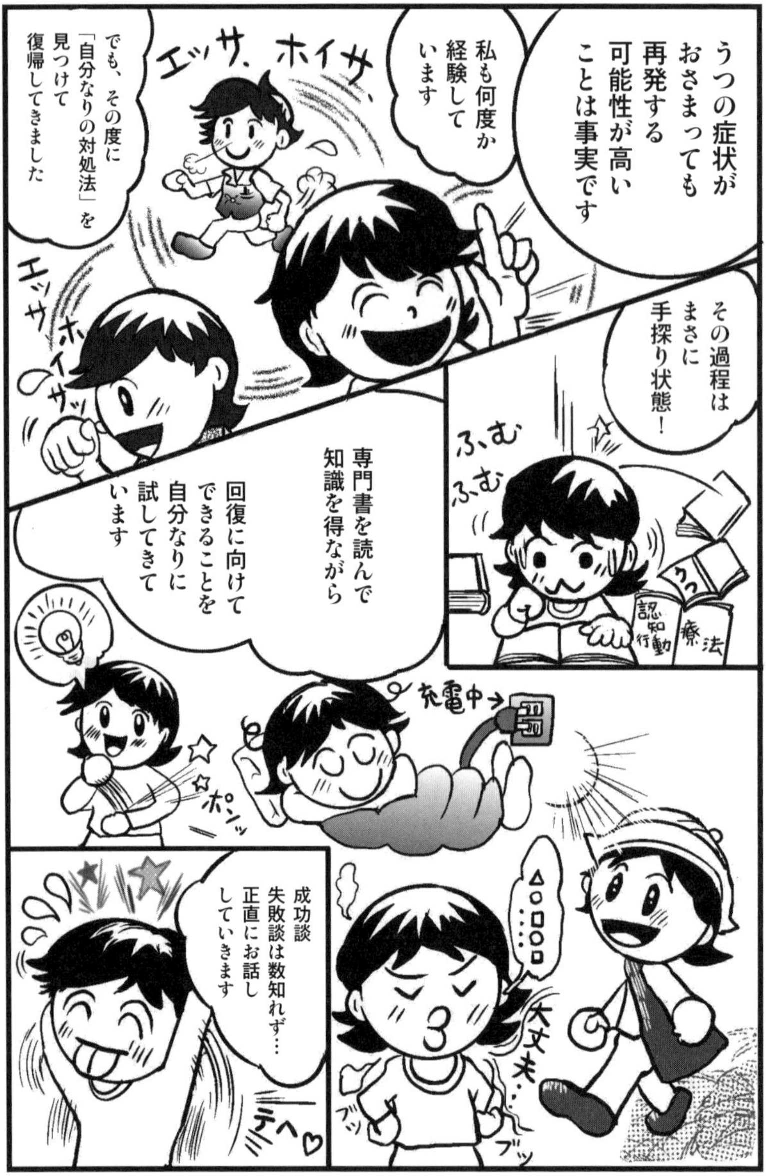

うつの症状がおさまっても再発する可能性が高いことは事実です
私も何度か経験しています
エッサ、ホイサ、
でも、その度に「自分なりの対処法」を見つけて復帰してきました
エッサホイサッ
その過程はまさに手探り状態！
ふむふむ
うつ
認知行動療法
専門書を読んで知識を得ながら回復に向けてできることを自分なりに試してきています
充電中→
ポンッ
△○□○□……
大丈夫…
ブツッ
ブツッ
成功談失敗談は数知れず…正直にお話ししていきます
テヘ♡

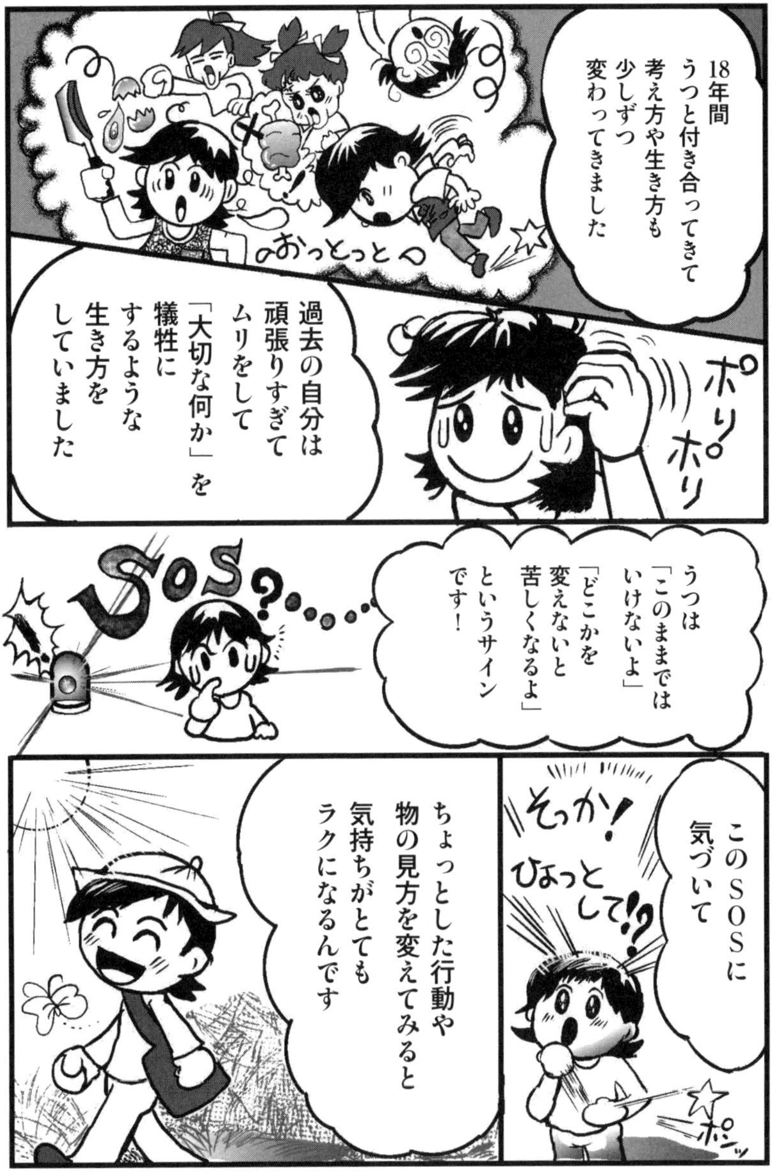
18年間
うつと付き合ってきて
考え方や生き方も
少しずつ
変わってきました
おっとっと
ポリポリ
過去の自分は
頑張りすぎて
ムリをして
「大切な何か」を
犠牲に
するような
生き方を
していました
うつは
「このままでは
いけないよ」
「どこかを
変えないと
苦しくなるよ」
というサイン
です！
SOS？
このSOSに
気づいて
そっか！
ひょっとして!?
ポンッ
ちょっとした行動や
物の見方を変えてみると
気持ちがとても
ラクになるんです

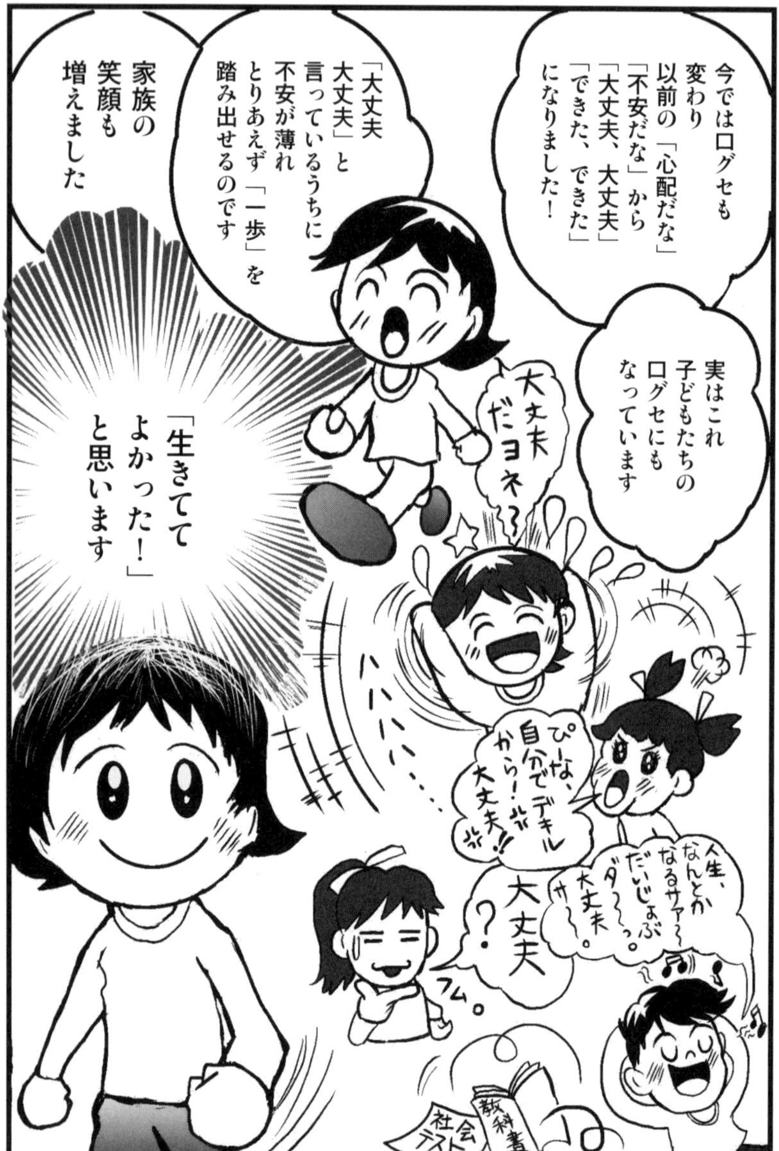
今では口グセも
変わり
以前の「心配だな」
「不安だな」から
「大丈夫、大丈夫」
「できた、できた」
になりました！
「大丈夫
大丈夫」と
言っているうちに
不安が薄れ
とりあえず「一歩」を
踏み出せるのです
家族の
笑顔も
増えました
実はこれ
子どもたちの
口グセにも
なっています
大丈夫だヨネ～
「生きてて
よかった！」
と思います
ぴーな、自分でデキルから！大丈夫!!
人生、なんとかなるサァ～ だいじょぶダ～～っ。大丈夫サ～。
大丈夫？
フム。
教科書
社会テスト

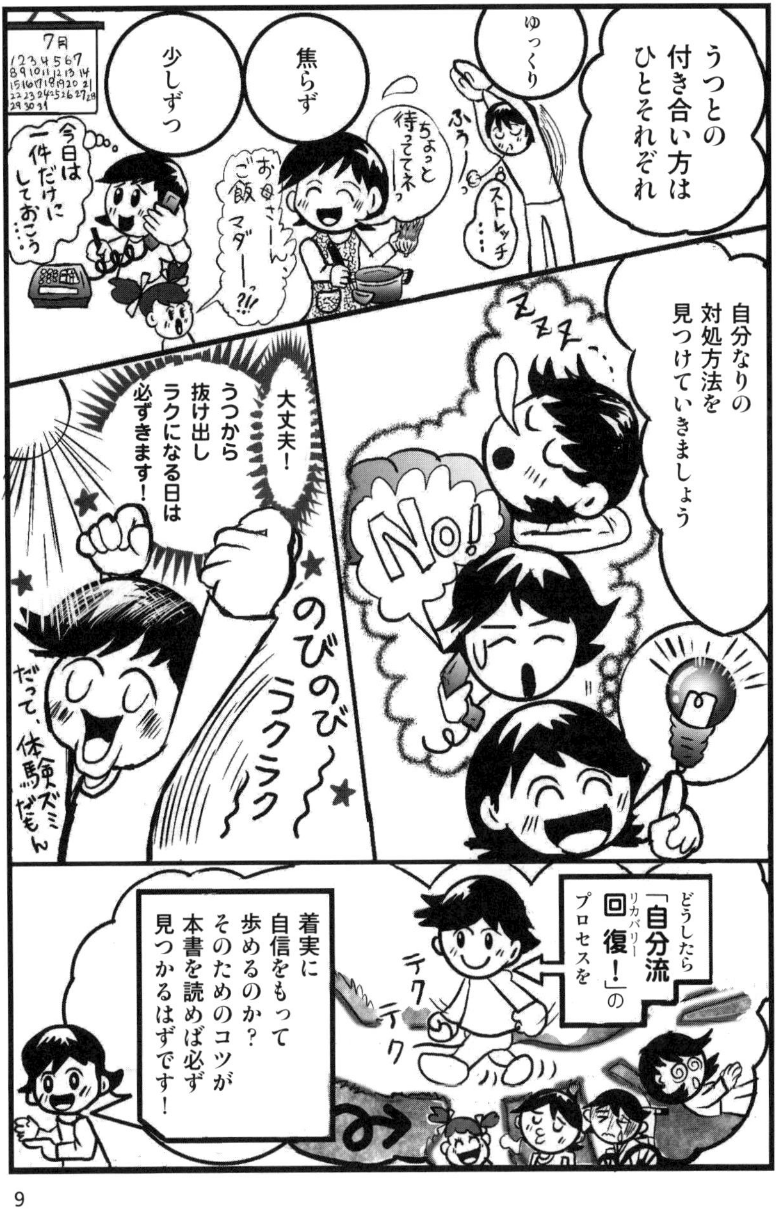

うつとの付き合い方はひとそれぞれ
ゆっくり
ふう～
ストレッチ……
焦らず
ちょっと待っててネっ
お母さーん、ご飯マダ――っ?!!
少しずつ
7月
今日は一件だけにしておこう……
自分なりの対処方法を見つけていきましょう
ZZZ
No!
大丈夫！うつから抜け出しラクになる日は必ずきます！
のびのび～ラクラク
だって、体験ズミだもん
どうしたら「自分流回復《リカバリー》！」のプロセスを
着実に自信をもって歩めるのか？そのためのコツが本書を読めば必ず見つかるはずです！
テクテク

もくじ

3章 入院から退院・実体験レポート

4章 再発は乗り切れる！

5章 1人でできる「認知行動療法」

6章 サトエ流・回復《リカバリー》へのヒント ～リワーク編～

コラム

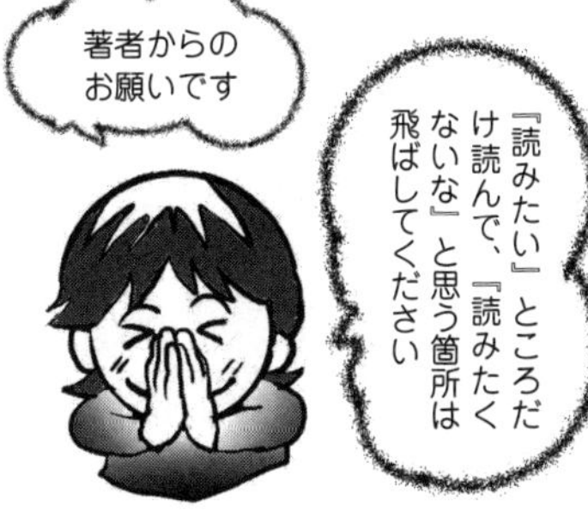
著者からのお願いです
『読みたい』ところだけ読んで、『読みたくないな』と思う箇所は飛ばしてください

本書の主な登場人物

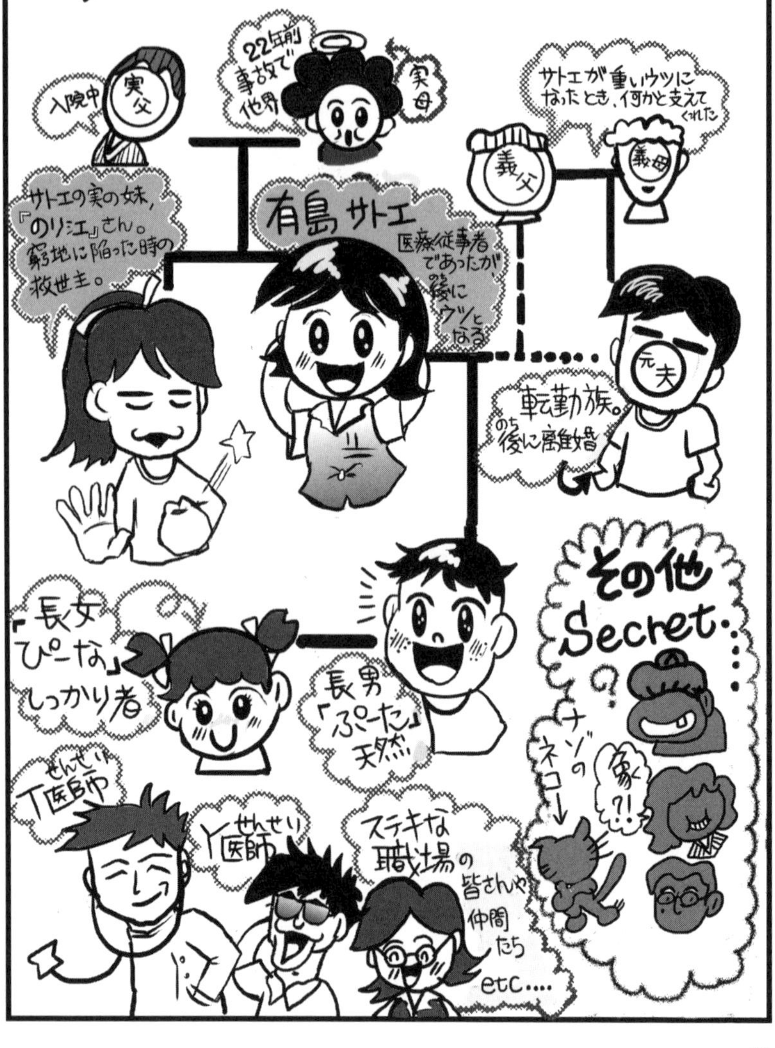
入院中
実父
22年前 事故で 他界
実母
サトエが重いウツになったとき、何かと支えてくれた
義父
義母
サトエの実の妹、『のりエ』さん。窮地に陥った時の救世主。
有島 サトエ
医療従事者であったが後《のち》にウツとなる
元夫
転勤族。後《のち》に離婚
長女「ぴーな」しっかり者
長男「ぷーた」天然
その他
Secret……
ナゾのネコ
せんせい
T医師
Yせんせい
Y医師
ステキな職場の皆さんや仲間たち
etc....

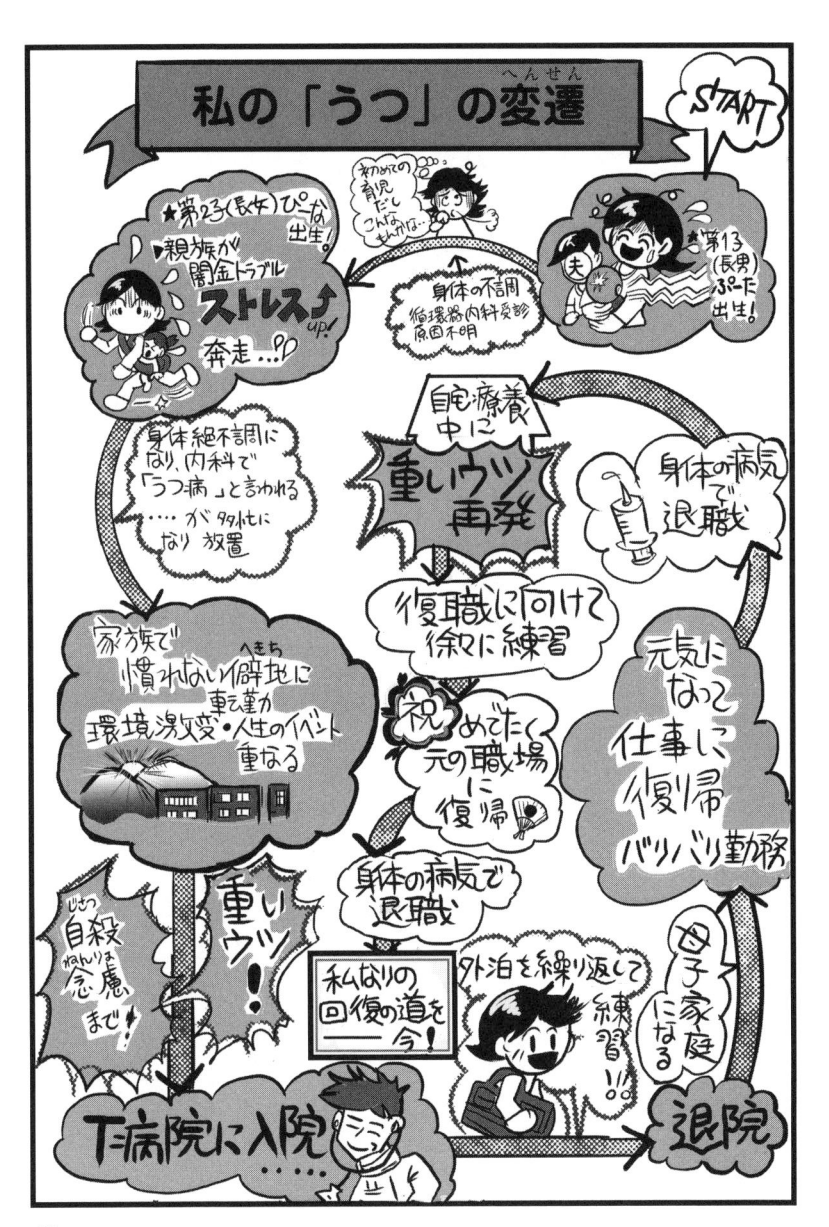

私の「うつ」の変遷《へんせん》
START
★第1子(長男)ぷーた出生!
夫
初めての育児だしこんなもんかな…
身体の不調
循環器内科受診
原因不明
★第2子(長女)ぴーな出生!
▶親族が闇金トラブル
ストレス up!
奔走…!?
身体絶不調になり、内科で「うつ病」と言われる
……が多忙になり放置
家族で慣れない僻地《へきち》に転勤
環境激変・人生のイベント重なる
自殺《じさつ》念慮《ねんりょ》まで!
重いウツ!
T病院に入院
……
外泊を繰り返して練習!!
退院
母子家庭になる
元気になって仕事に復帰
バリバリ勤務
身体の病気で退職
自宅療養中に
重いウツ再発
復職に向けて徐々に練習
祝 めでたく元の職場に復帰
身体の病気で退職
私なりの回復の道を――今!

1章　私が、うつに!?

うつの診断にショック！

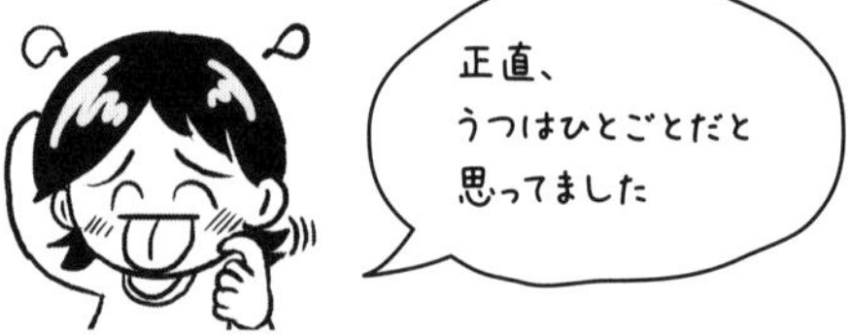

楽しくも忙しい日々を
送っているさなか、ある事件が勃発《ぼっぱつ》し、
奔走することになる。
その後、心身の不調が増えていき……

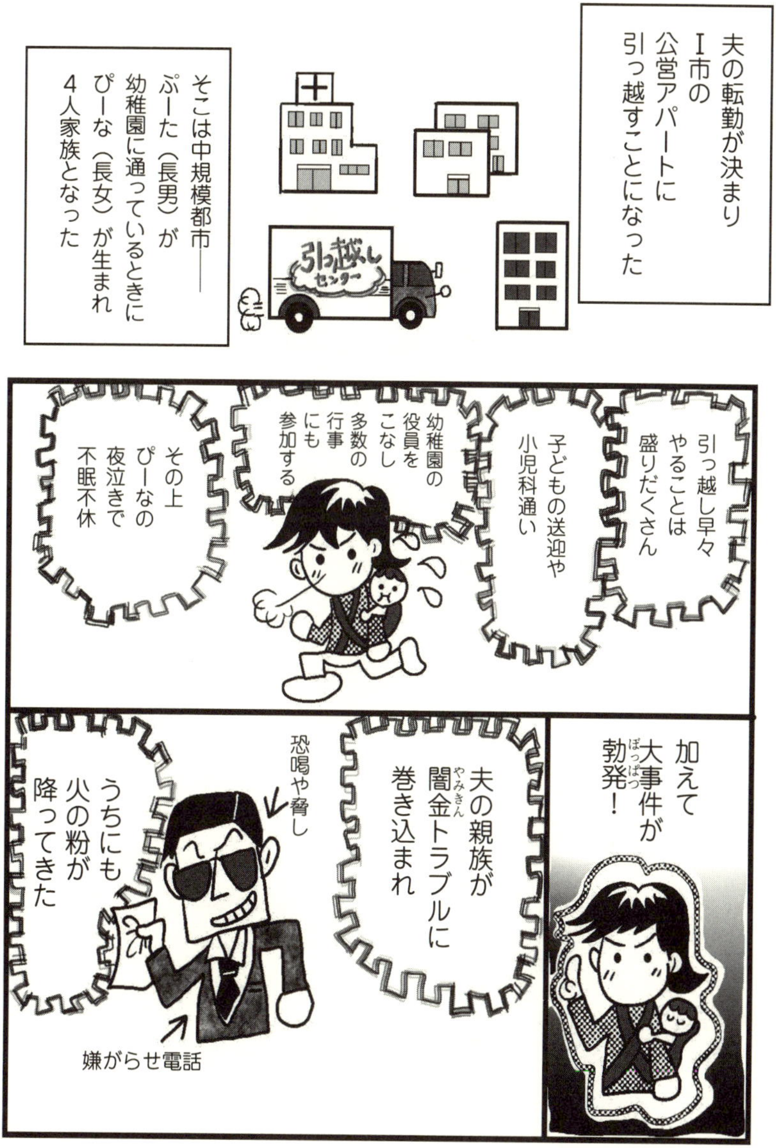
夫の転勤が決まり
I市の
公営アパートに
引っ越すことになった
そこは中規模都市――
ぷーた（長男）が
幼稚園に通っているときに
ぴーな（長女）が生まれ
4人家族となった
引っ越しセンター
引っ越し早々
やることは
盛りだくさん
子どもの送迎や
小児科通い
幼稚園の
役員を
こなし
多数の
行事
にも
参加する
その上
ぴーなの
夜泣きで
不眠不休
加えて
大事件が
勃発《ぼっぱつ》！
夫の親族が
闇金《やみきん》トラブルに
巻き込まれ
恐喝や脅し
うちにも
火の粉が
降ってきた
嫌がらせ電話

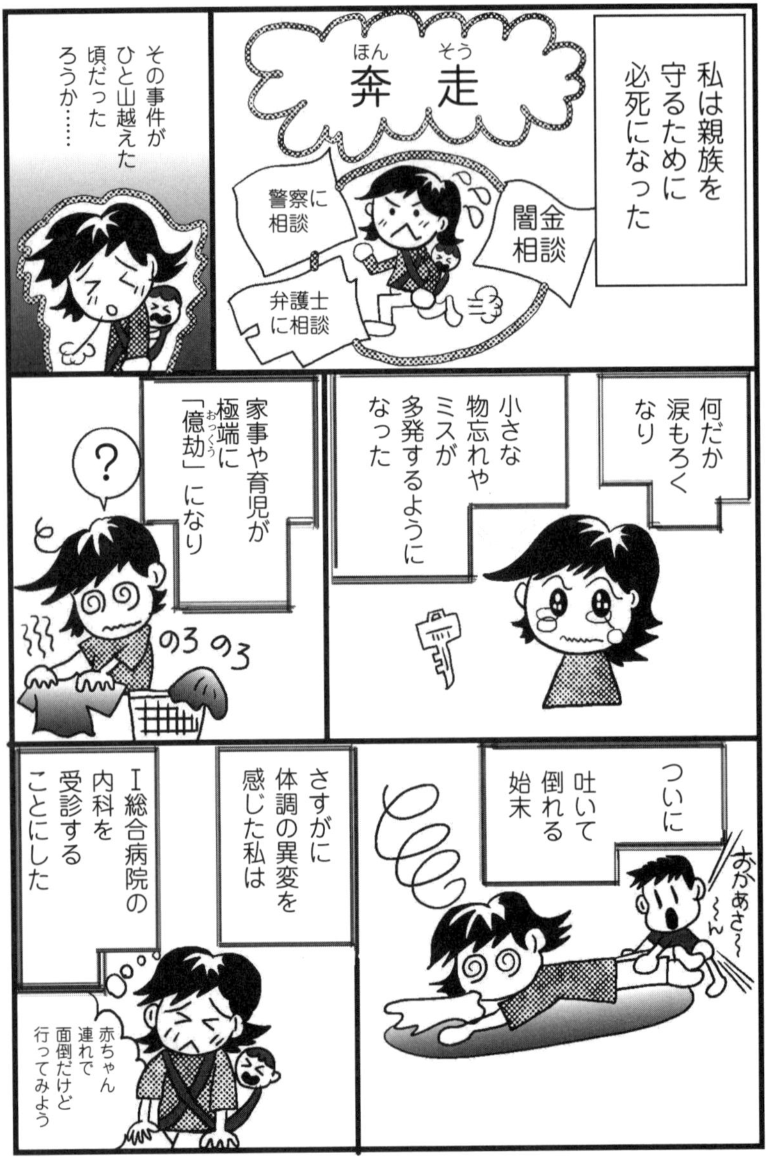

私は親族を守るために必死になった
奔《ほん》走《そう》
闇金相談
警察に相談
弁護士に相談
その事件がひと山越えた頃だったろうか……
何だか涙もろくなり
小さな物忘れやミスが多発するようになった
家事や育児が極端に「億劫《おっくう》」になり
?
のろ のろ
ついに吐いて倒れる始末
おかあさ〜〜ん
さすがに体調の異変を感じた私は
I総合病院の内科を受診することにした
赤ちゃん連れで面倒だけど行ってみよう

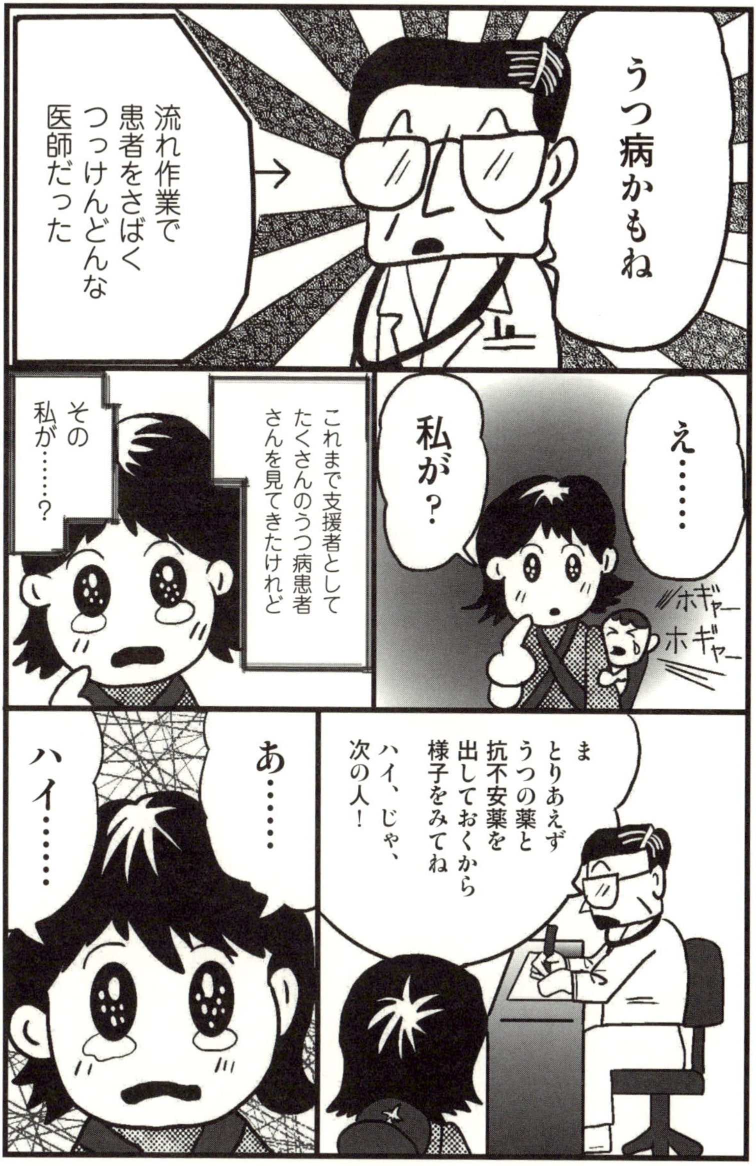
うつ病かもね
流れ作業で患者をさばくつっけんどんな医師だった
え……
私が？
ホギャー
ホギャー
これまで支援者としてたくさんのうつ病患者さんを見てきたけれど
その私が……？
ま とりあえず うつの薬と抗不安薬を出しておくから様子をみてね ハイ、じゃ、次の人！
あ……
ハイ……

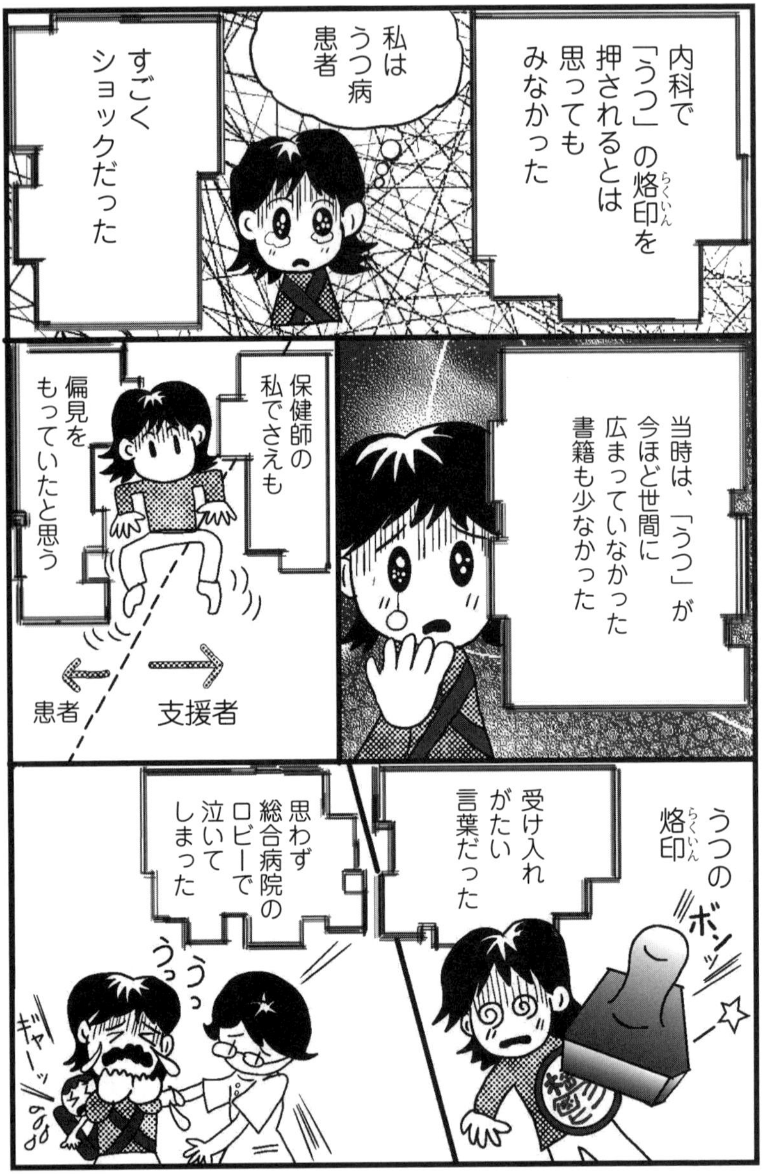
内科で「うつ」の烙印《らくいん》を押されるとは思ってもみなかった
私はうつ病患者
すごくショックだった
当時は、「うつ」が今ほど世間に広まっていなかった書籍も少なかった
保健師の私でさえも
偏見をもっていたと思う
患者
支援者
うつの烙印《らくいん》
ボンッ
受け入れがたい言葉だった
思わず総合病院のロビーで泣いてしまった
うっうっ
ギャーッ

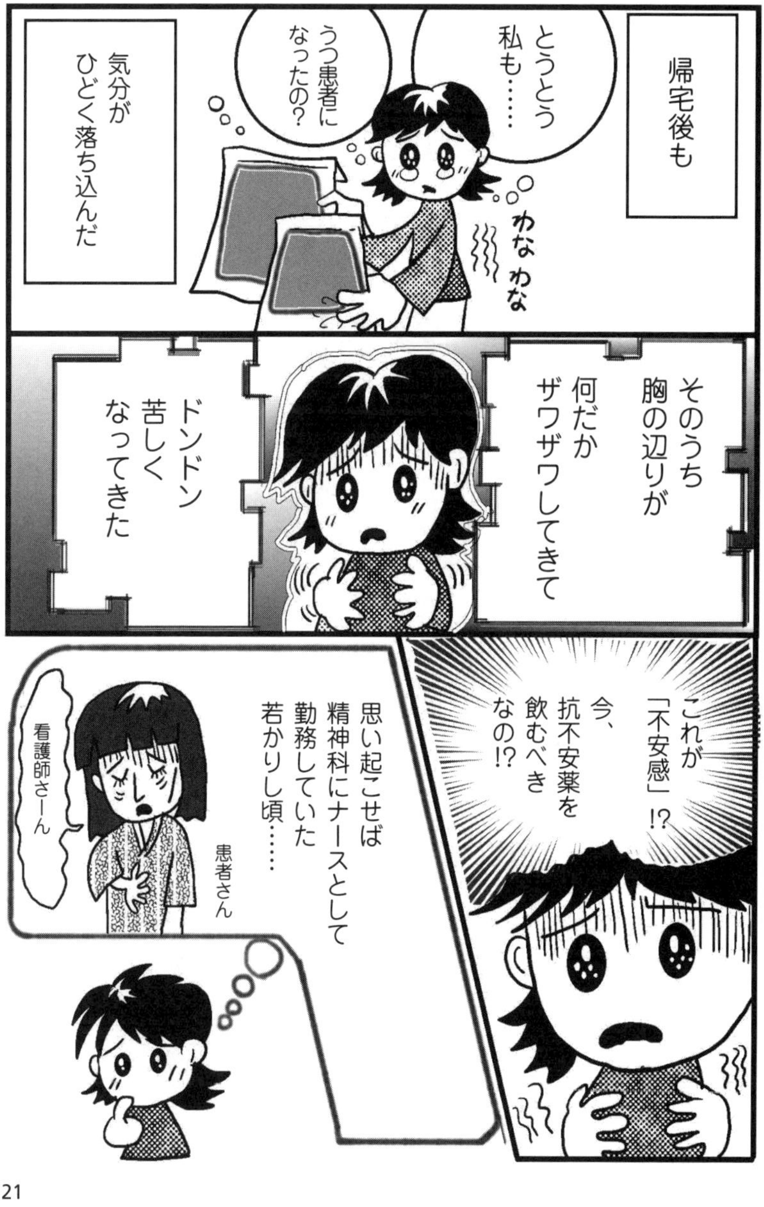
帰宅後も
とうとう私も……
うつ患者になったの？
わなわな
気分がひどく落ち込んだ
そのうち胸の辺りが何だかザワザワしてきて
ドンドン苦しくなってきた
これが「不安感」!?
今、抗不安薬を飲むべきなの!?
思い起こせば精神科にナースとして勤務していた若かりし頃……
看護師さーん
患者さん

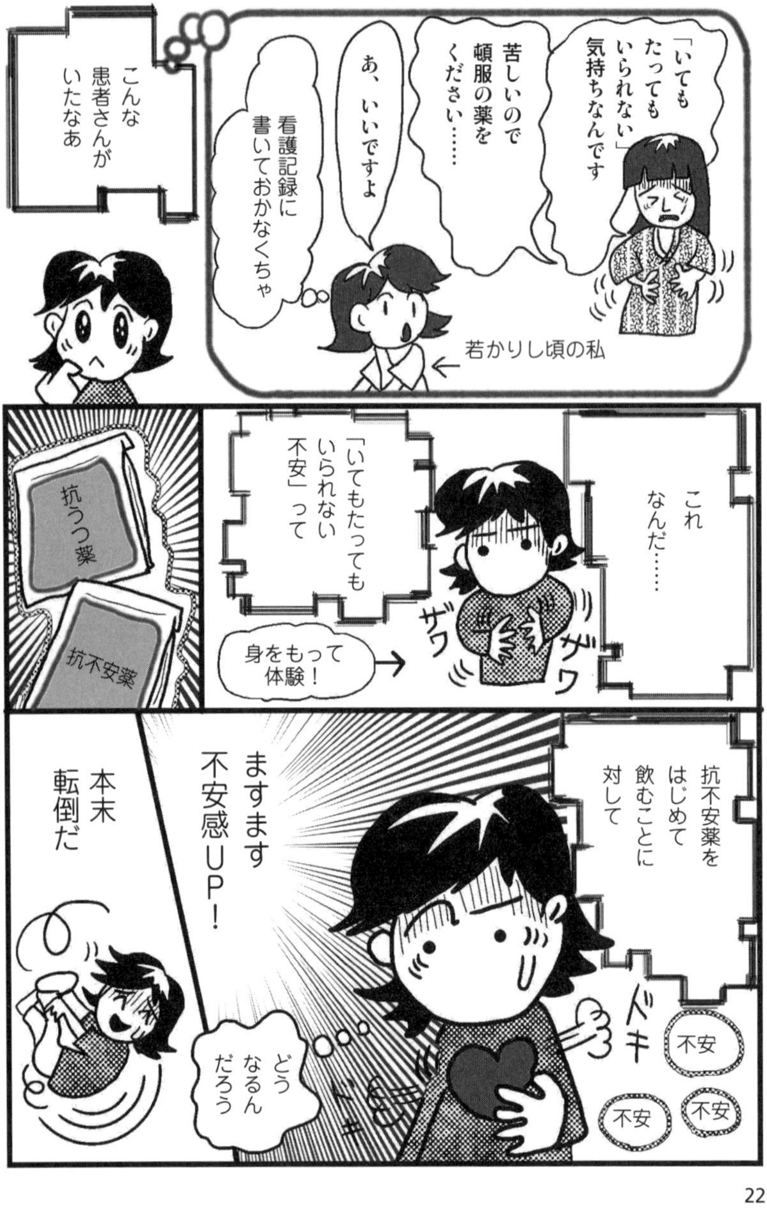
「いてもたってもいられない」気持ちなんです
苦しいので頓服の薬をください……
あ、いいですよ
看護記録に書いておかなくちゃ
若かりし頃の私
こんな患者さんがいたなあ
これなんだ……
「いてもたってもいられない不安」って
ザワ
ザワ
身をもって体験！
抗うつ薬
抗不安薬
抗不安薬をはじめて飲むことに対して
ますます不安感UP！
ドキ
ドキ
不安
不安
不安
どうなるんだろう
本末転倒だ

コラム

当時を振り返ったときの反省点

この後、引っ越しすることになり治療を中断することに……

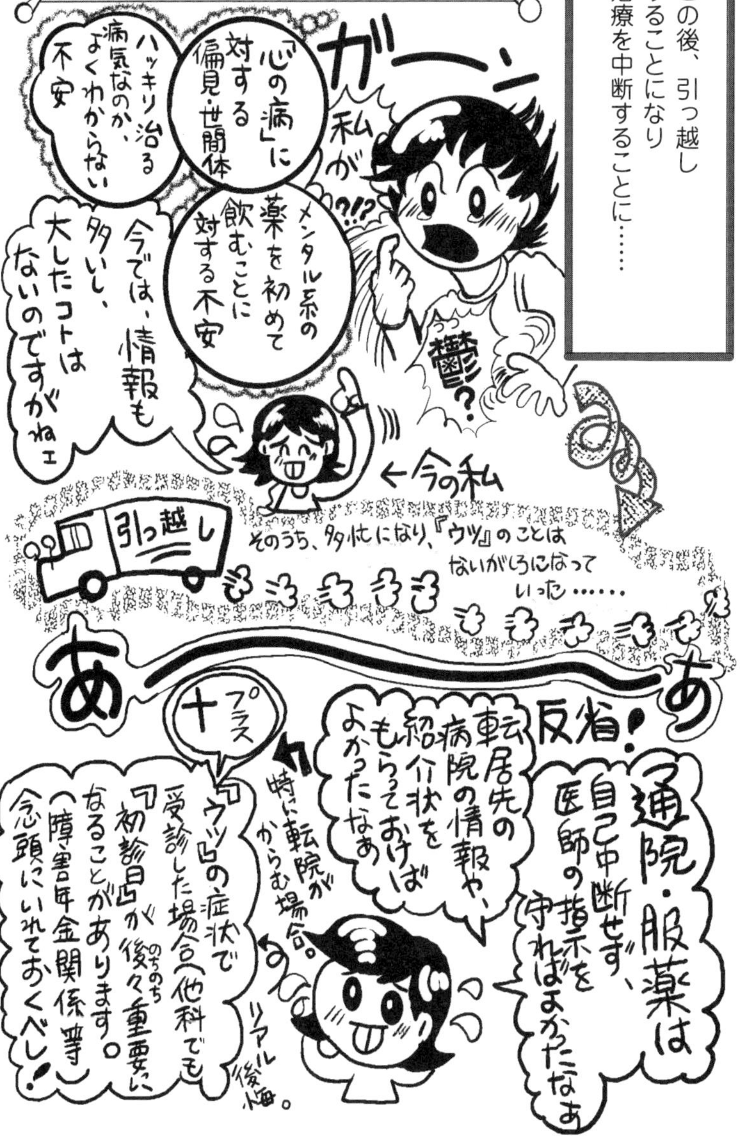

ガーン
私が
?!?
「心の病」に対する偏見・世間体
ハッキリ治る病気なのか、よくわからない不安
メンタル系の薬を初めて飲むことに対する不安
今では、情報も多いし、大したコトはないのですがねェ
←今の私
鬱《うつ》?
引っ越し
そのうち、多忙になり、『ウツ』のことはないがしろになっていった……
あ――あ
反省!
通院・服薬は自己中断せず、医師の指示を守ればよかったなあ
転居先の病院の情報や、紹介状をもらっておけばよかったなあ
時に転院がからむ場合。
＋《プラス》
『ウツ』の症状で受診した場合（他科でも）『初診日』が後々《のちのち》重要になることがあります。（障害年金関係等）念頭にいれておくベし!
リアル後悔。

１章　私が、うつに!?

出ちゃいました、
自殺念慮《じさつねんりょ》

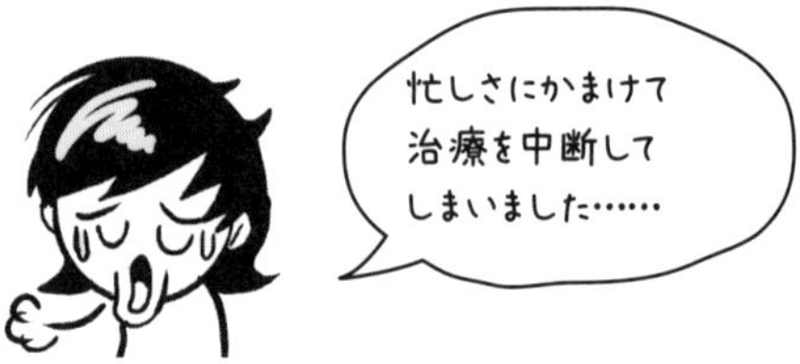
忙しさにかまけて
治療を中断して
しまいました……

うつと診断されるも、
通院せずに新生活をスタートした。
そのうち、うつ症状が重くなってきて……

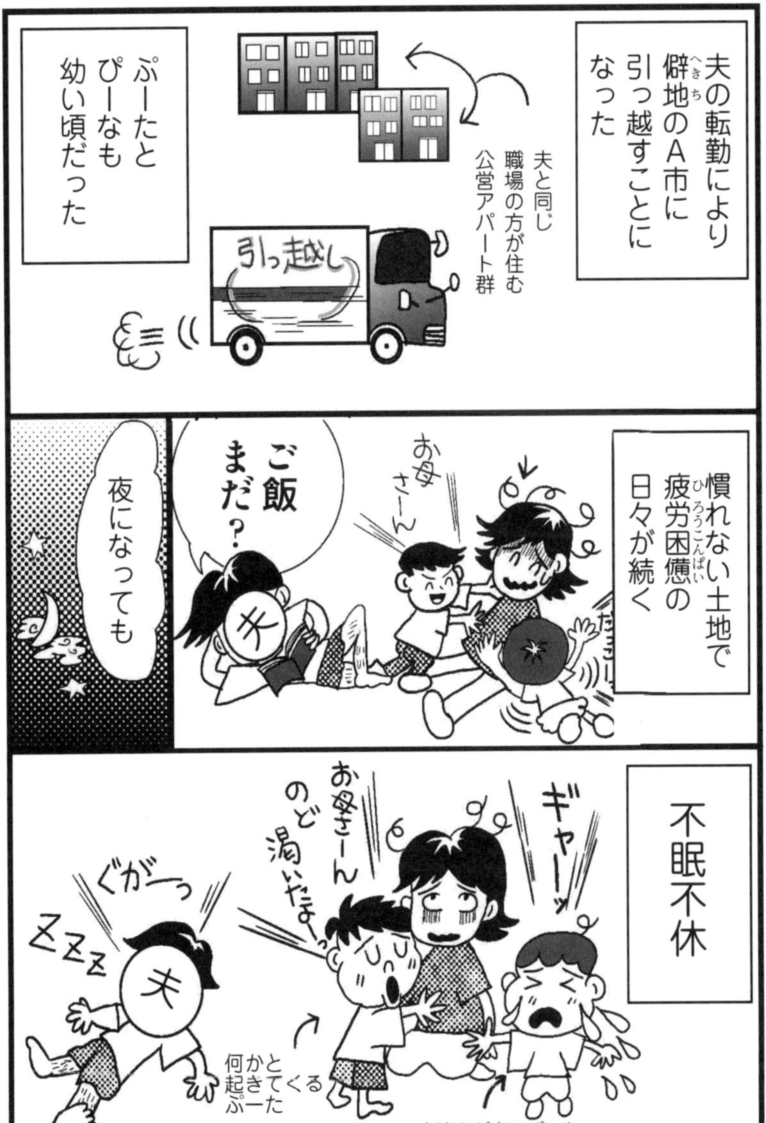
夫の転勤により
僻地《へきち》のA市に
引っ越すことに
なった
夫と同じ職場の方が住む公営アパート群
引っ越し
ぷーたと
ぴーなも
幼い頃だった
慣れない土地で
疲労困憊《ひろうこんぱい》の
日々が続く
お母さーん
ご飯まだ？
夜になっても
不眠不休
ギャーッ
お母さーん
のど渇いたよーっ
ぐがーっ
ZZZ
何かと起きてくるぷーた
夜泣きが多いぴーな

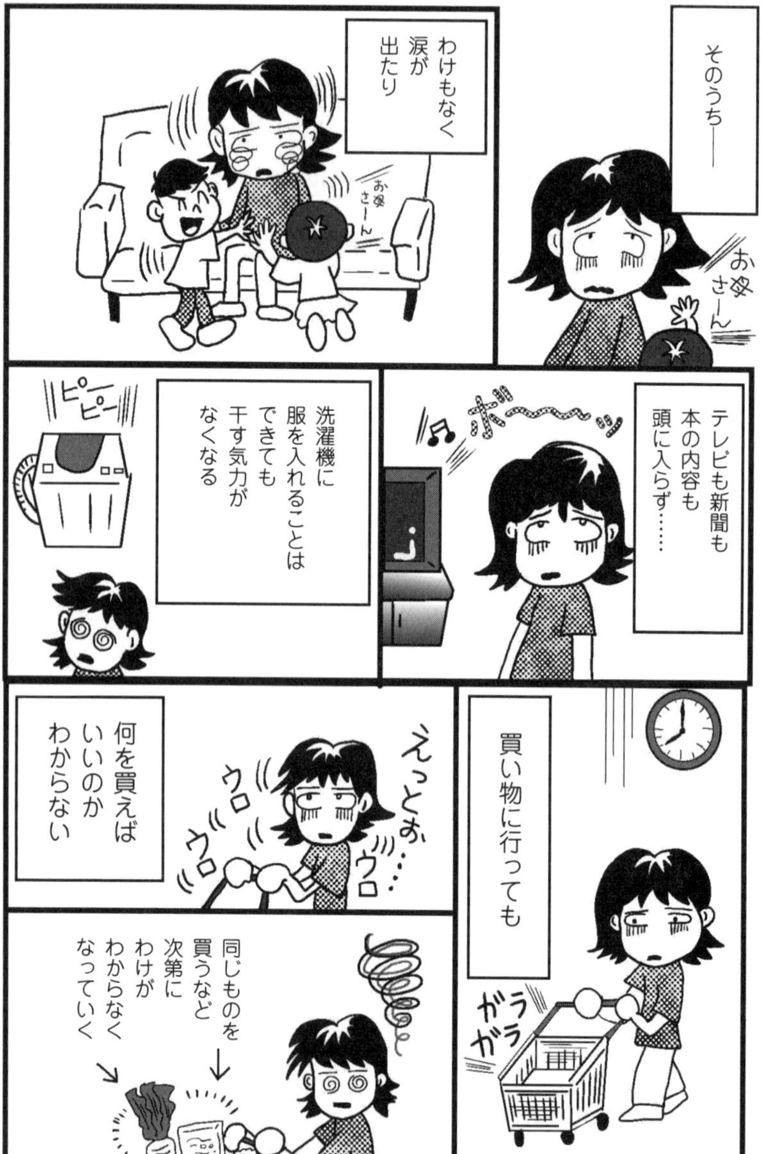

そのうち――
お母さーん
わけもなく涙が出たり
お母さーん
テレビも新聞も本の内容も頭に入らず……
ボ〜〜〜ッ
洗濯機に服を入れることはできても干す気力がなくなる
ピーピー
買い物に行っても
ガラガラ
何を買えばいいのかわからない
えっとぉ…
ウロウロ
ウロウロ
同じものを買うなど次第にわけがわからなくなっていく

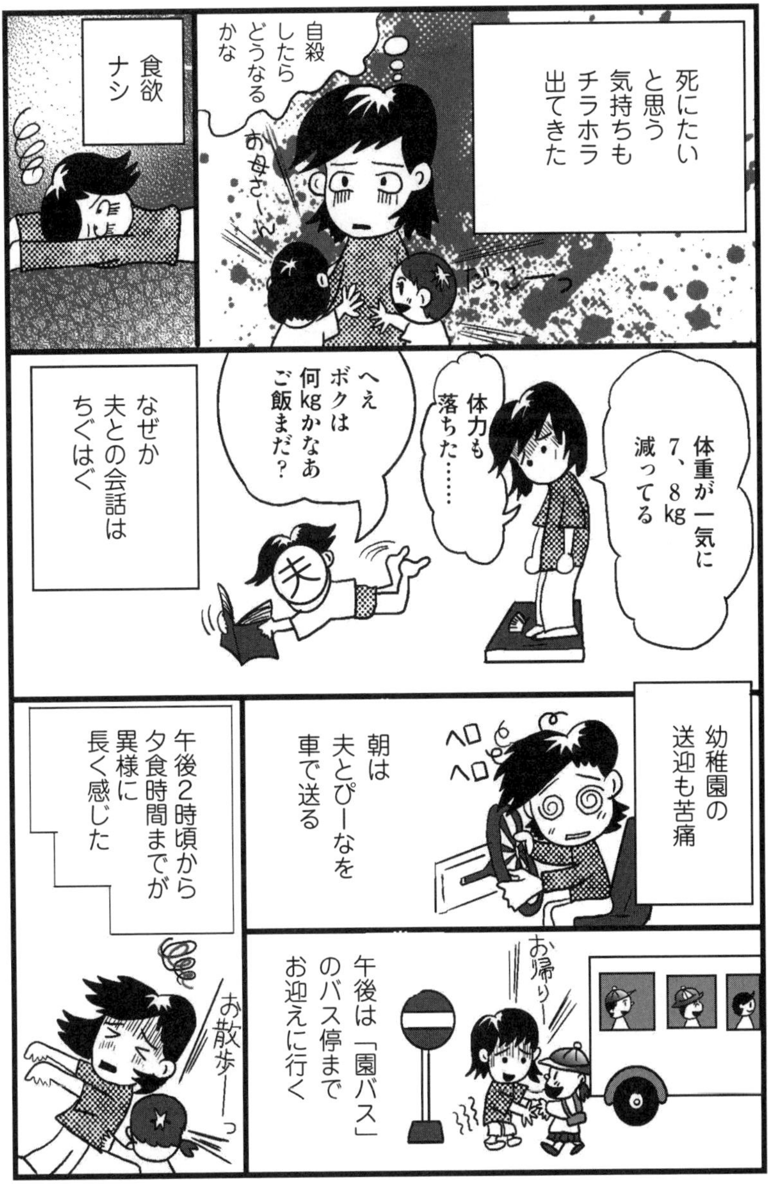

死にたいと思う気持ちもチラホラ出てきた
自殺したらどうなるかな
お母さーん
だっこーっ
食欲ナシ
体重が一気に7、8kg減ってる
体力も落ちた……
へぇボクは何kgかなぁご飯まだ？
夫
なぜか夫との会話はちぐはぐ
幼稚園の送迎も苦痛
ヘロヘロ
朝は夫とぴーなを車で送る
午後は「園バス」のバス停までお迎えに行く
お帰りー
午後2時頃から夕食時間までが異様に長く感じた
お散歩ーーっ

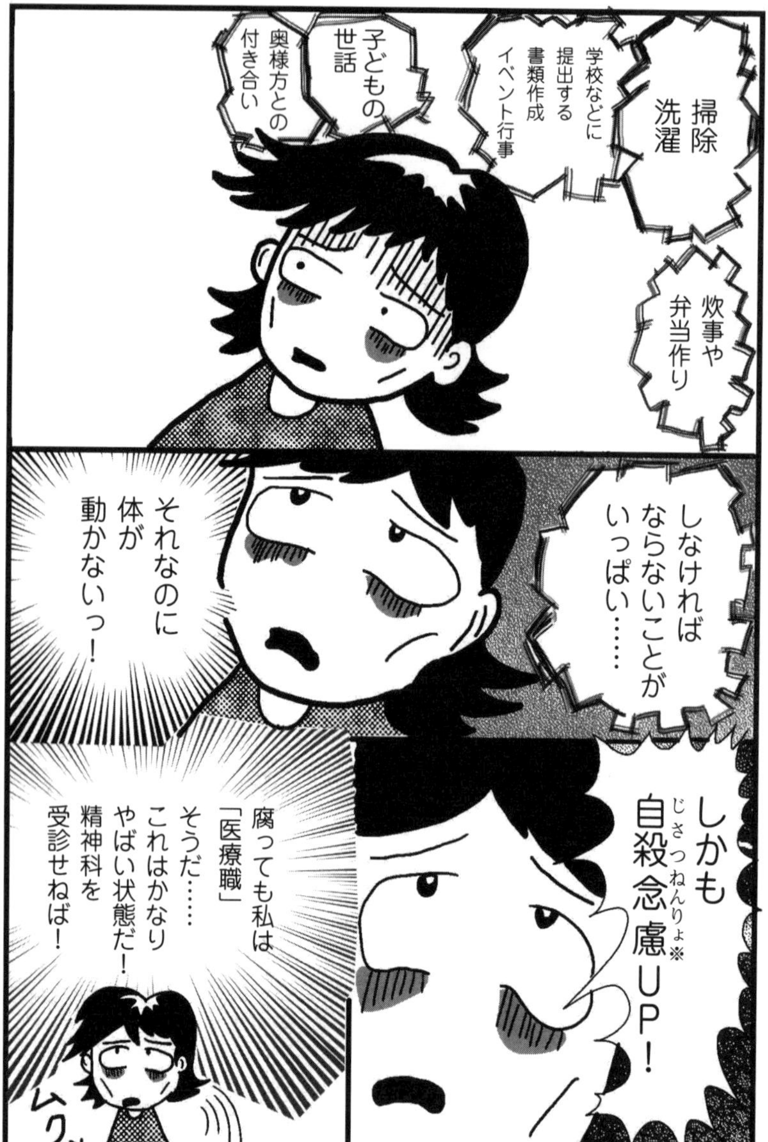
掃除
洗濯
学校などに
提出する
書類作成
イベント行事
子どもの
世話
奥様方との
付き合い
炊事や
弁当作り
しなければ
ならないことが
いっぱい……
それなのに
体が
動かないっ！
しかも
自殺念慮《じさつねんりょ》※UP！
腐っても私は
「医療職」
そうだ……
これはかなり
やばい状態だ！
精神科を
受診せねば！
ムクッ

※ 「死にたい」という強い考えや自殺の衝動で、
頭の中がいっぱいになること

精神科の受診を
決意したのはよいものの
地元にある
精神科の病院には
知り合いも多かった

世間体があるので
受診は誰にも
知られたくなかった

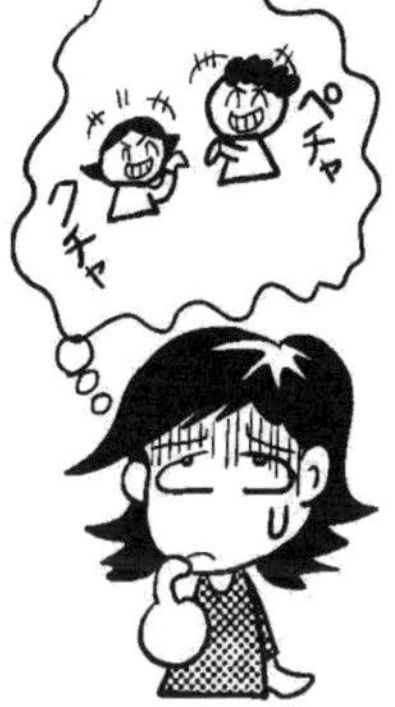
ペチャ
クチャ

近所の奥さん方は
噂《うわさ》が大好き

人の不幸を喜ぶ人もいる
近くの病院には
どうしても行けなかった

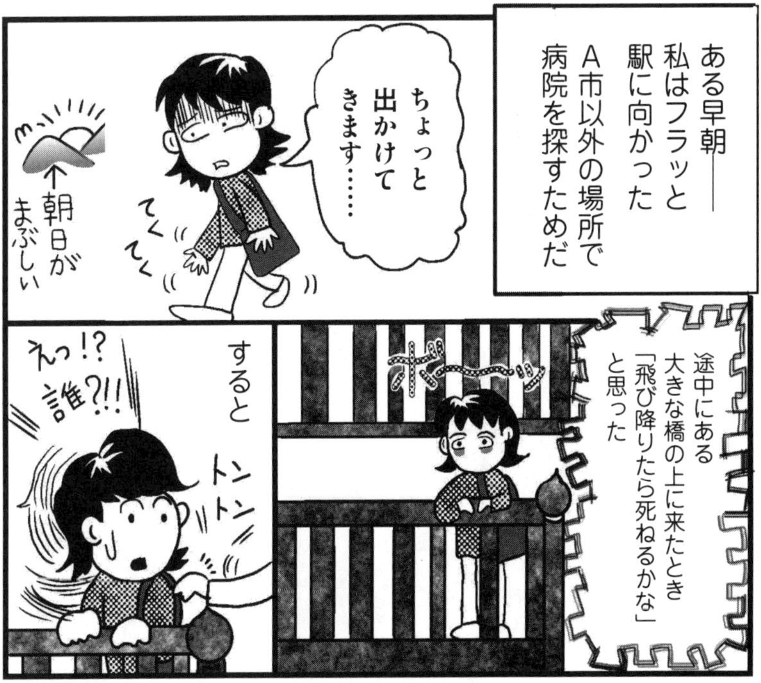
ある早朝――
私はフラッと
駅に向かった
A市以外の場所で
病院を探すためだ
ちょっと出かけてきます……
てくてく
朝日がまぶしい
途中にある大きな橋の上に来たとき「飛び降りたら死ねるかな」と思った
すると
トントン
えっ!? 誰?!!

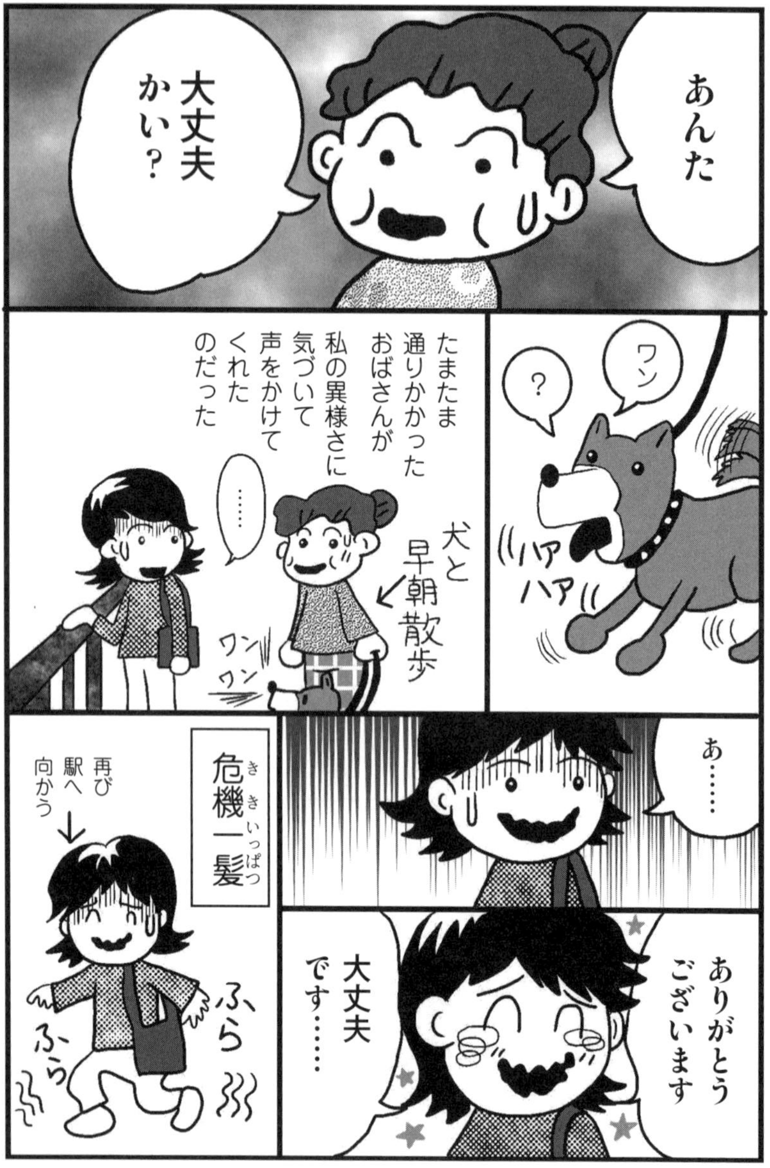
あんた
大丈夫かい？
ワン
？
ハアハア
たまたま通りかかったおばさんが私の異様さに気づいて声をかけてくれたのだった
犬と早朝散歩
……
ワンワン
あ……
ありがとうございます
大丈夫です……
危機一髪《ききいっぱつ》
再び駅へ向かう
ふらふら

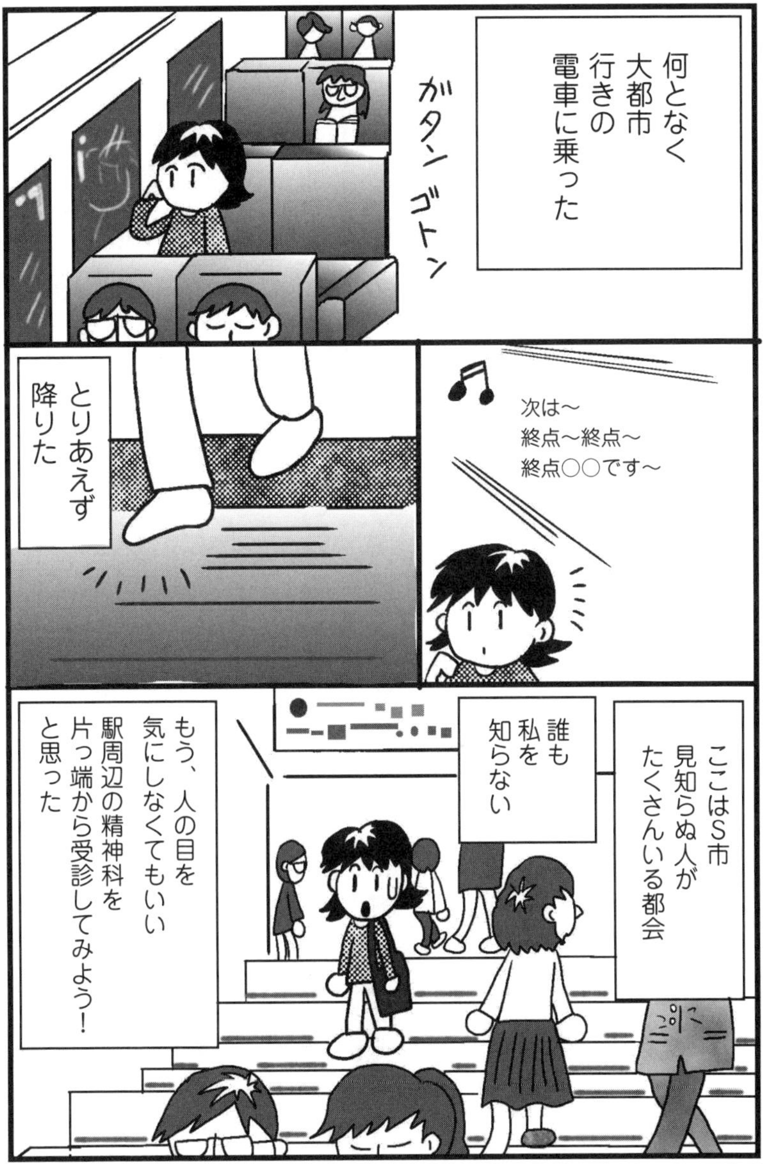
何となく
大都市
行きの
電車に乗った
ガタンゴトン
次は～
終点～終点～
終点○○です～
とりあえず
降りた
ここはS市
見知らぬ人が
たくさんいる都会
誰も
私を
知らない
もう、人の目を
気にしなくてもいい
駅周辺の精神科を
片っ端から受診してみよう！
と思った

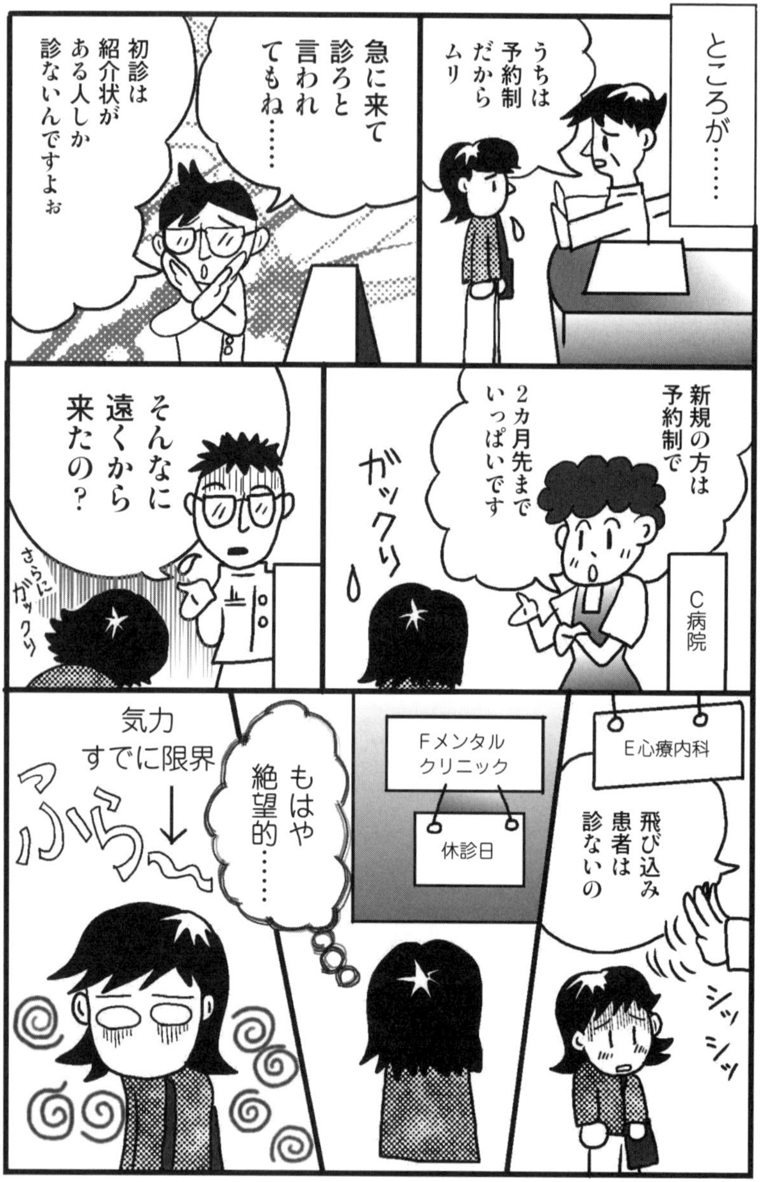
ところが……
うちは予約制だからムリ
急に来て診ろと言われてもね……
初診は紹介状がある人しか診ないんですよぉ
新規の方は予約制で
2カ月先までいっぱいです
ガックリ
そんなに遠くから来たの？
さらにガックリ
E心療内科
飛び込み患者は診ないの
シッシッ
Fメンタルクリニック
休診日
もはや絶望的……
気力すでに限界
ふら〜

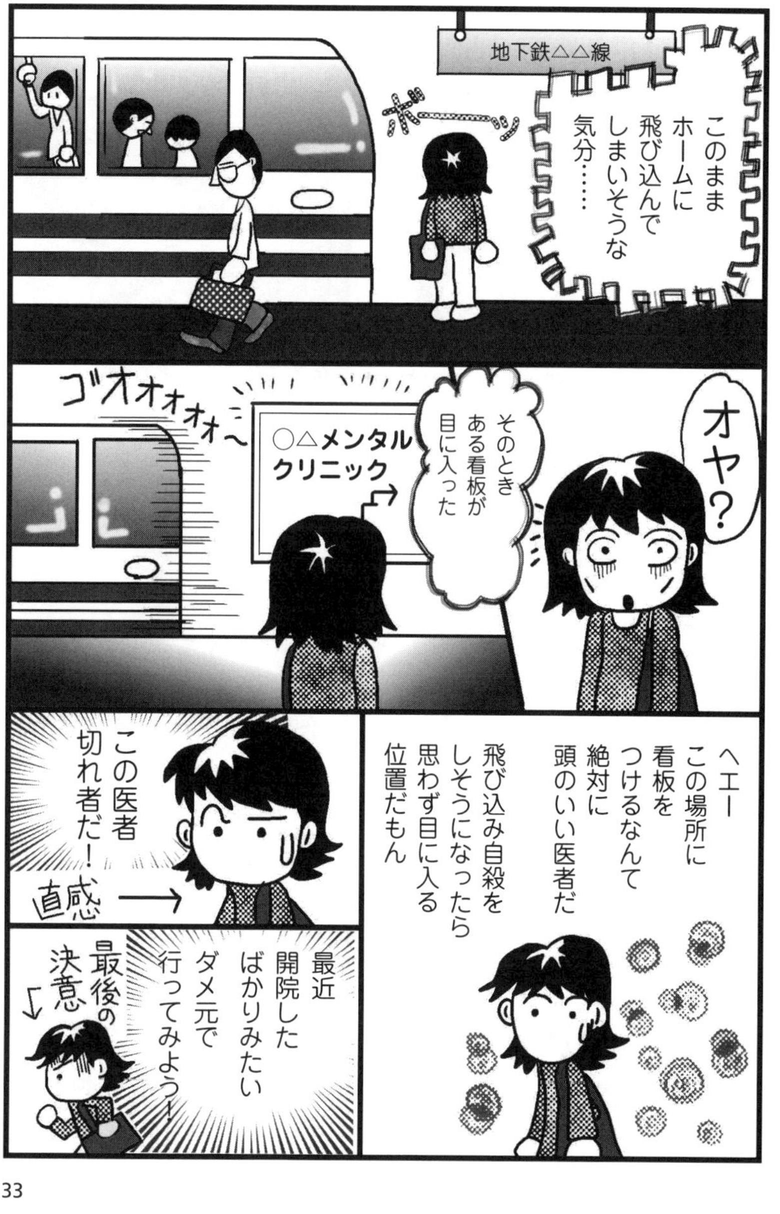
地下鉄△△線
このままホームに飛び込んでしまいそうな気分……
ボーーーッ
オヤ？
そのときある看板が目に入った
○△メンタルクリニック
ゴオオオオオ〜
ヘエーこの場所に看板をつけるなんて絶対に頭のいい医者だ
飛び込み自殺をしそうになったら思わず目に入る位置だもん
この医者切れ者だ！
直感
最近開院したばかりみたい
ダメ元で行ってみよう！
最後の決意

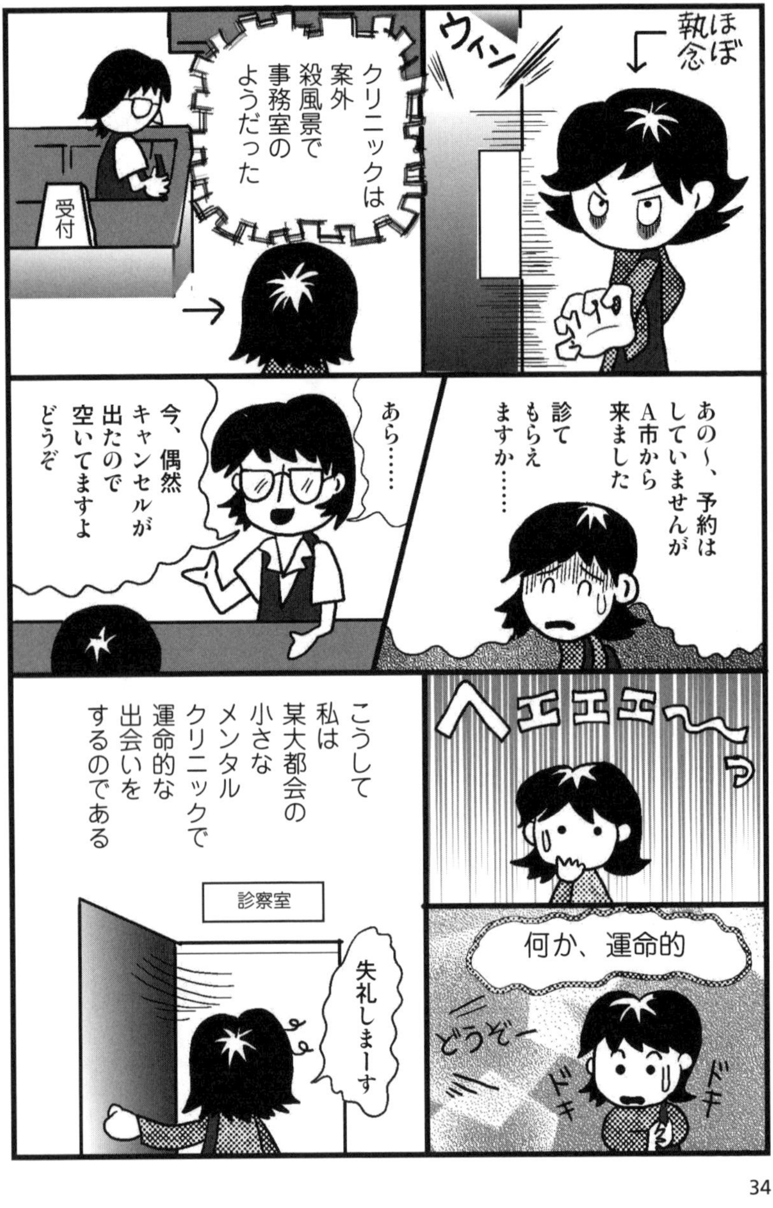

ウィン
ほぼ執念
クリニックは案外殺風景で事務室のようだった
受付
あの〜、予約はしていませんがA市から来ました診てもらえますか……
あら……
今、偶然キャンセルが出たので空いてますよどうぞ
ヘエエエ〜っ
何か、運命的
どうぞー
ドキドキ
こうして私は某大都会の小さなメンタルクリニックで運命的な出会いをするのである
診察室
失礼しまーす

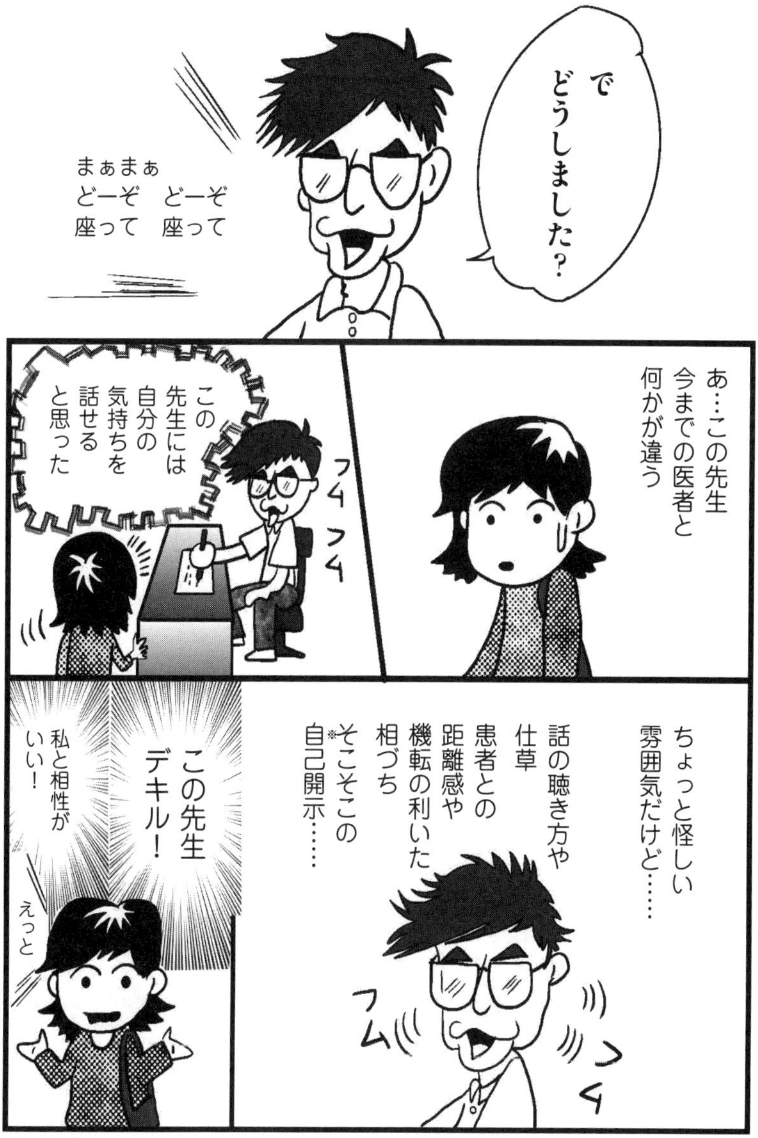
で どうしました?
まぁまぁ どーぞ どーぞ 座って 座って
あ…この先生 今までの医者と 何かが違う
この先生には 自分の 気持ちを 話せる と思った
フム フム
ちょっと怪しい 雰囲気だけど……
話の聴き方や 仕草 患者との 距離感や 機転の利いた 相づち ※そこそこの 自己開示……
フム フム
この先生 デキル!
私と相性が いい!
えっと

※　自分の主観や自分の情報を他者に言葉を介して伝えること。ありのままの自分の姿を伝えること

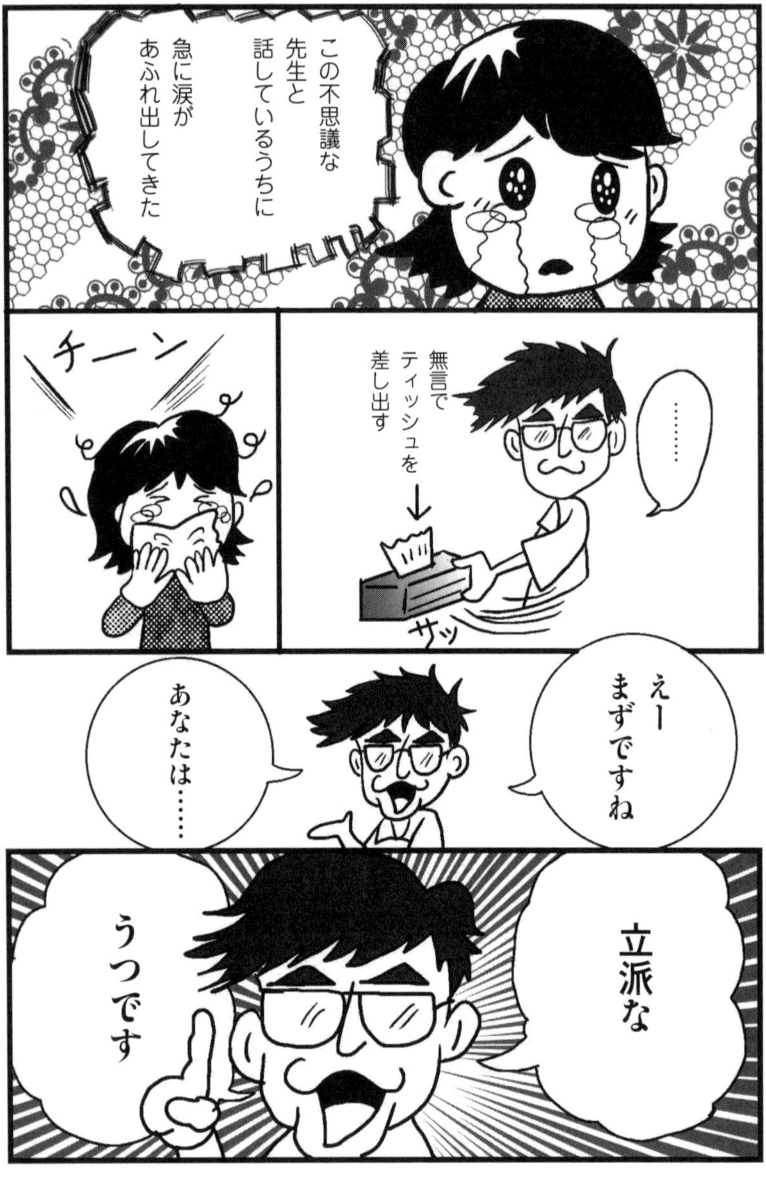
この不思議な
先生と
話しているうちに
急に涙が
あふれ出してきた
……
無言で
ティッシュを
差し出す
サッ
チーン
えー
まずですね
あなたは……
立派な
うつです

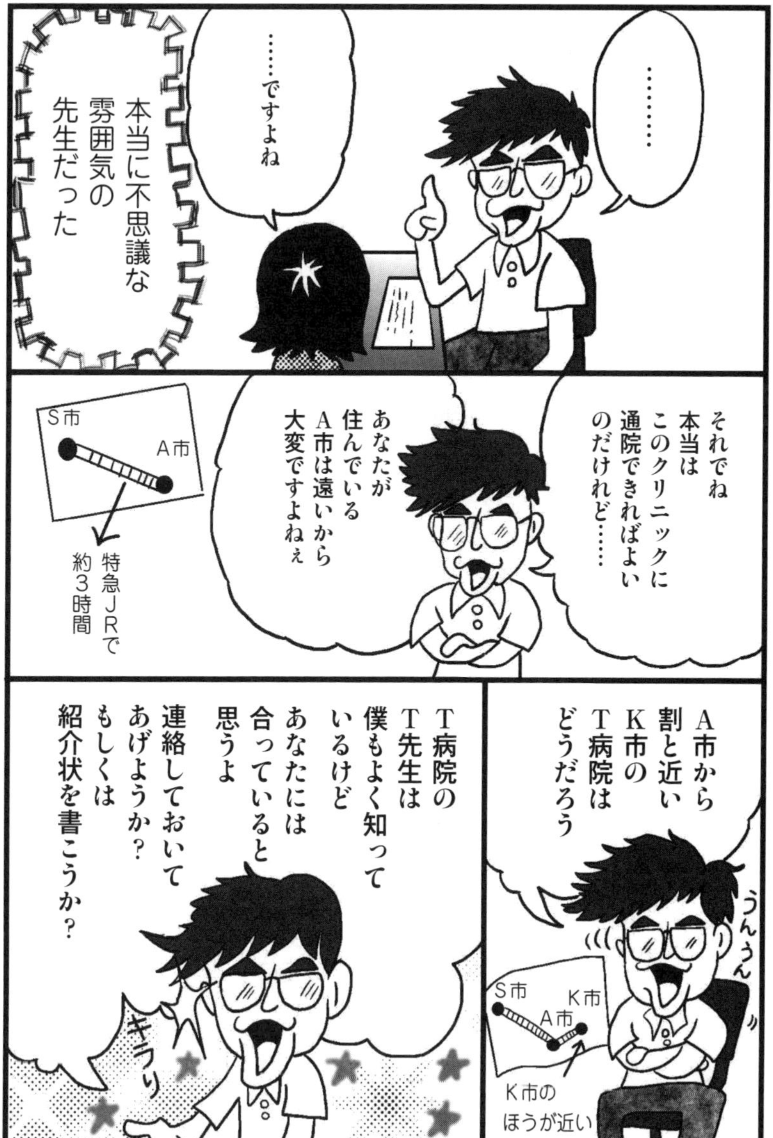
…………
……ですよね
本当に不思議な雰囲気の先生だった
それでね本当はこのクリニックに通院できればよいのだけれど……
あなたが住んでいるA市は遠いから大変ですよねぇ
S市
A市
特急JRで約3時間
A市から割と近いK市のT病院はどうだろう
うんうん
S市
K市
A市
K市のほうが近い
T病院のT先生は僕もよく知っているけどあなたには合っていると思うよ
連絡しておいてあげようか？もしくは紹介状を書こうか？
キラり

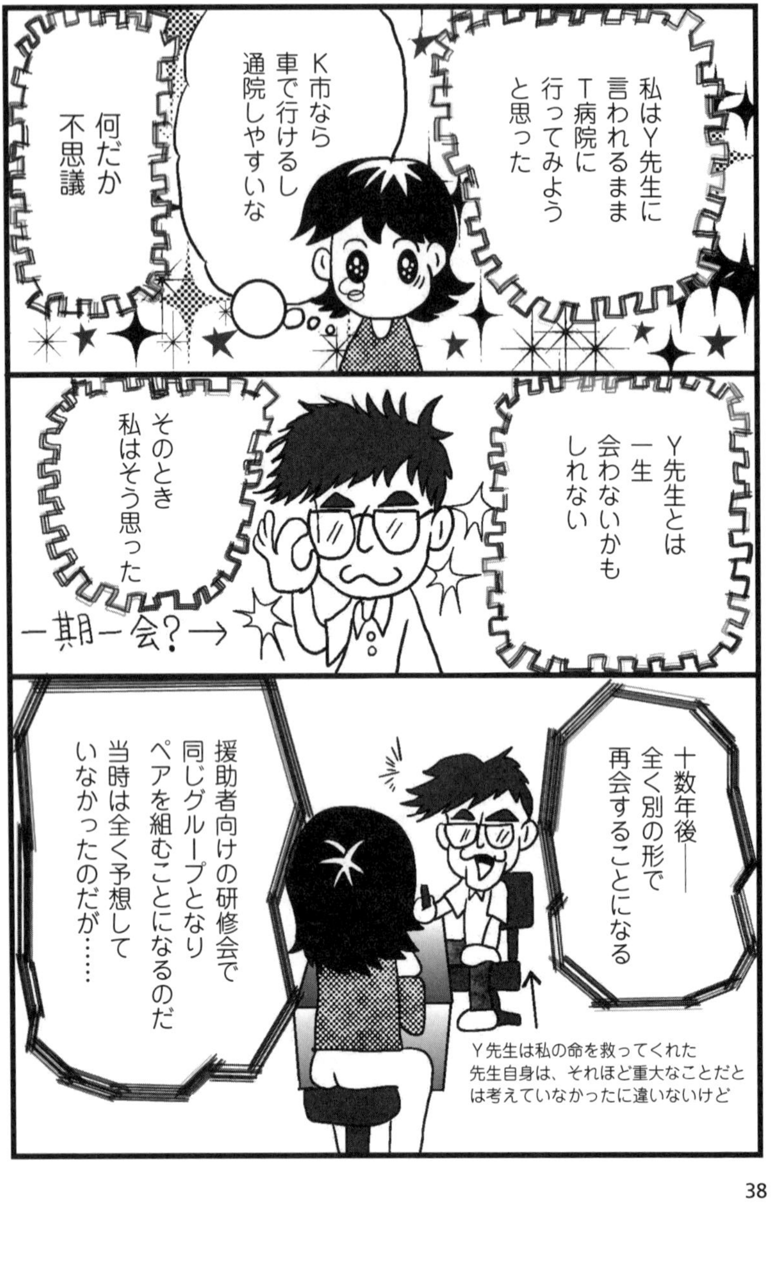

私はY先生に言われるままT病院に行ってみようと思った
K市なら車で行けるし通院しやすいな
何だか不思議
Y先生とは一生会わないかもしれない
そのとき私はそう思った
一期一会?→
十数年後――全く別の形で再会することになる
援助者向けの研修会で同じグループとなりペアを組むことになるのだ当時は全く予想していなかったのだが……
Y先生は私の命を救ってくれた
先生自身は、それほど重大なことだとは考えていなかったに違いないけど

1章　私が、うつに!?

いざ、治療を スタート！

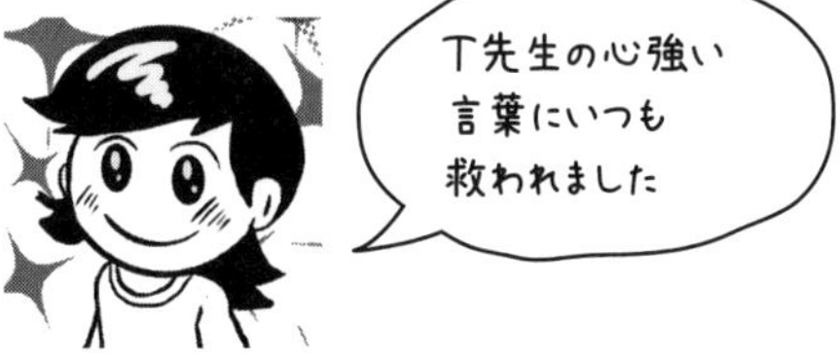

Y先生に紹介され、T病院に通い始める。
そこで出会ったT先生は
「勇気づけの天才」で、毎回希望を与えてくれた。
なかでも際立つ名言とは……

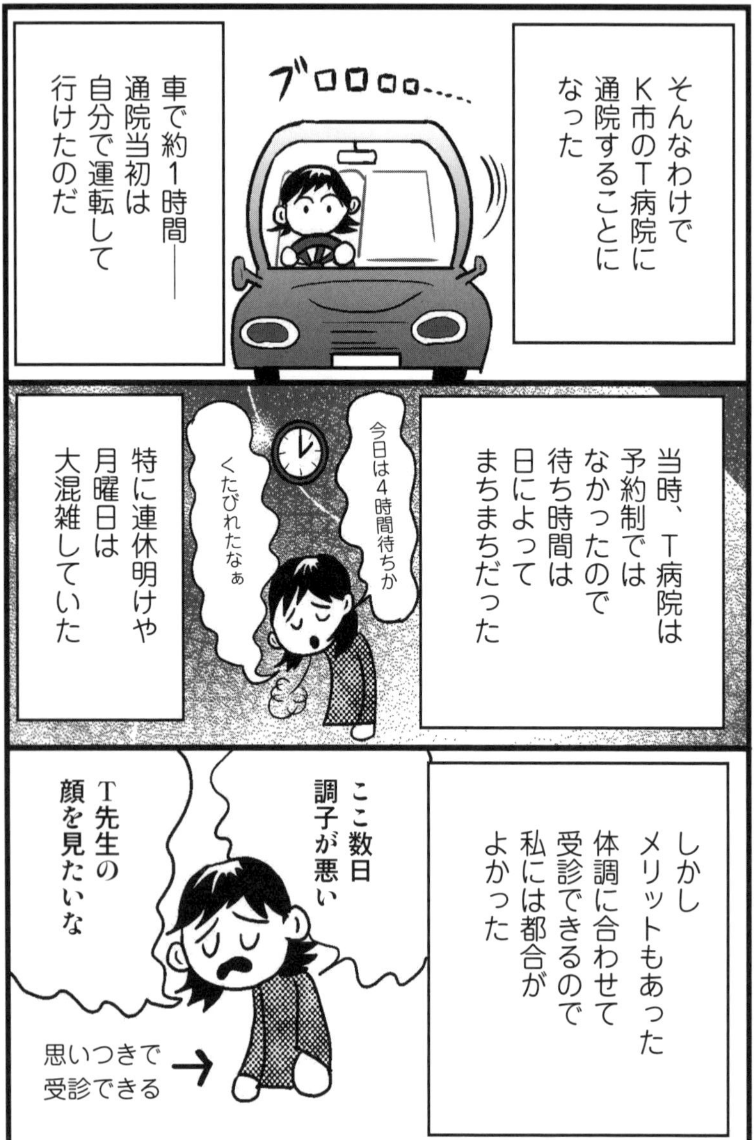
そんなわけで
K市のT病院に
通院することに
なった
ブロロロロ……
車で約1時間――
通院当初は
自分で運転して
行けたのだ
当時、T病院は
予約制ではなかったので
待ち時間は
日によって
まちまちだった
今日は4時間待ちか
くたびれたなぁ
特に連休明けや
月曜日は
大混雑していた
しかし
メリットもあった
体調に合わせて
受診できるので
私には都合が
よかった
ここ数日
調子が悪い
T先生の
顔を見たいな
思いつきで
受診できる→

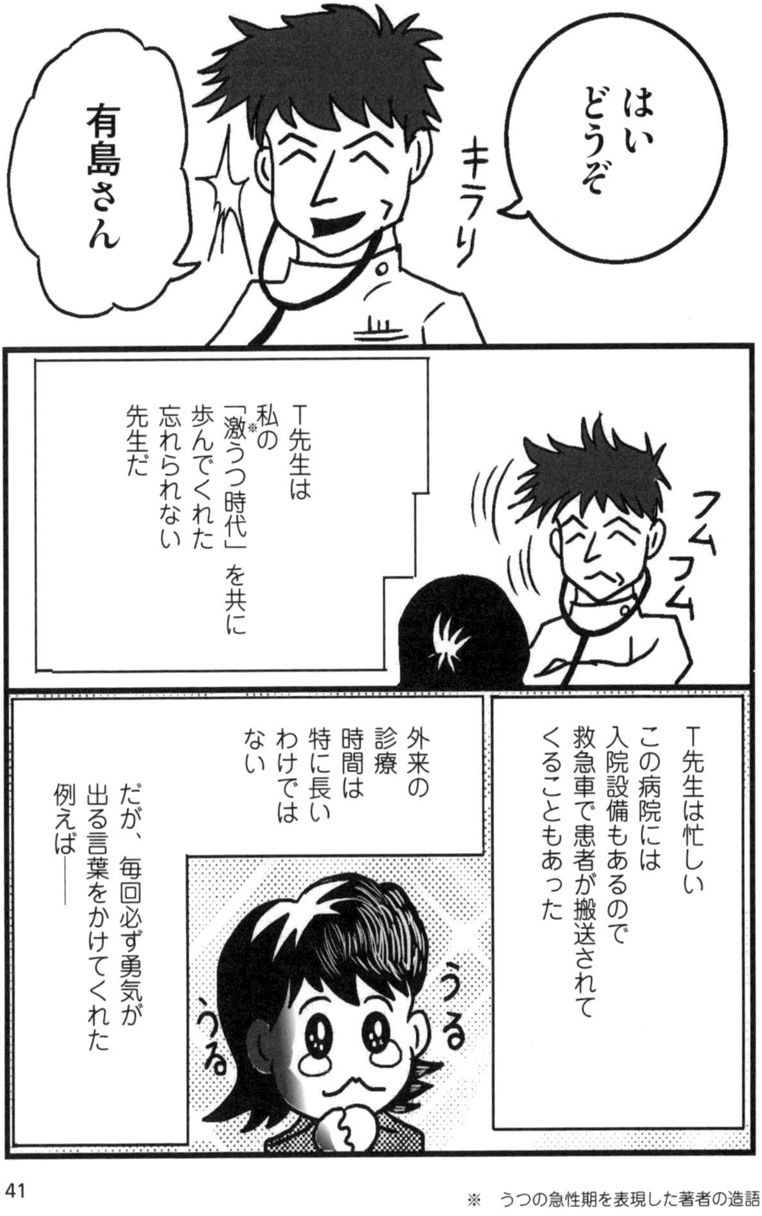

はい
どうぞ
キラリ
有島さん
T先生は
私の
「激※うつ時代」を共に
歩んでくれた
忘れられない
先生だ
フムフム
T先生は忙しい
この病院には
入院設備もあるので
救急車で患者が搬送されて
くることもあった
外来の
診療
時間は
特に長い
わけでは
ない
だが、毎回必ず勇気が
出る言葉をかけてくれた
例えば——
うる
うる

※　うつの急性期を表現した著者の造語

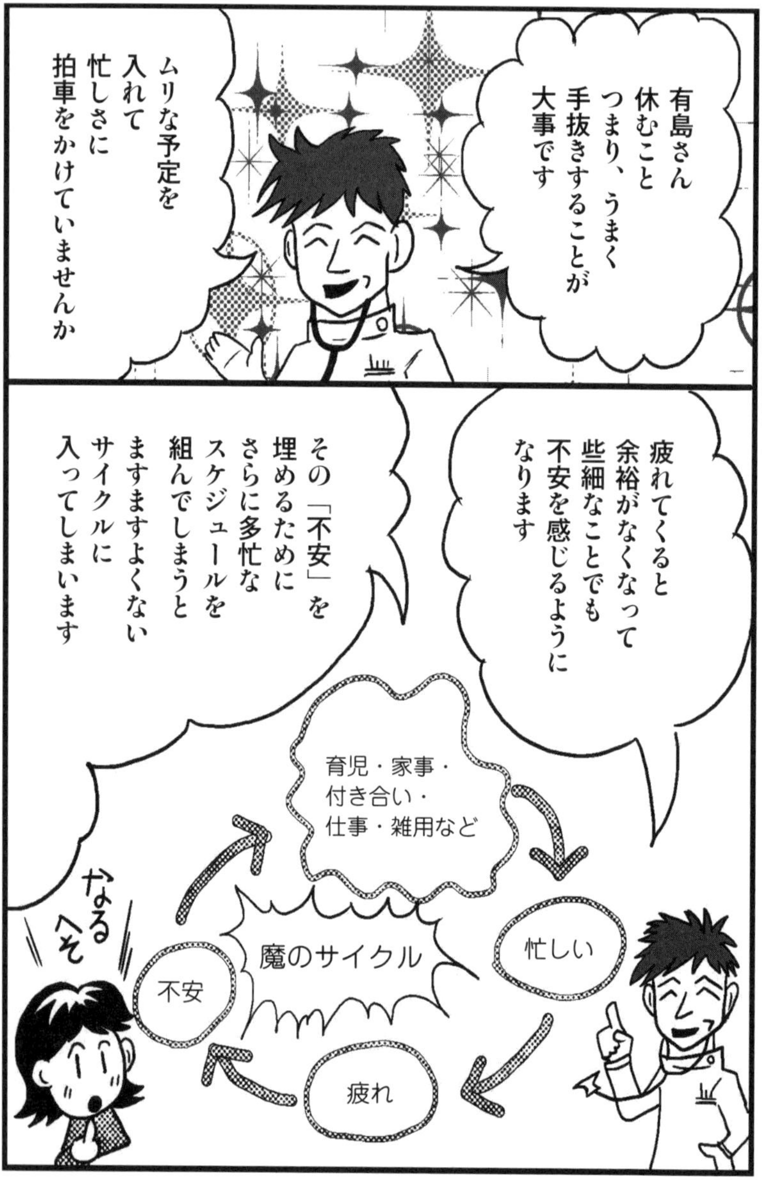
有島さん休むことつまり、うまく手抜きすることが大事です
ムリな予定を入れて忙しさに拍車をかけていませんか
疲れてくると余裕がなくなって些細なことでも不安を感じるようになります
その「不安」を埋めるためにさらに多忙なスケジュールを組んでしまうとますますよくないサイクルに入ってしまいます
育児・家事・付き合い・仕事・雑用など
忙しい
疲れ
不安
魔のサイクル
なるへそ

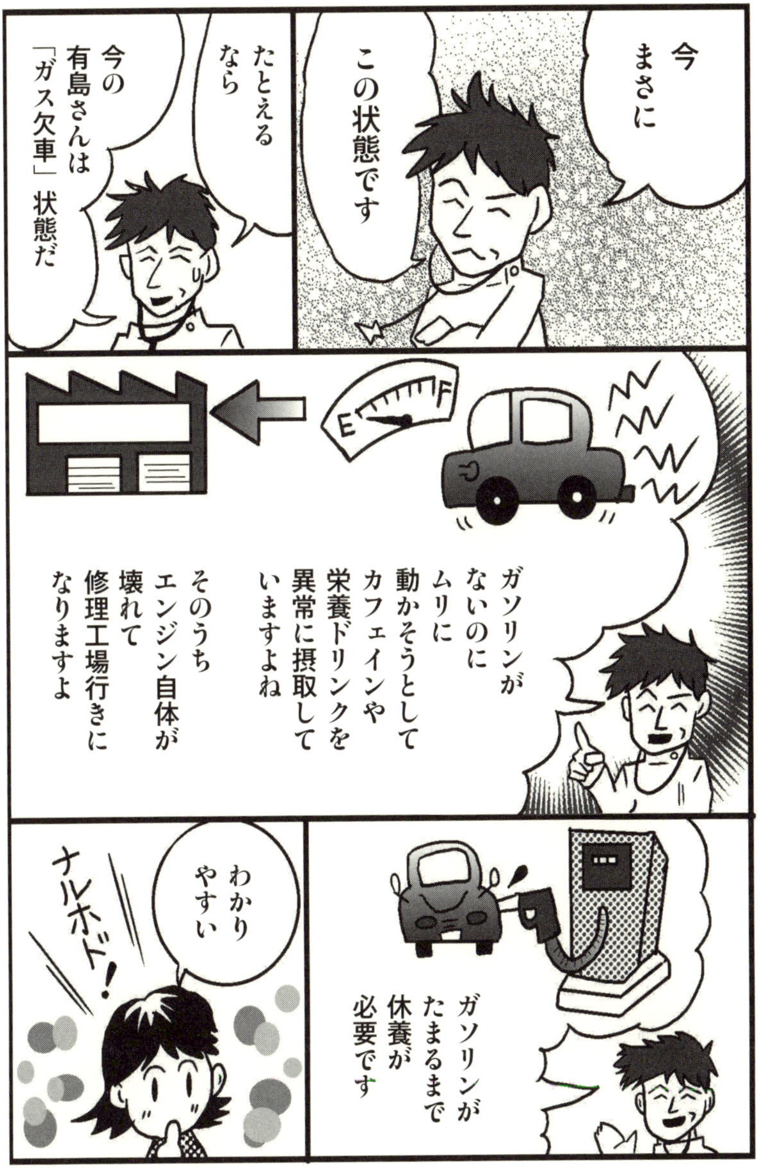
今まさに
この状態です
たとえるなら
今の有島さんは「ガス欠車」状態だ
E
F
ガソリンがないのにムリに動かそうとしてカフェインや栄養ドリンクを異常に摂取していますよね
そのうちエンジン自体が壊れて修理工場行きになりますよ
ガソリンがたまるまで休養が必要です
わかりやすい
ナルホド！

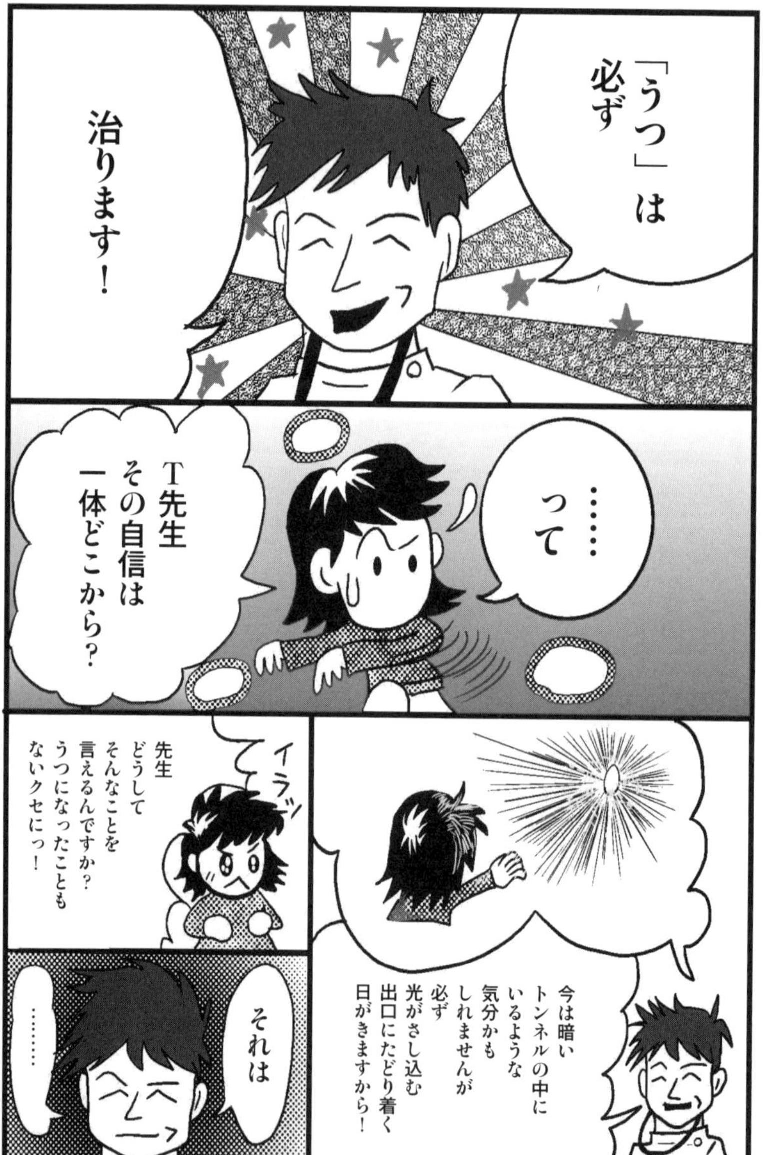
「うつ」は必ず
治ります！
……って
T先生 その自信は一体どこから？
今は暗いトンネルの中にいるような気分かもしれませんが必ず光がさし込む出口にたどり着く日がきますから！
イラッ
先生 どうしてそんなことを言えるんですか？ うつになったこともないクセにっ！
それは
……

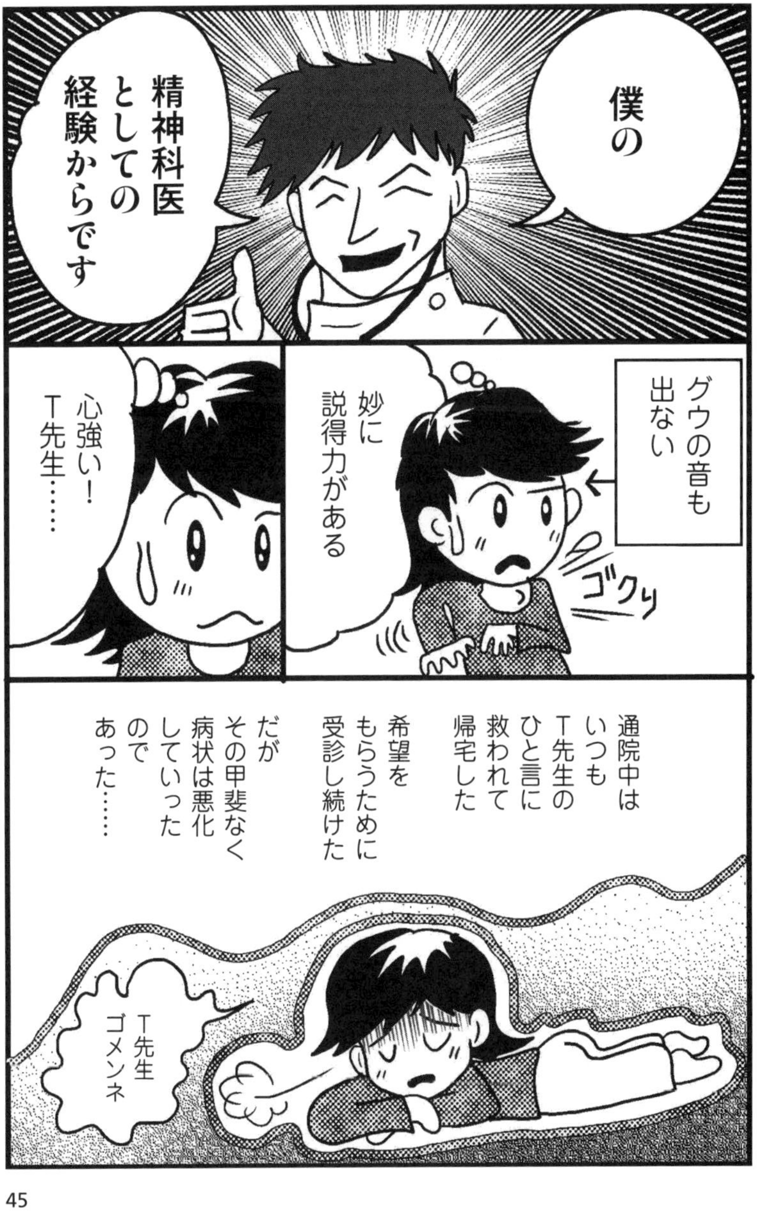
僕の
精神科医
としての
経験からです
グウの音も
出ない
ゴクり
妙に
説得力がある
心強い！
T先生……
通院中は
いつも
T先生の
ひと言に
救われて
帰宅した
希望を
もらうために
受診し続けた
だが
その甲斐なく
病状は悪化
していった
ので
あった……
T先生
ゴメンネ

2章　「激うつ」の始まり

「いのちの電話」がつながらない

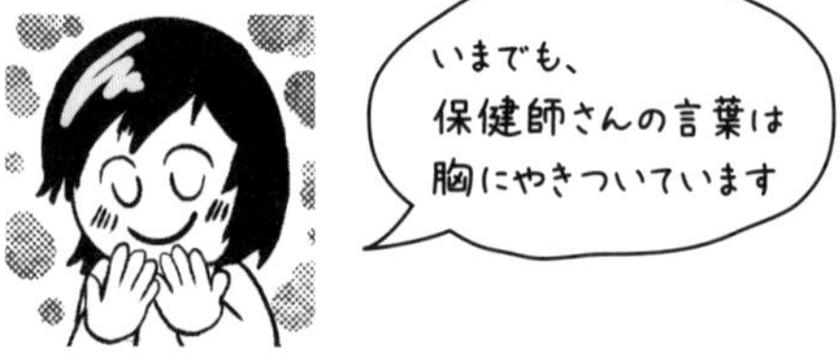
いまでも、
保健師さんの言葉は
胸にやきついています

新しい病院に通院するも、
日に日に悪化していくことに。
ふたたび自殺念慮《じさつねんりょ》におそわれて……

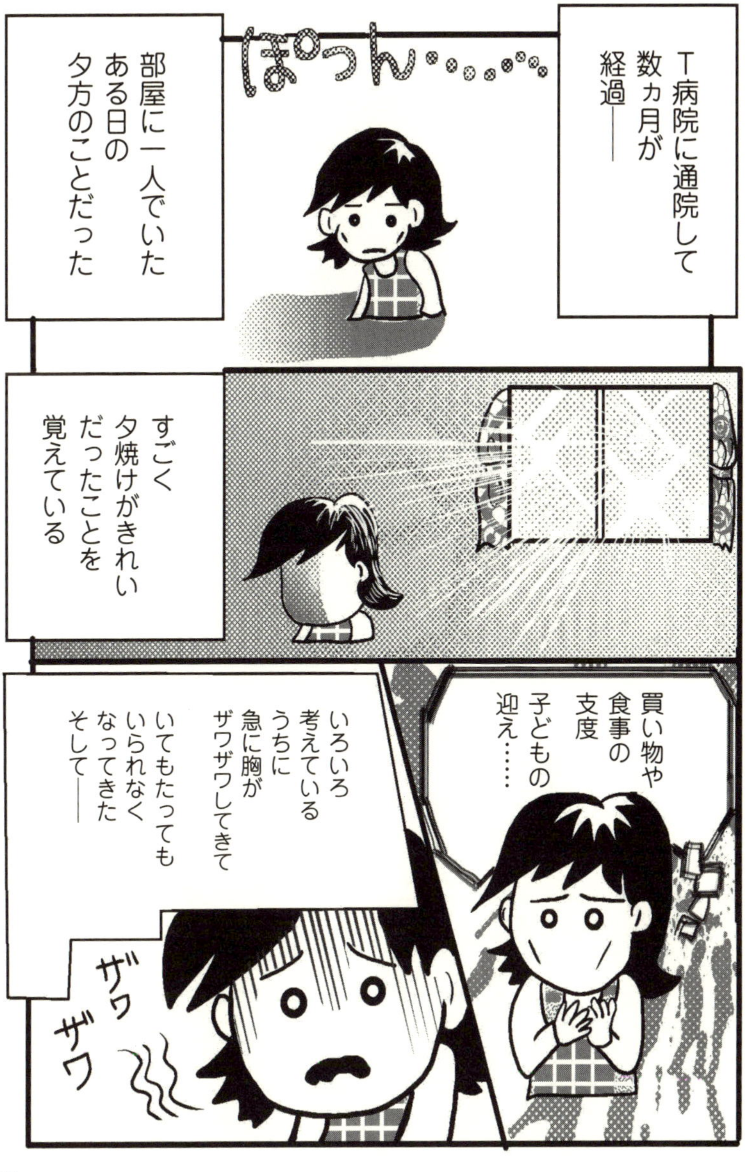
T病院に通院して
数ヵ月が
経過——
ぽつん……
部屋に一人でいた
ある日の
夕方のことだった
すごく
夕焼けがきれい
だったことを
覚えている
買い物や
食事の
支度
子どもの
迎え……
いろいろ
考えている
うちに
急に胸が
ザワザワしてきて
いてもたっても
いられなく
なってきた
そして——
ザワ
ザワ

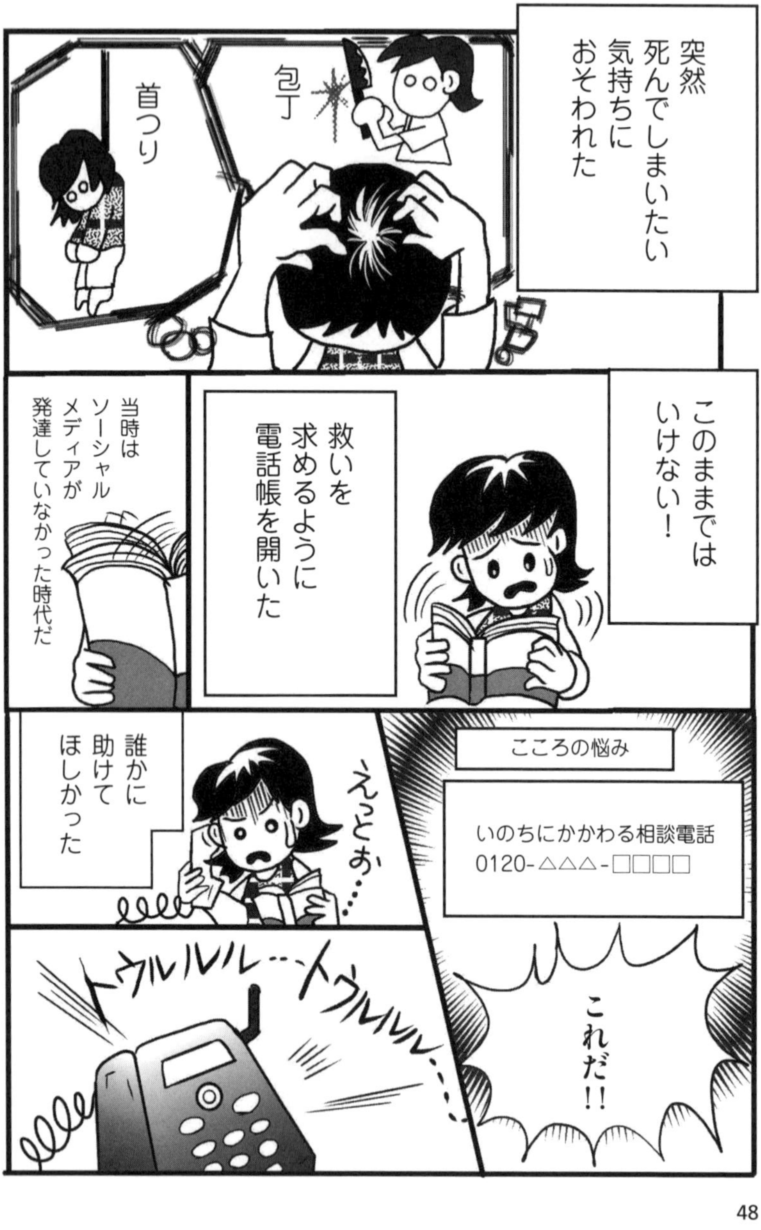
突然
死んでしまいたい
気持ちに
おそわれた
包丁
首つり
このままでは
いけない!
救いを
求めるように
電話帳を開いた
当時は
ソーシャル
メディアが
発達していなかった時代だ
こころの悩み
いのちにかかわる相談電話
0120-△△△-□□□□
これだ!!
誰かに
助けて
ほしかった
えっとぉ…
トゥルルル…トゥルルル…

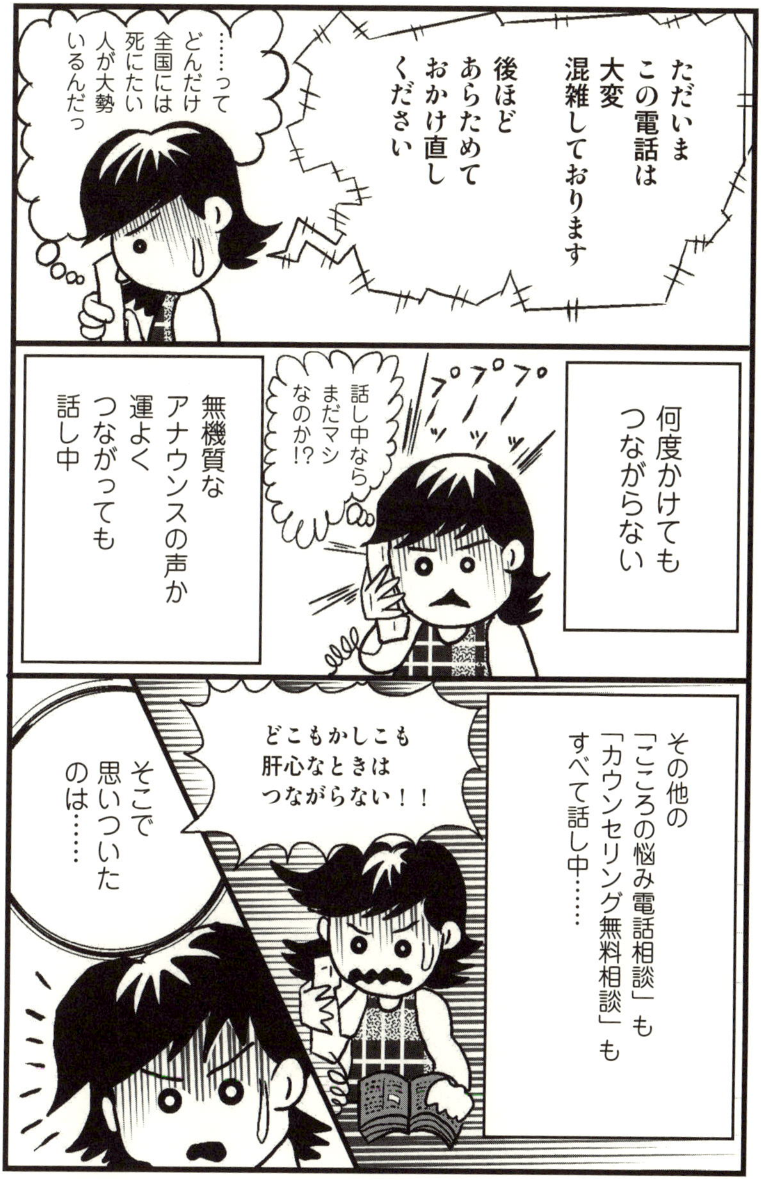

ただいま
この電話は
大変
混雑しております
後ほど
あらためて
おかけ直し
ください
……って
どんだけ
全国には
死にたい
人が大勢
いるんだっ
何度かけても
つながらない
プップップッ
話し中なら
まだマシ
なのか!?
無機質な
アナウンスの声か
運よく
つながっても
話し中
その他の
「こころの悩み電話相談」も
「カウンセリング無料相談」も
すべて話し中……
どこもかしこも
肝心なときは
つながらない！！
そこで
思いついた
のは……

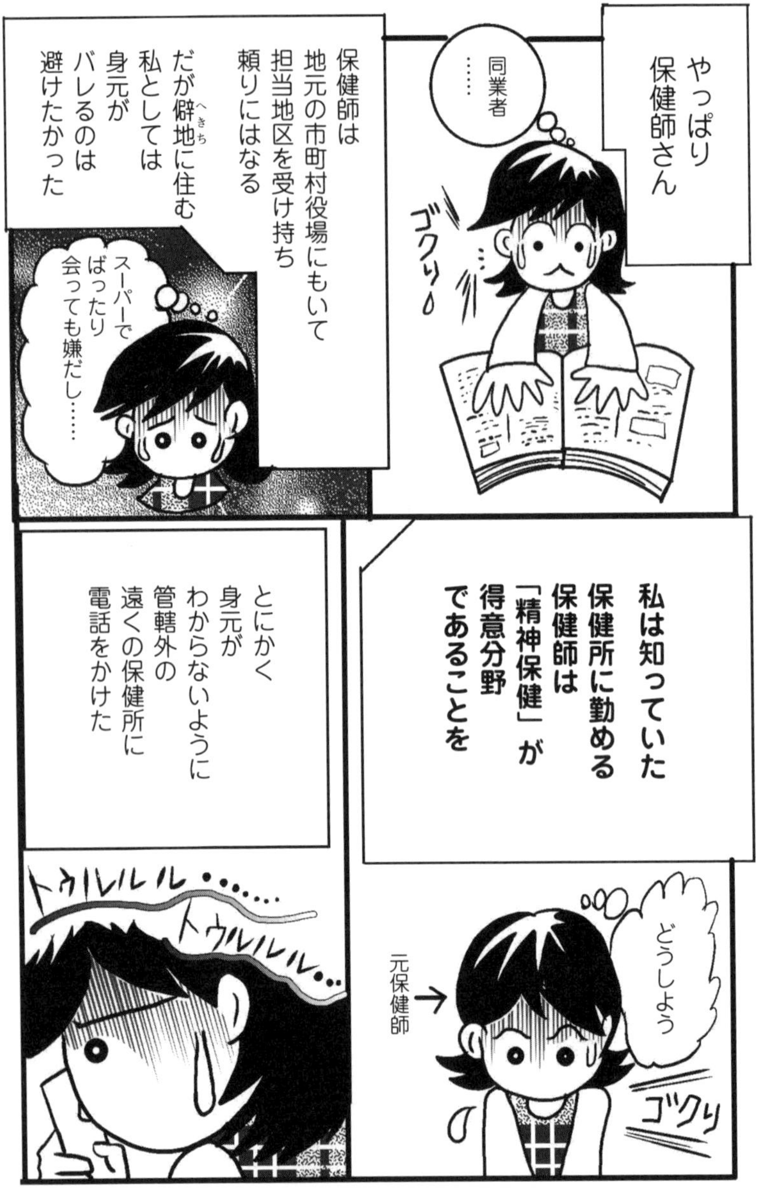
やっぱり保健師さん
同業者……
ゴクリ
保健師は地元の市町村役場にもいて担当地区を受け持ち頼りにはなる
だが僻地《へきち》に住む私としては身元がバレるのは避けたかった
スーパーでばったり会っても嫌だし……
私は知っていた保健所に勤める保健師は「精神保健」が得意分野であることを
どうしよう
元保健師
ゴクリ
とにかく身元がわからないように管轄外の遠くの保健所に電話をかけた
トゥルレルル・・・・・・
トゥルルルル・・・

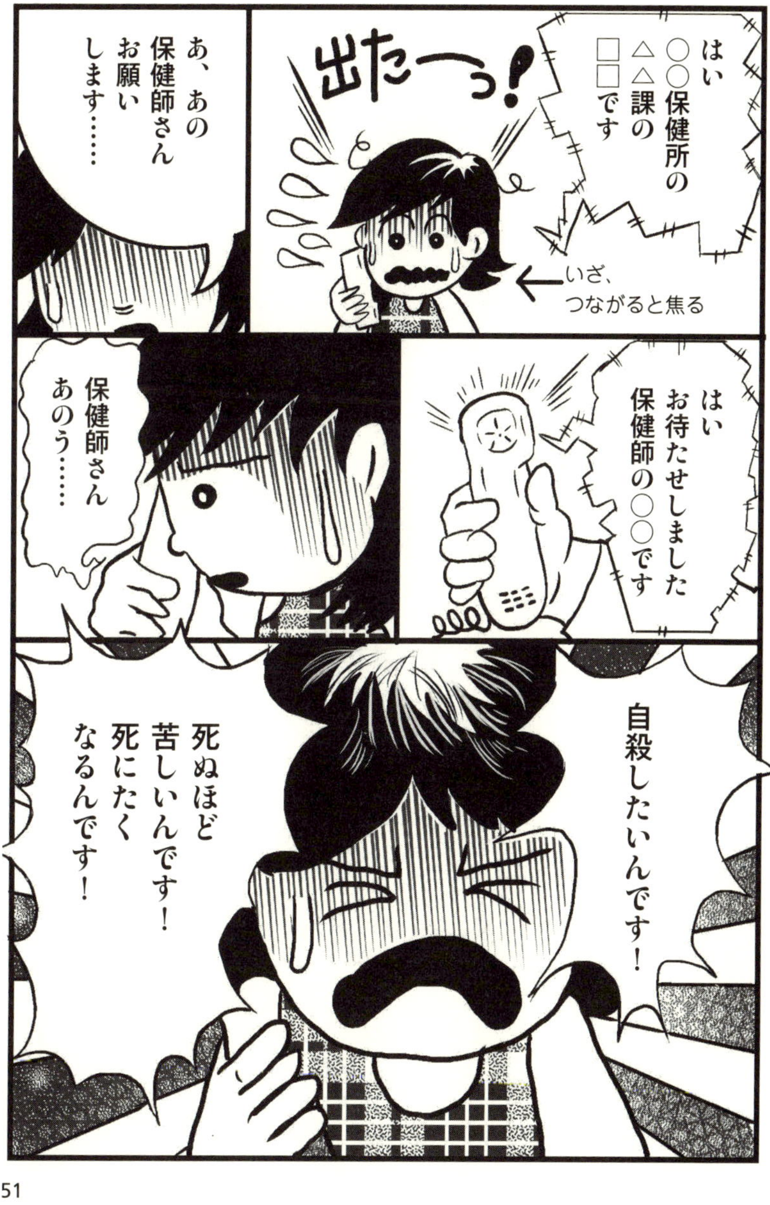
はい
○○保健所の
△△課の
□□です
出たーっ!
いざ、
つながると焦る
あ、あの
保健師さん
お願い
します……
はい
お待たせしました
保健師の○○です
保健師さん
あのう……
自殺したいんです!
死ぬほど
苦しいんです!
死にたく
なるんです!

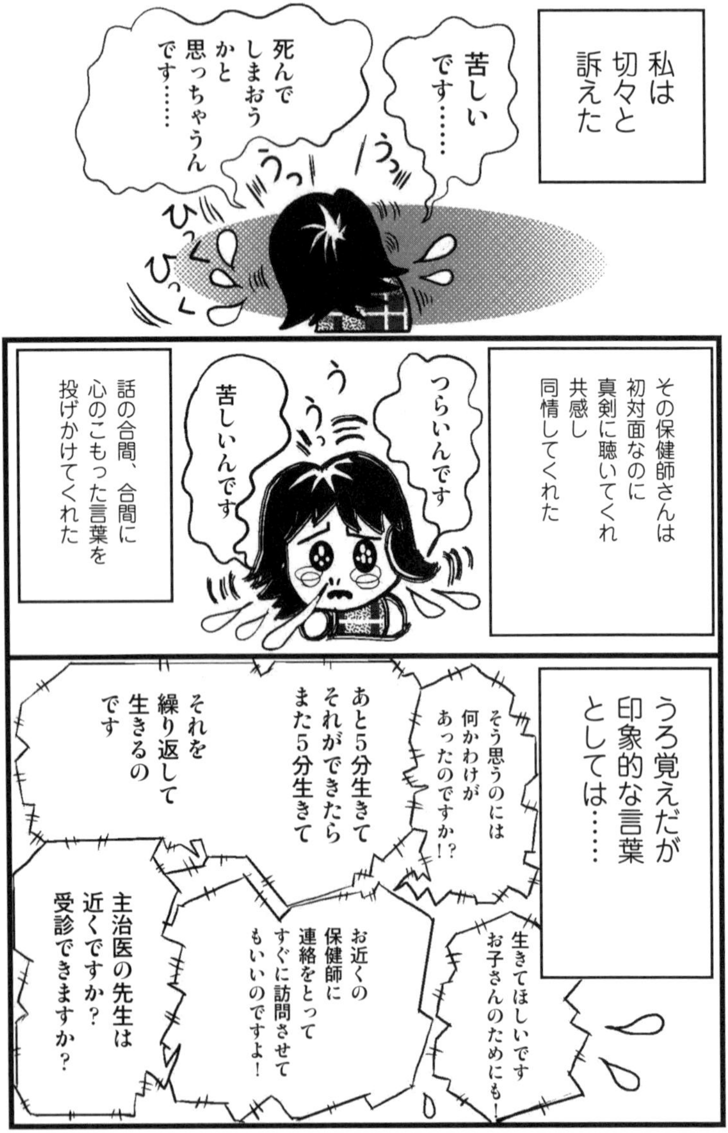
私は切々と訴えた
苦しいです……
死んでしまおうかと思っちゃうんです……
うっ
うっ
ひっく
ひっく
その保健師さんは初対面なのに真剣に聴いてくれ共感し同情してくれた
つらいんです
うう
苦しいんです
話の合間、合間に心のこもった言葉を投げかけてくれた
うろ覚えだが印象的な言葉としては……
そう思うのには何かわけがあったのですか!?
あと5分生きてそれができたらまた5分生きて
それを繰り返して生きるのです
生きてほしいですお子さんのためにも!
お近くの保健師に連絡をとってすぐに訪問させてもいいのですよ!
主治医の先生は近くですか?受診できますか?

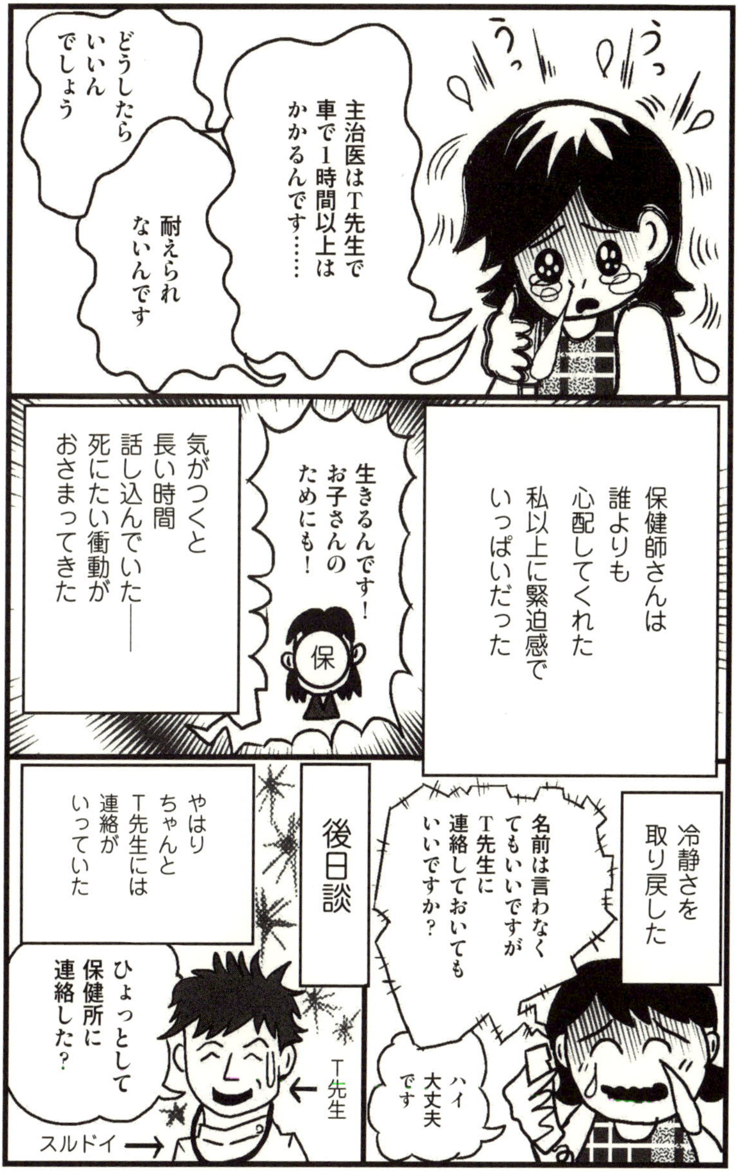
うっ
うっ
主治医はT先生で車で1時間以上はかかるんです……
どうしたらいいんでしょう
耐えられないんです
保健師さんは誰よりも心配してくれた私以上に緊迫感でいっぱいだった
生きるんです！お子さんのためにも！
保
気がつくと長い時間話し込んでいた——死にたい衝動がおさまってきた
冷静さを取り戻した
名前は言わなくてもいいですがT先生に連絡しておいてもいいですか？
ハイ大丈夫です
後日談
やはりちゃんとT先生には連絡がいっていた
ひょっとして保健所に連絡した？
T先生
スルドイ

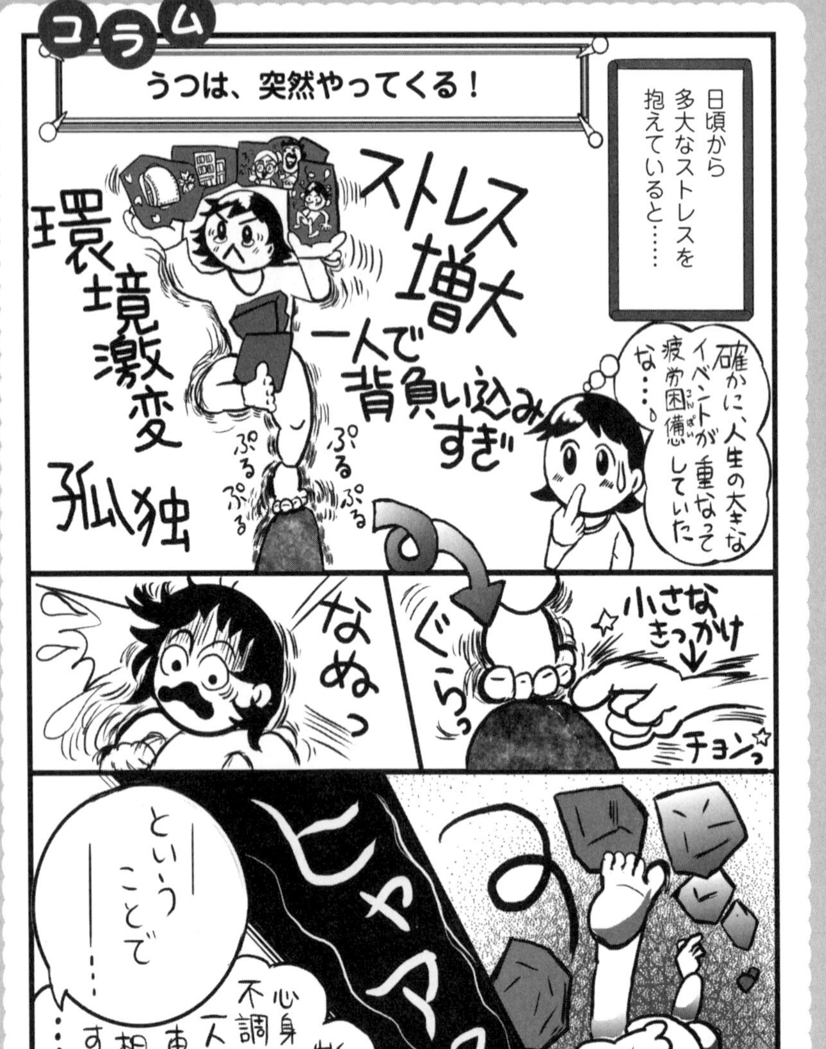
コラム
うつは、突然やってくる！
日頃から多大なストレスを抱えていると……
ストレス増大
一人で背負い込みすぎ
環境激変
孤独
ぷるぷる
ぷるぷる
確かに、人生の大きなイベントが重なって疲労困憊《こんぱい》していたな…。
小さなきっかけ
チョンっ
ぐらっ
なぬっ
ひゃアアアアアー…
私は、心のバランスを崩《くず》してしまいました。
ということで――……
心身の不調を感じたら、一人で悩まず、早めに専門機関に相談すべし！
…です

2章　「激うつ」の始まり

間一髪《かんいっぱつ》！
首つりを止めたモノ

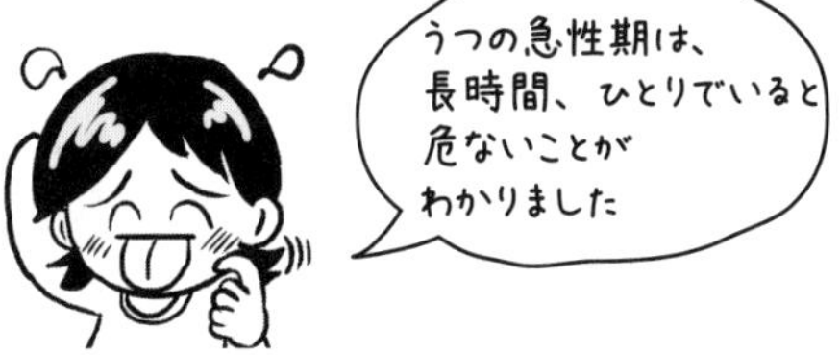
うつの急性期は、
長時間、ひとりでいると
危ないことが
わかりました

ある日の午後——。
なお、うつの急性期まっさかりで
死にたい気持ちがおそってきた。
自死を決行しようとするのだが……

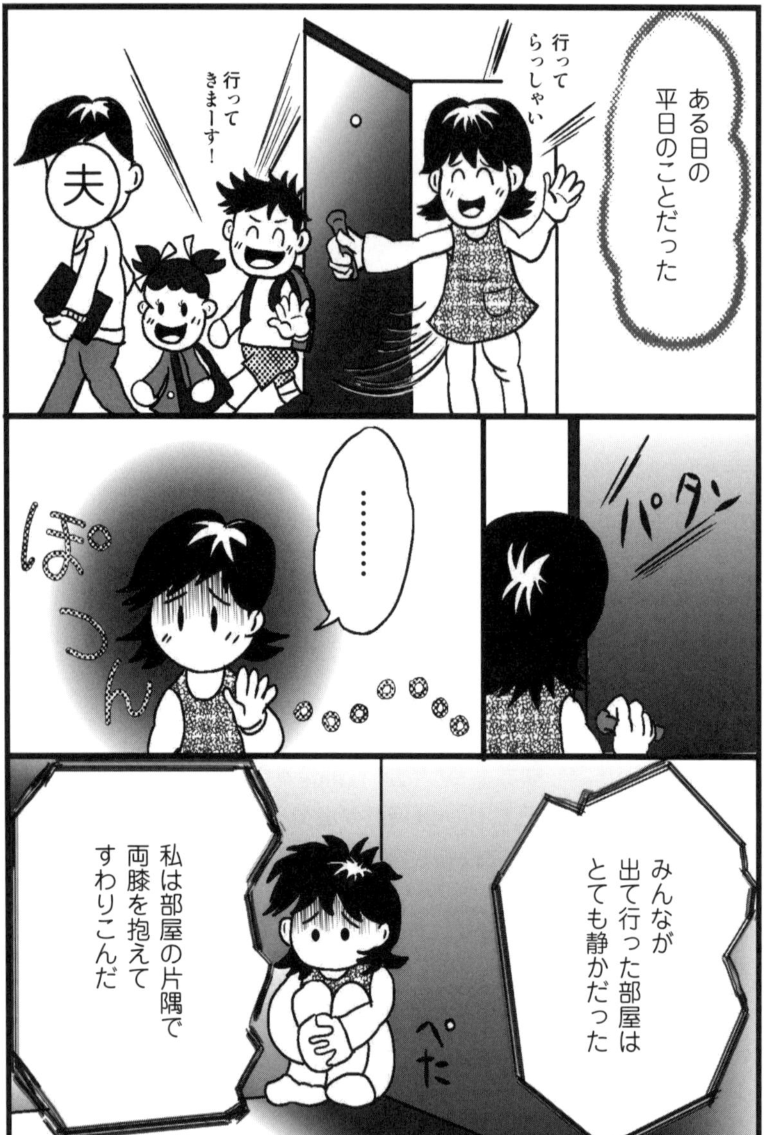
ある日の平日のことだった
行ってらっしゃい
行ってきまーす！
夫
パタン
……………
ぽつん
みんなが出て行った部屋はとても静かだった
ぺた
私は部屋の片隅で両膝を抱えてすわりこんだ

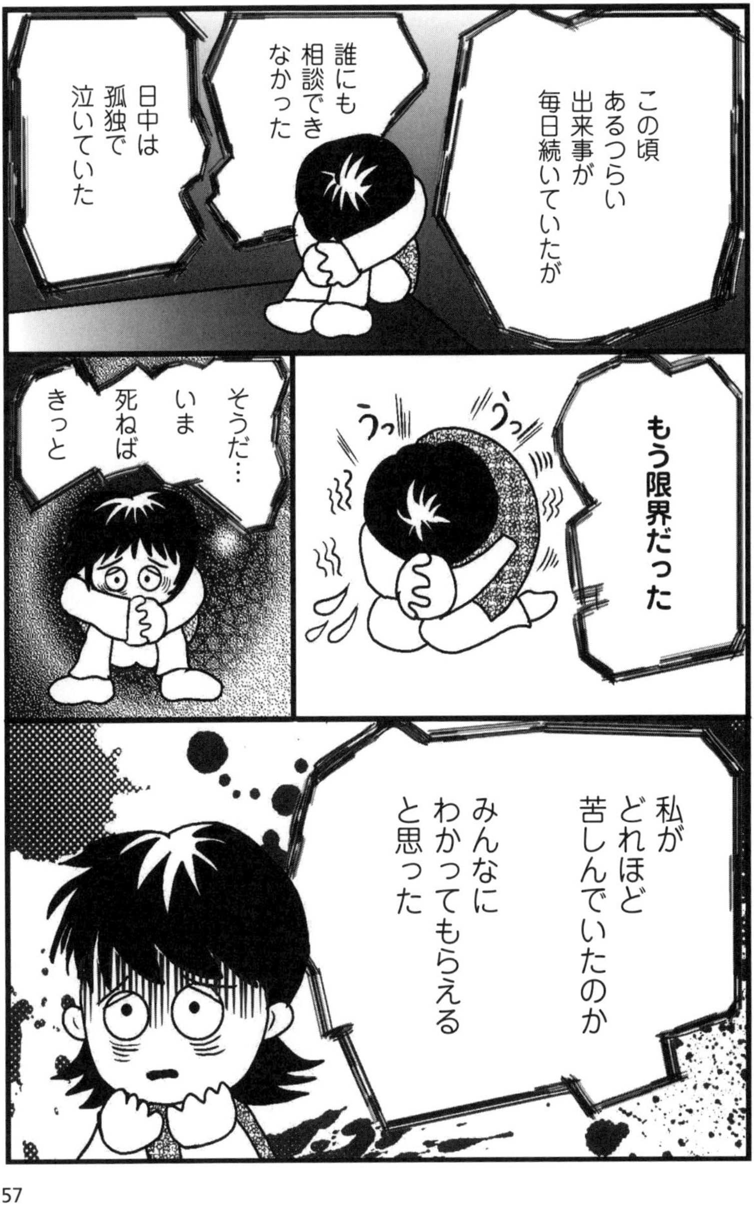
この頃
あるつらい
出来事が
毎日続いていたが
誰にも
相談でき
なかった
日中は
孤独で
泣いていた
もう限界だった
うっ
うっ
そうだ…
いま
死ねば
きっと
私が
どれほど
苦しんでいたのか
みんなに
わかってもらえる
と思った

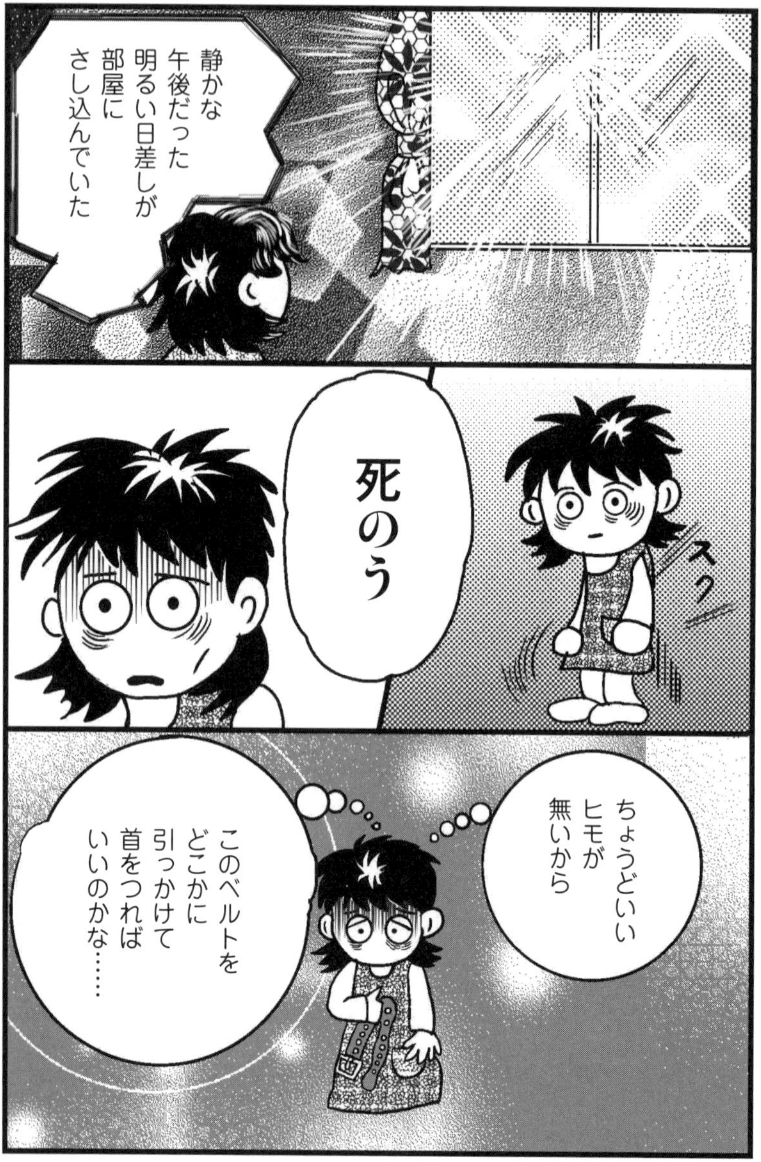

静かな
午後だった
明るい日差しが
部屋に
さし込んでいた
死のう
スク
ちょうどいい
ヒモが
無いから
このベルトを
どこかに
引っかけて
首をつれば
いいのかな……

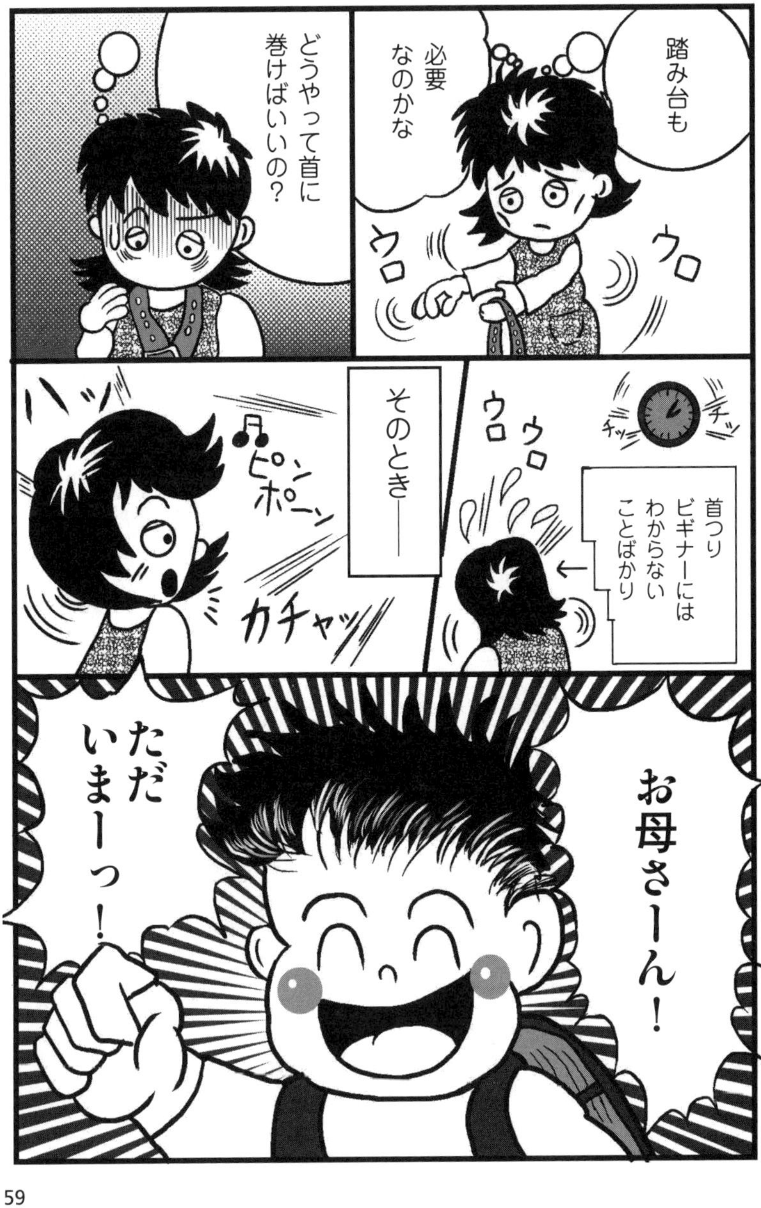
踏み台も
必要なのかな
ウロ
ウロ
どうやって首に巻けばいいの？
チッ
チッ
ウロ
ウロ
首つりビギナーにはわからないことばかり
そのとき――
ピンポーン
カチャッ
ハッ
お母さーん！
ただいまーっ！

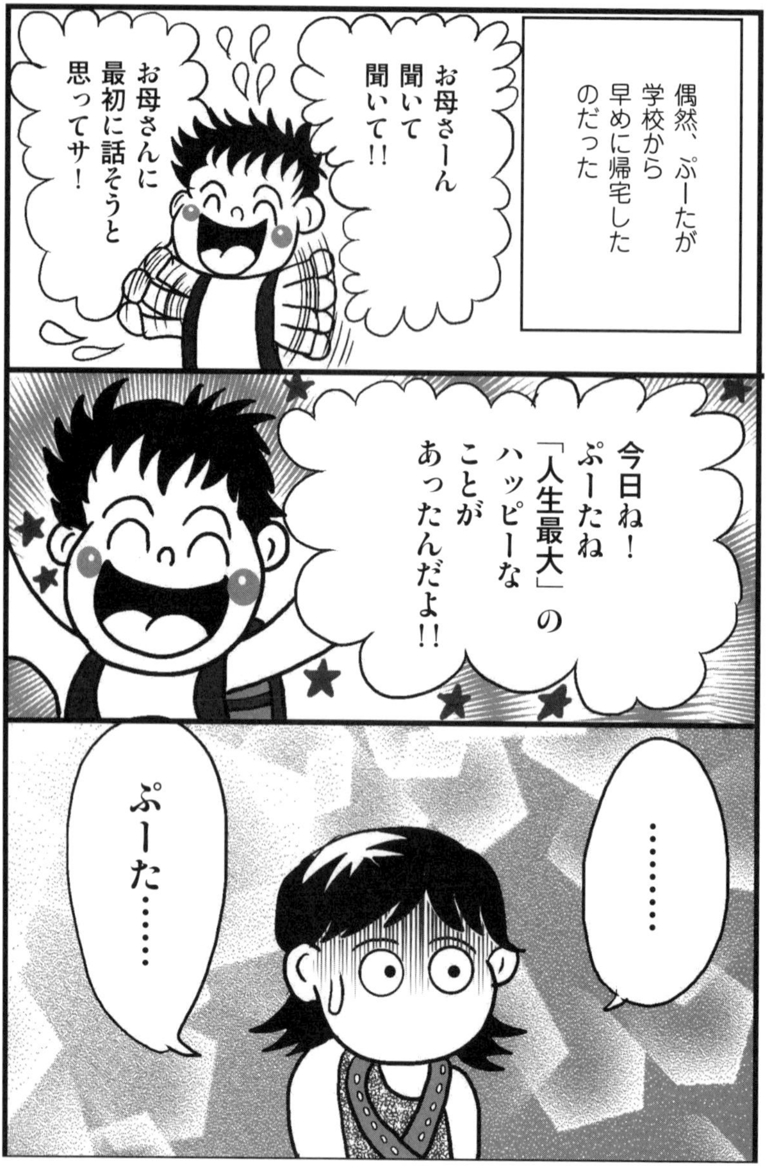
偶然、ぷーたが学校から早めに帰宅したのだった
お母さーん聞いて聞いて!!
お母さんに最初に話そうと思ってサ!
今日ね!ぷーたね「人生最大」のハッピーなことがあったんだよ!!
………
ぷーた……

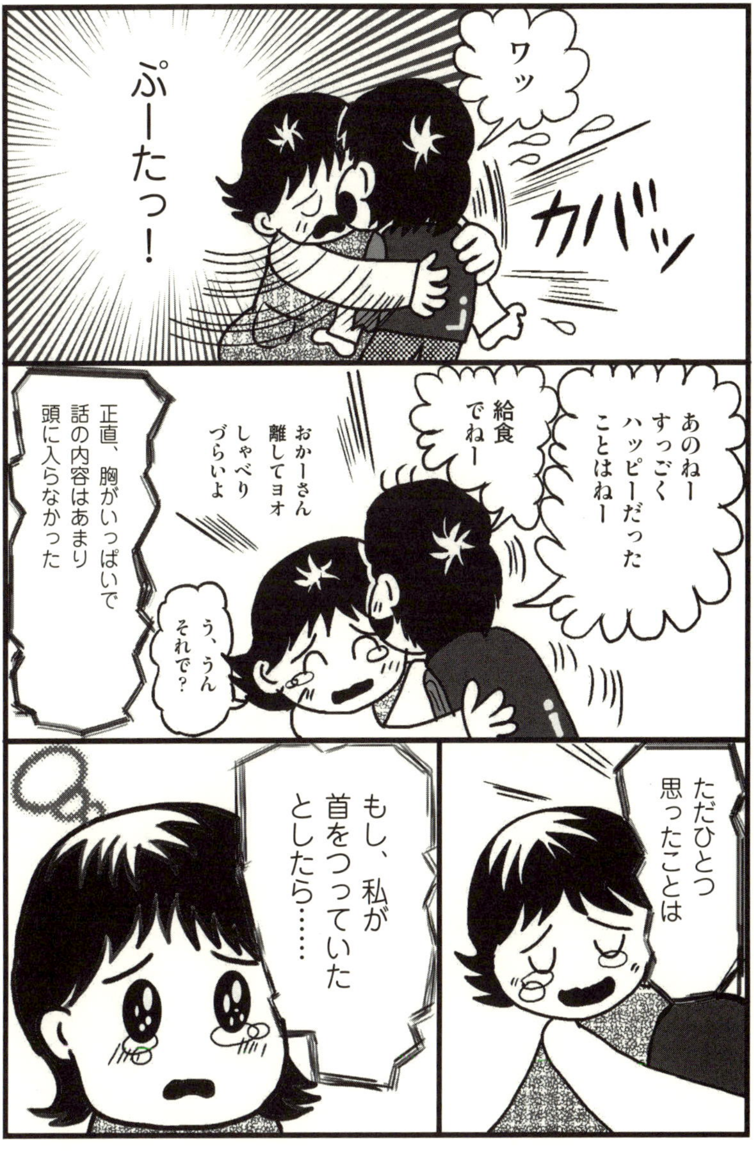
ワッ
カバッ
ぷーたっ!
あのねー すっごく ハッピーだった ことはねー
給食でねー
おかーさん 離してヨオ しゃべり づらいよ
う、うん それで?
正直、胸がいっぱいで 話の内容はあまり 頭に入らなかった
ただひとつ 思ったことは
もし、私が 首をつっていた としたら……

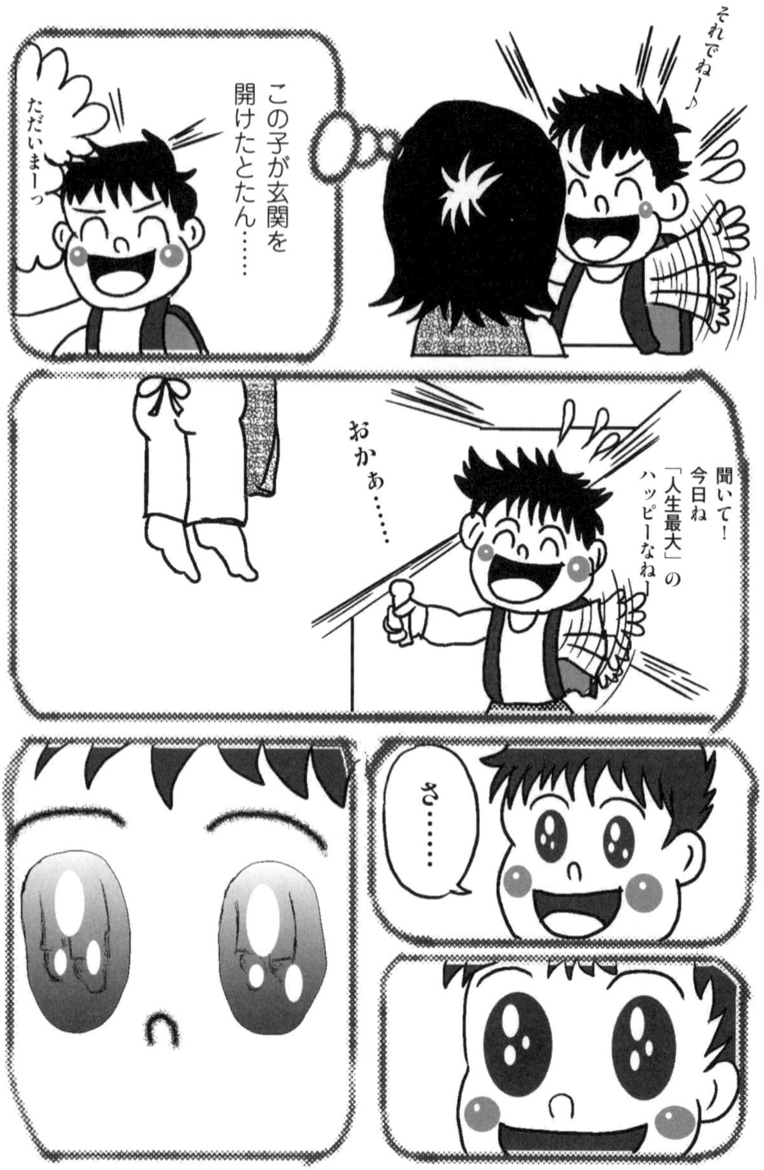
それでねー♪
この子が玄関を開けたとたん……
ただいまーっ
聞いて！今日ね「人生最大」のハッピーなねー
おかぁ……
さ……

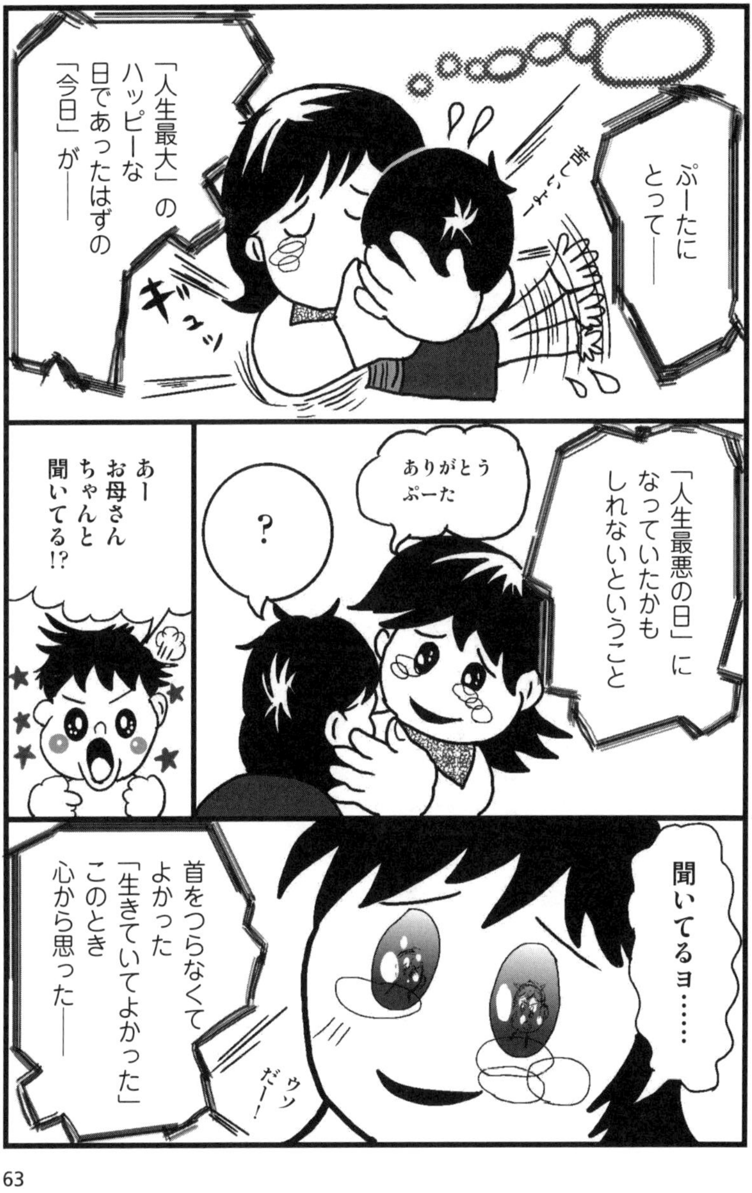
ぷーたにとって――
苦しいよー
ギュッ
「人生最大」のハッピーな日であったはずの「今日」が――
「人生最悪の日」になっていたかもしれないということ
ありがとう ぷーた
？
あー お母さんちゃんと聞いてる!?
聞いてるヨ……
首をつらなくてよかった「生きていてよかった」このとき心から思った――
ウソだー!

2章　「激うつ」の始まり

飛び降り寸前で起きたこと

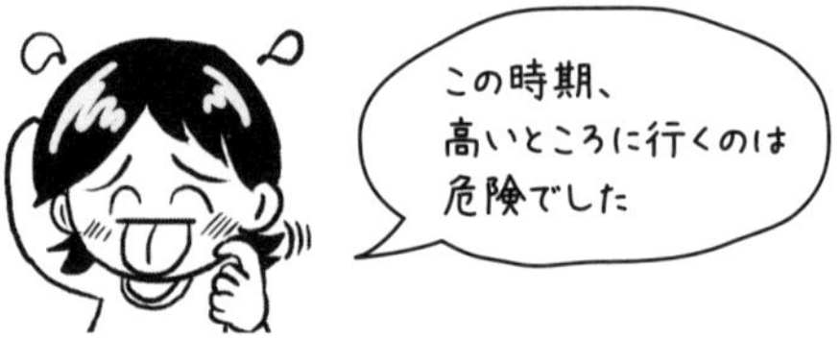

夫のひと言から始まった家族旅行。
もちろん気分は最悪で、
カフェインをがぶ飲みして
何とか家族を
楽しませようとするのだが……

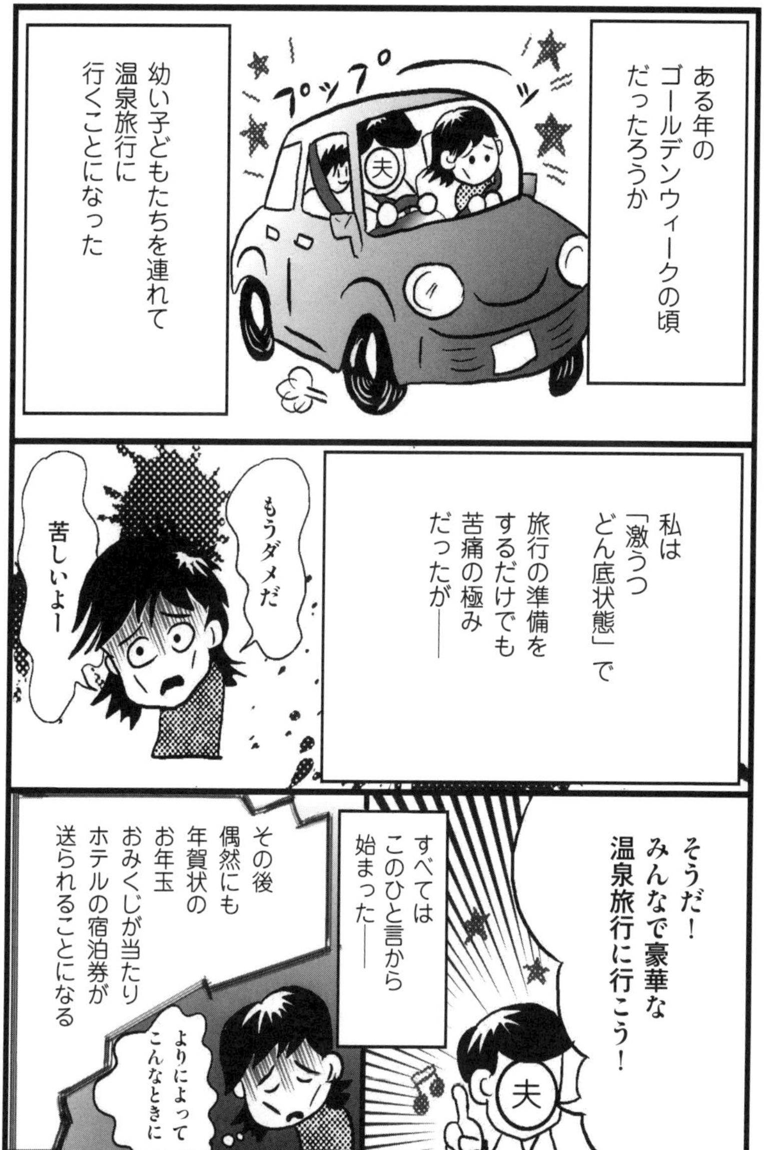

ある年の
ゴールデンウィークの頃
だったろうか
プップ
ーッ
夫
幼い子どもたちを連れて
温泉旅行に
行くことになった
私は
「激うつ
どん底状態」で
旅行の準備を
するだけでも
苦痛の極み
だったが――
もうダメだ
苦しいよー
そうだ！
みんなで豪華な
温泉旅行に行こう！
夫
すべては
このひと言から
始まった――
その後
偶然にも
年賀状の
お年玉
おみくじが当たり
ホテルの宿泊券が
送られることになる
よりによって
こんなときに

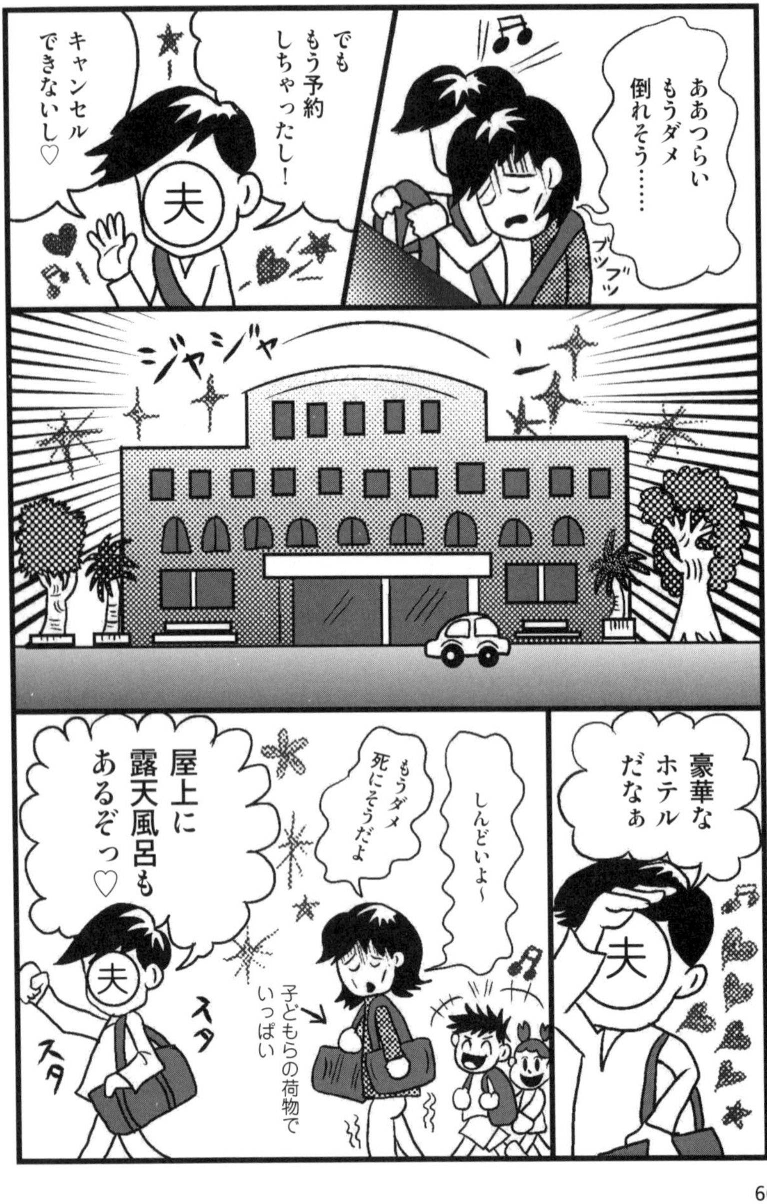
ああつらい
もうダメ
倒れそう……
ブツブツ
でも
もう予約
しちゃったし！
キャンセル
できないし♡
夫
ジャジャ
ジャーン
豪華な
ホテル
だなぁ
夫
しんどいよ〜
もうダメ
死にそうだよ
子どもらの荷物で
いっぱい
屋上に
露天風呂も
あるぞっ♡
夫
スタ
スタ

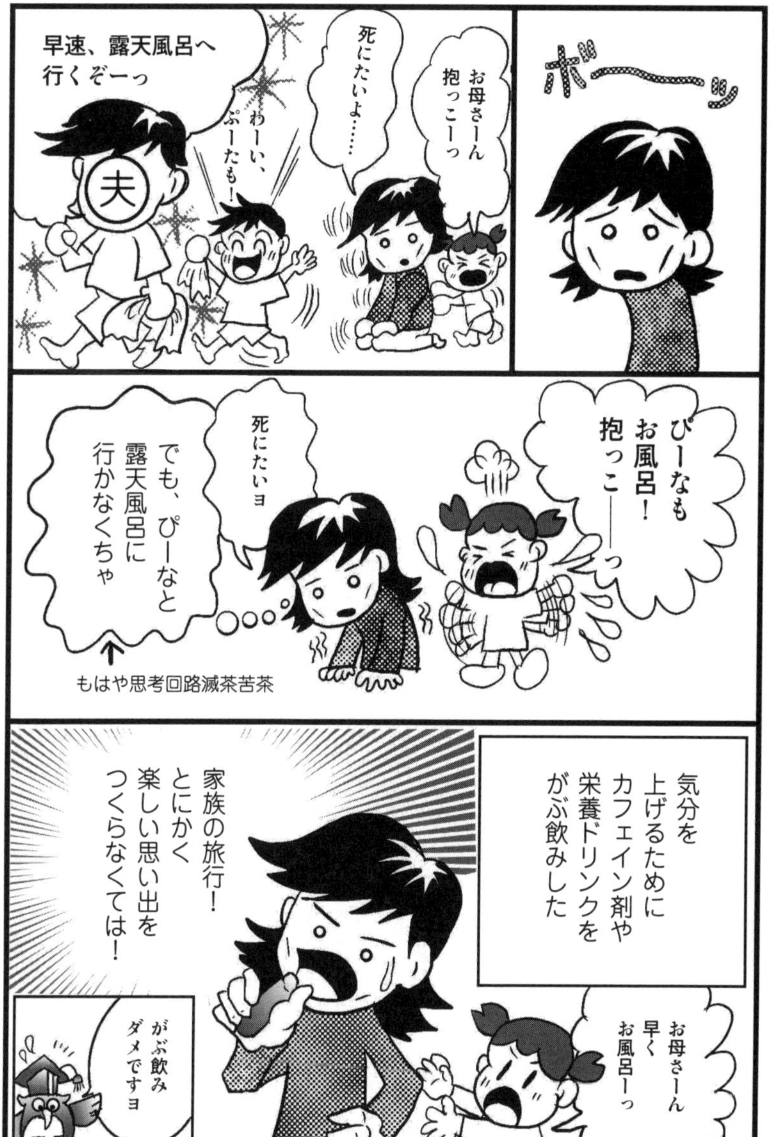
ボ〜〜〜ッ
お母さーん抱っこーっ
死にたいよ……
わーい、ぷーたも!
夫
早速、露天風呂へ行くぞーっ
ぴーなもお風呂!抱っこ——っ
死にたいョ
でも、ぴーなと露天風呂に行かなくちゃ
もはや思考回路滅茶苦茶
気分を上げるためにカフェイン剤や栄養ドリンクをがぶ飲みした
家族の旅行!とにかく楽しい思い出をつくらなくては!
お母さーん早くお風呂ーっ
がぶ飲みダメですヨ

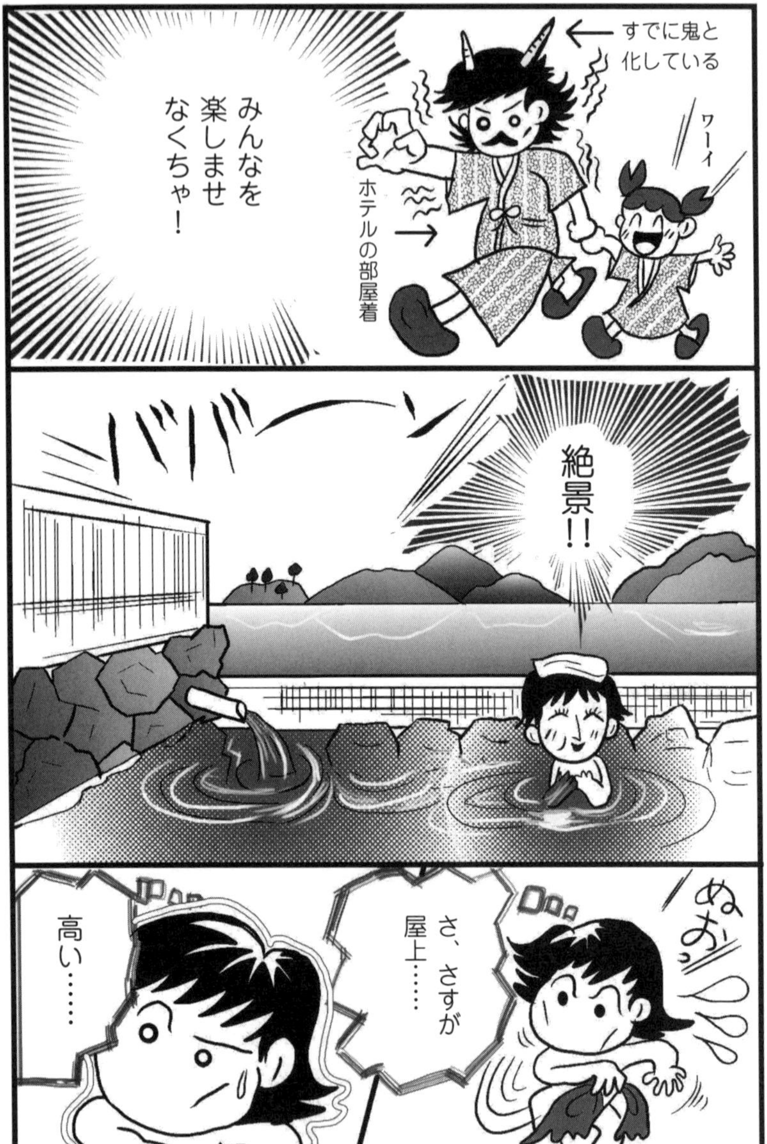
すでに鬼と化している
ワーイ
ホテルの部屋着
みんなを楽しませなくちゃ!
ババーン
絶景!!
ぬおっ
さ、さすが屋上……
高い……

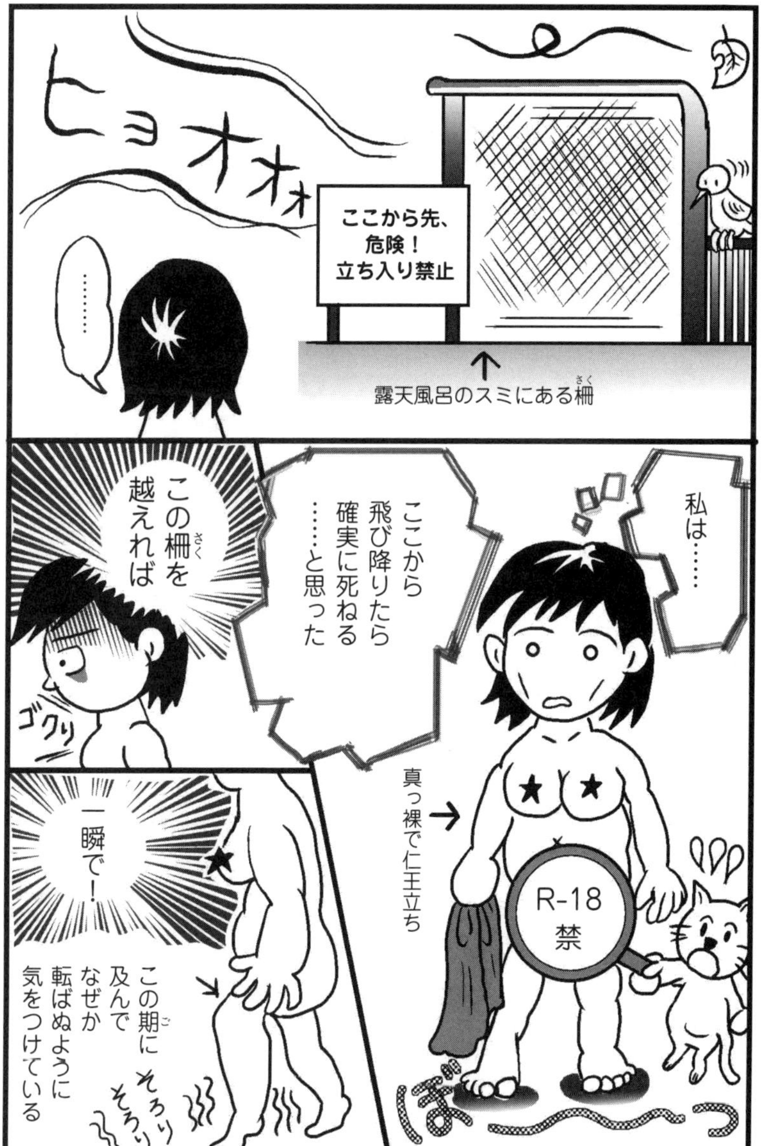
ヒョオオォ
ここから先、
危険！
立ち入り禁止
……
露天風呂のスミにある柵《さく》
私は……
ここから
飛び降りたら
確実に死ねる
……と思った
この柵《さく》を
越えれば
ゴクリ
真っ裸で仁王立ち
R-18
禁
ぼ〜〜〜っ
一瞬で！
この期《ご》に
及んで
なぜか
転ばぬように
気をつけている
そろり
そろり

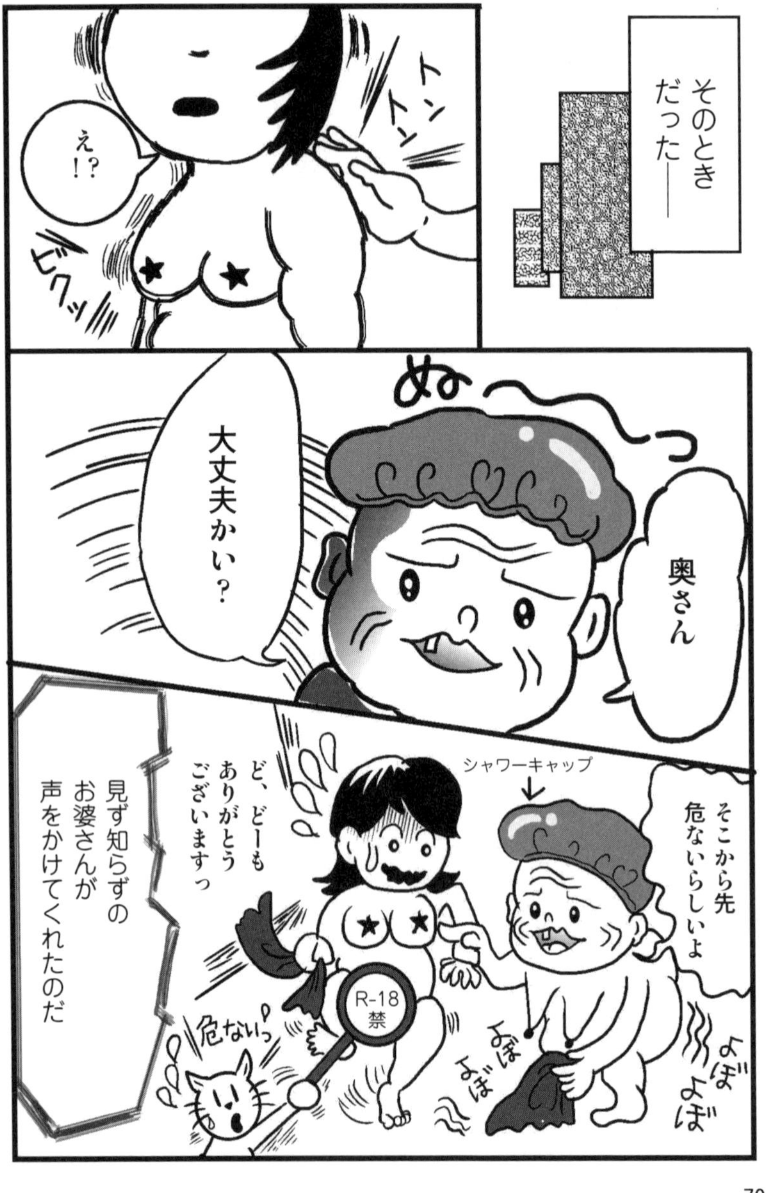
そのときだった――
トントン
え！？
ビクッ
ぬ～っ
奥さん
大丈夫かい？
シャワーキャップ
そこから先危ないらしいよ
よぼよぼ
よぼよぼ
ど、ど－もありがとうございますっ
R-18禁
危ないっ
見ず知らずのお婆さんが声をかけてくれたのだ

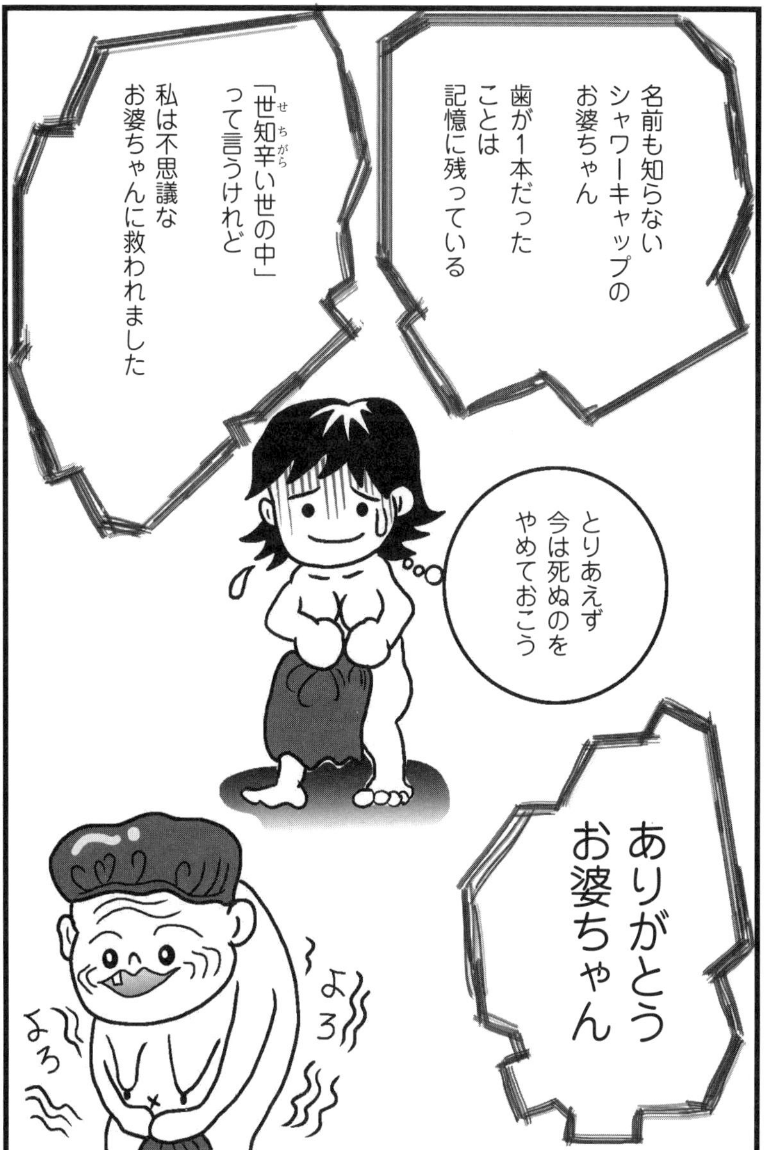
名前も知らない
シャワーキャップの
お婆ちゃん
歯が1本だった
ことは
記憶に残っている
「世知辛《せちがら》い世の中」
って言うけれど
私は不思議な
お婆ちゃんに救われました
とりあえず
今は死ぬのを
やめておこう
ありがとう
お婆ちゃん
よろ
よろ

2章　「激うつ」の始まり

ああ、
「転妻《てんつま》」はつらいよ

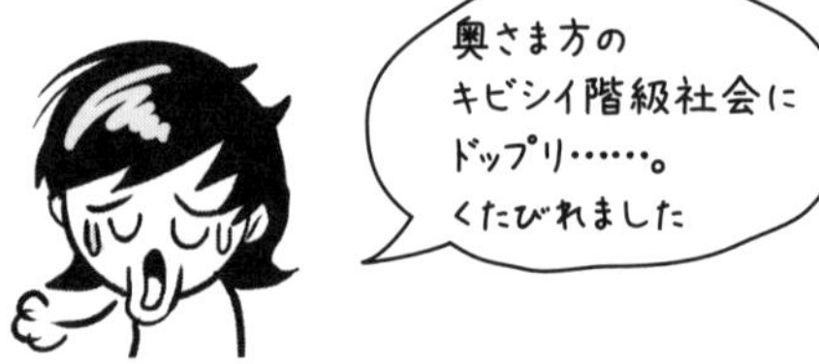
奥さま方の
キビシイ階級社会に
ドップリ……。
くたびれました

慣れない土地で待っていたのは
転勤族の妻――、
すなわち「転妻」たちとの
壮絶なお付き合いであった。
その実態とは……

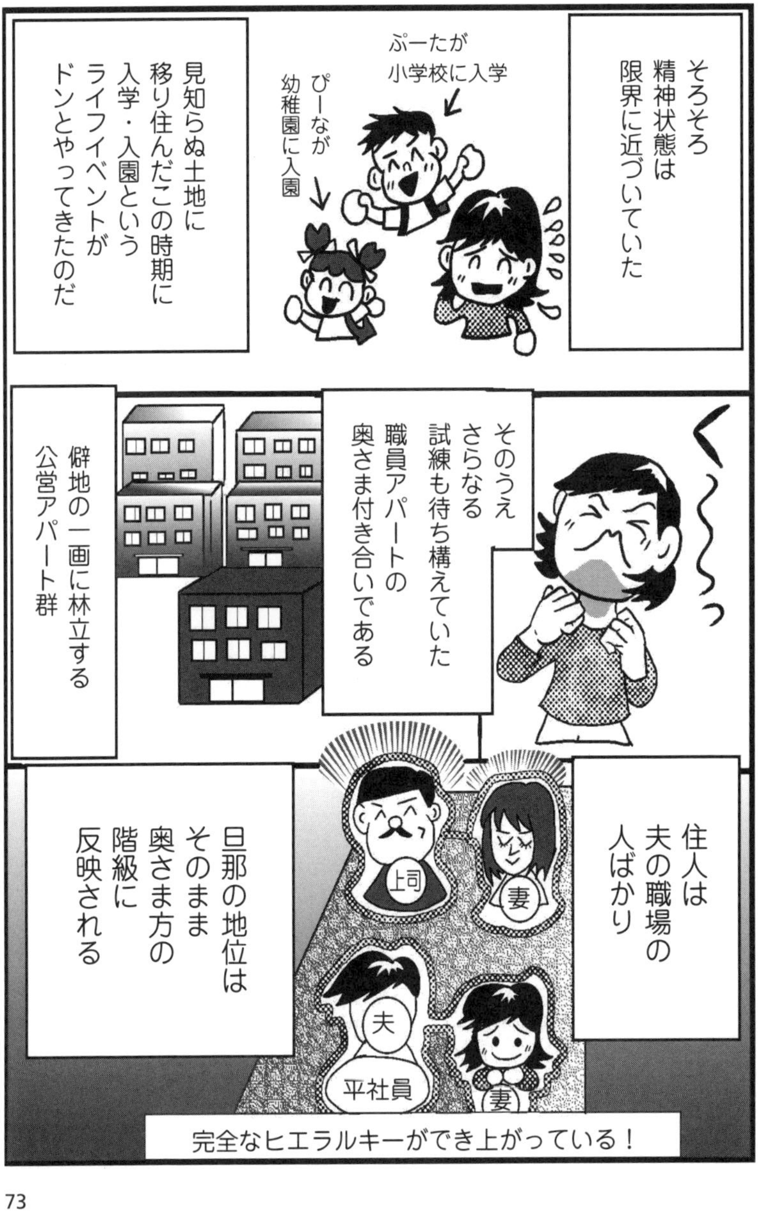

そろそろ精神状態は限界に近づいていた
ぷーたが小学校に入学
ぴーなが幼稚園に入園
見知らぬ土地に移り住んだこの時期に入学・入園というライフイベントがドンとやってきたのだ
くぅ〜〜っ
そのうえさらなる試練も待ち構えていた職員アパートの奥さま付き合いである
僻地の一画に林立する公営アパート群
住人は夫の職場の人ばかり
上司
妻
夫
平社員
妻
旦那の地位はそのまま奥さま方の階級に反映される
完全なヒエラルキーができ上がっている！

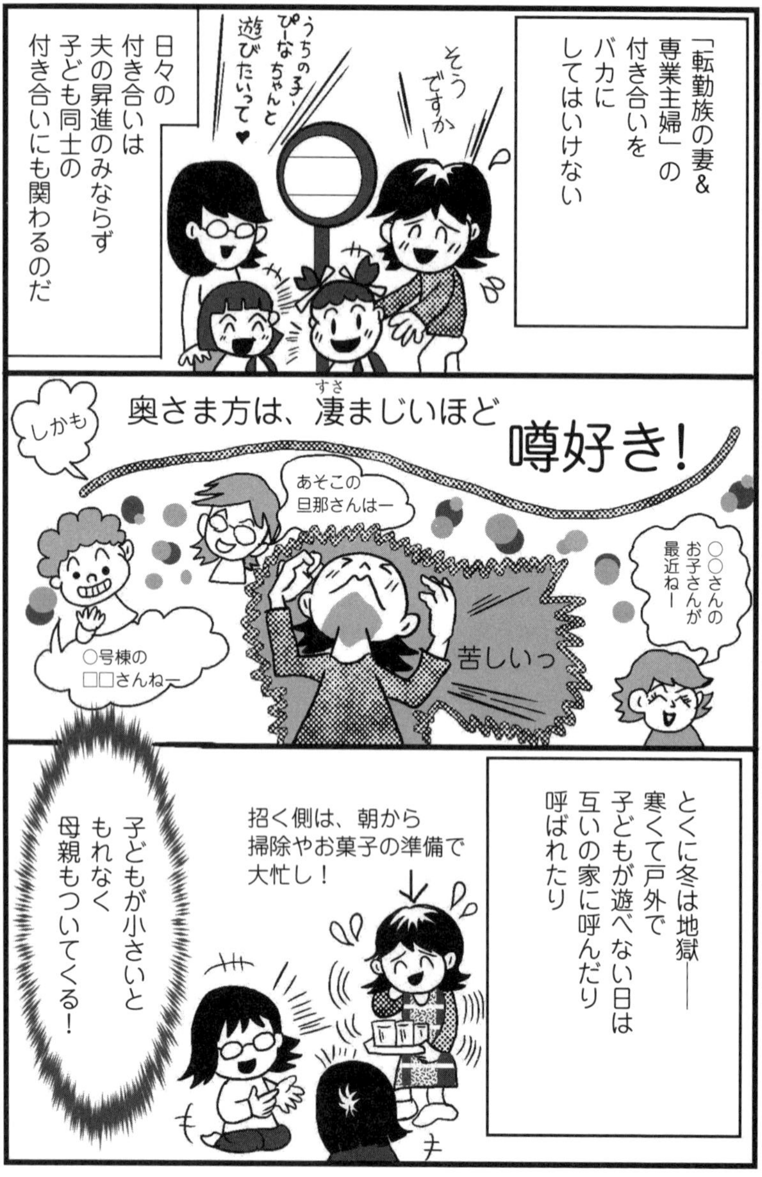

「転勤族の妻&専業主婦」の付き合いをバカにしてはいけない
そうですか
うちの子、ぴーなちゃんと遊びたいって♥
日々の付き合いは夫の昇進のみならず子ども同士の付き合いにも関わるのだ
しかも
奥さま方は、凄《すさ》まじいほど
噂好き!
○○さんのお子さんが最近ねー
あそこの旦那さんはー
苦しいっ
○号棟の□□さんねー
とくに冬は地獄——寒くて戸外で子どもが遊べない日は互いの家に呼んだり呼ばれたり
招く側は、朝から掃除やお菓子の準備で大忙し!
子どもが小さいともれなく母親もついてくる!

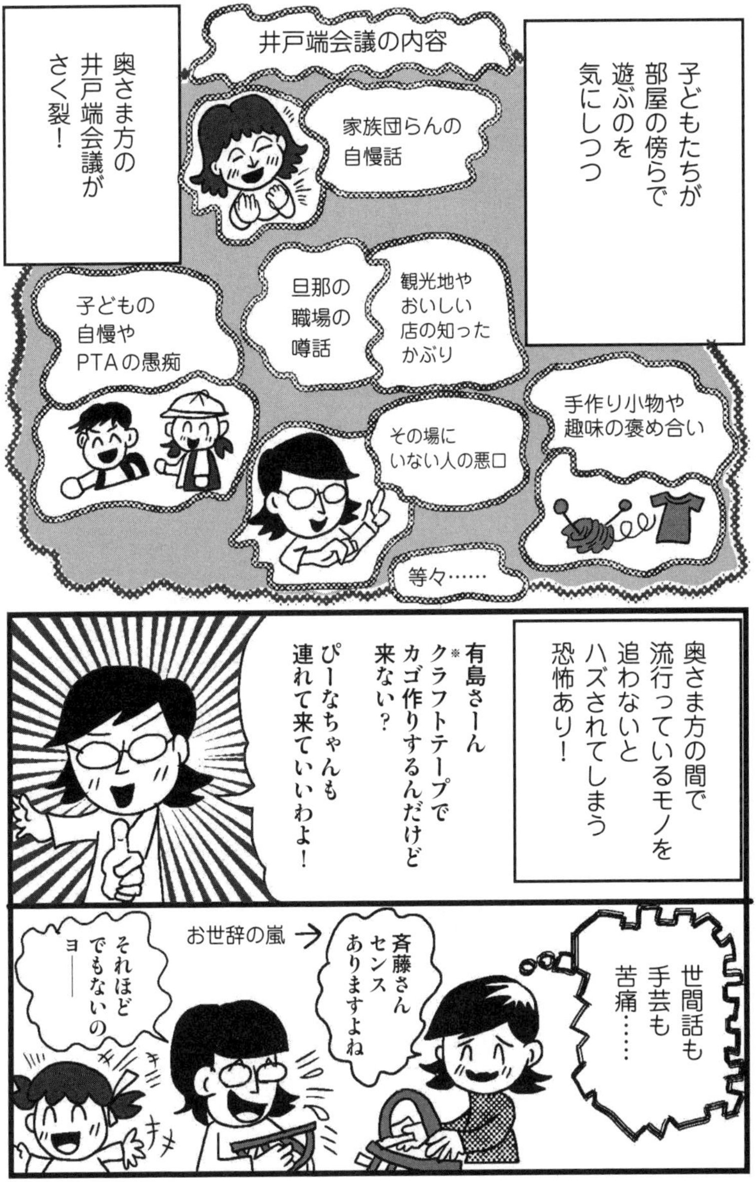

※　エコな紙バンドのクラフトテープを編み、バッグや小物を作る手芸の一種

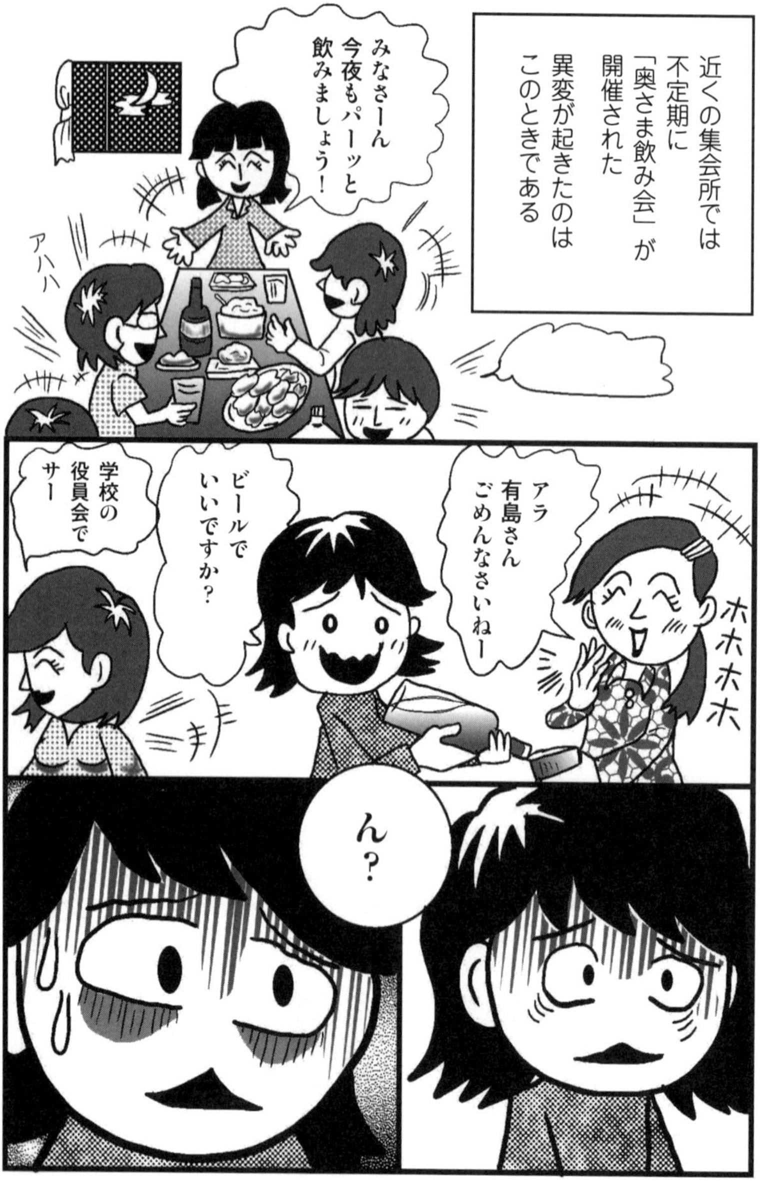
近くの集会所では
不定期に
「奥さま飲み会」が
開催された
異変が起きたのは
このときである
みなさーん
今夜もパーッと
飲みましょう！
アハハ
アラ
有島さん
ごめんなさいねー
ホホホホホ
ビールで
いいですか？
学校の
役員会で
サー
ん？

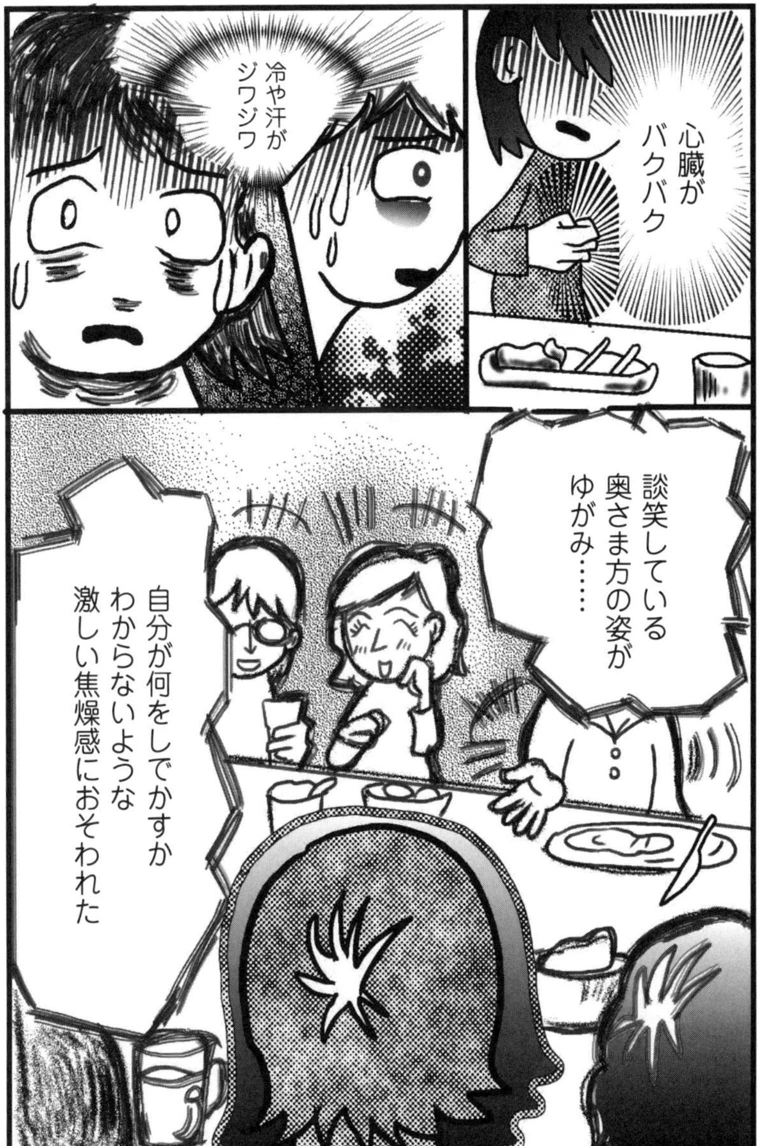
心臓が
バクバク
冷や汗が
ジワジワ
談笑している
奥さま方の姿が
ゆがみ……
自分が何をしでかすか
わからないような
激しい焦燥感におそわれた

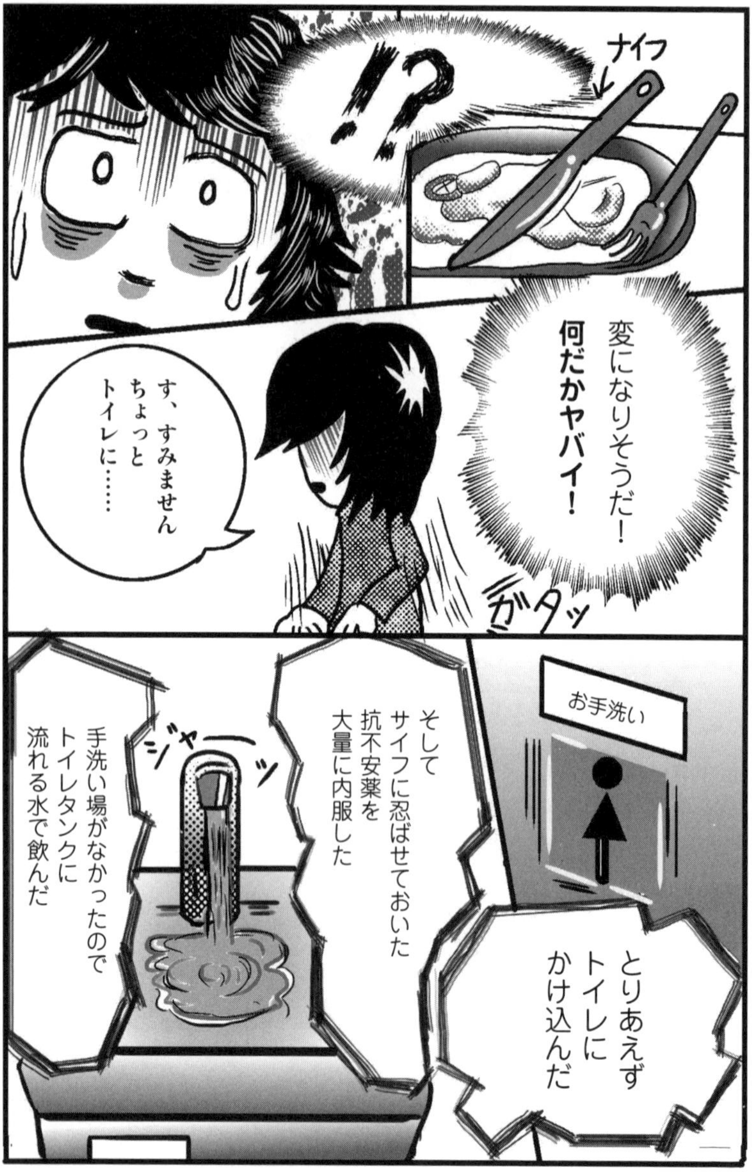
ナイフ
!?
変になりそうだ！
何だかヤバイ！
す、すみません
ちょっと
トイレに……
ガタッ
お手洗い
とりあえず
トイレに
かけ込んだ
そして
サイフに忍ばせておいた
抗不安薬を
大量に内服した
ジャーッ
手洗い場がなかったので
トイレタンクに
流れる水で飲んだ

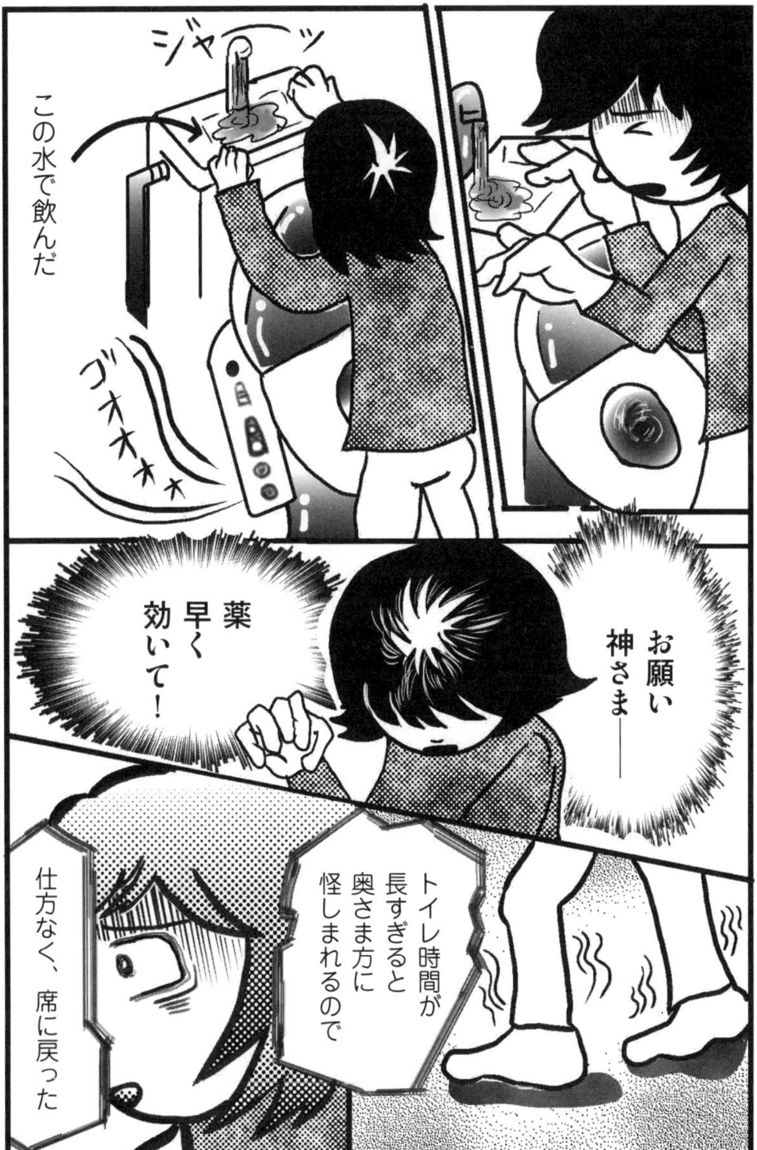
ジャーーッ
この水で飲んだ
ゴオォォォォ
お願い神さま——
薬早く効いて！
トイレ時間が長すぎると奥さま方に怪しまれるので
仕方なく、席に戻った

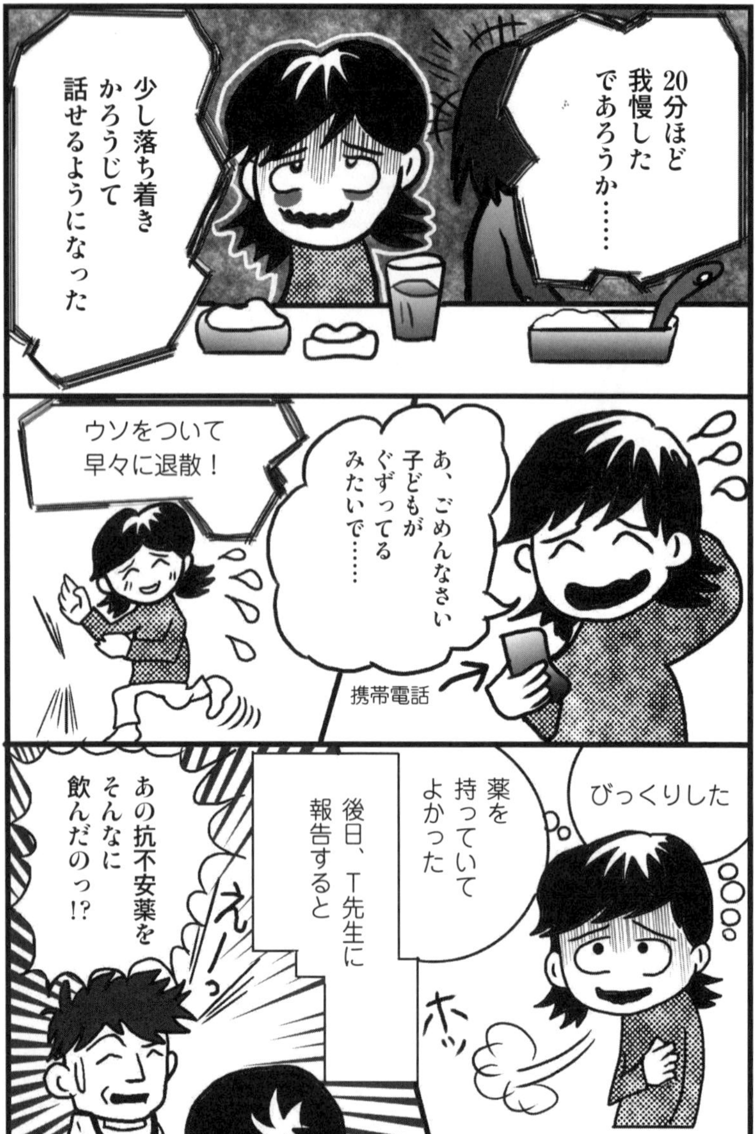
20分ほど我慢したであろうか……
少し落ち着きかろうじて話せるようになった
あ、ごめんなさい子どもがぐずってるみたいで……
携帯電話
ウソをついて早々に退散！
びっくりした
薬を持っていてよかった
ホッ
後日、T先生に報告すると
あの抗不安薬をそんなに飲んだのっ!?
えーっ

3章　入院から退院・実体験レポート

はじめての入院

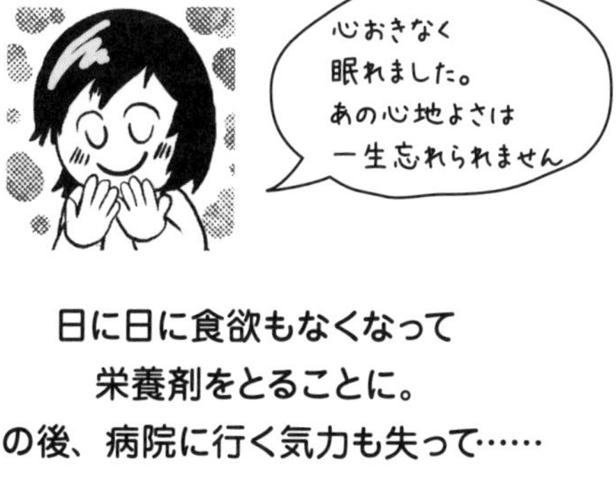
心おきなく
眠れました。
あの心地よさは
一生忘れられません

日に日に食欲もなくなって
栄養剤をとることに。
その後、病院に行く気力も失って……

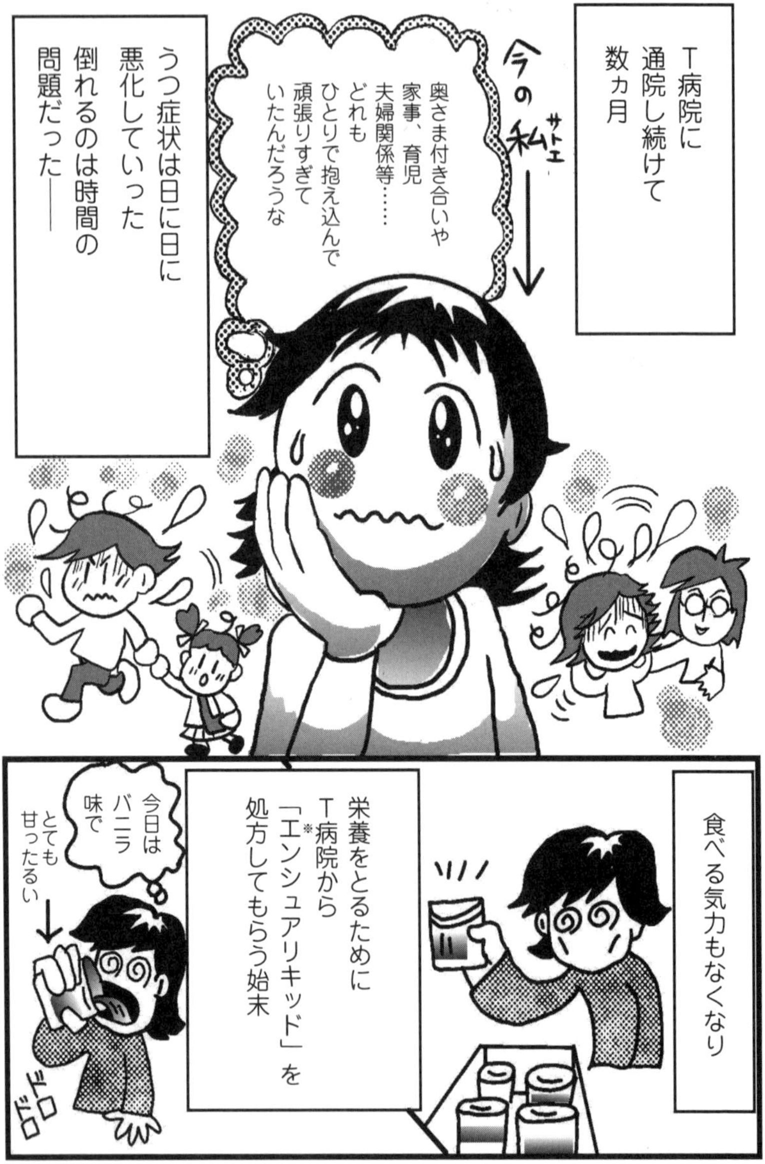

T病院に通院し続けて数ヵ月
今の私《サトエ》
奥さま付き合いや家事、育児夫婦関係等……どれもひとりで抱え込んで頑張りすぎていたんだろうな
うつ症状は日に日に悪化していった倒れるのは時間の問題だった——
食べる気力もなくなり
栄養をとるためにT病院から※「エンシュアリキッド」を処方してもらう始末
今日はバニラ味で
とても甘ったるい
ドロドロ

※　食事がとれないときなどに用いる栄養剤。
バニラ味、コーヒー味、ストロベリー味などもある

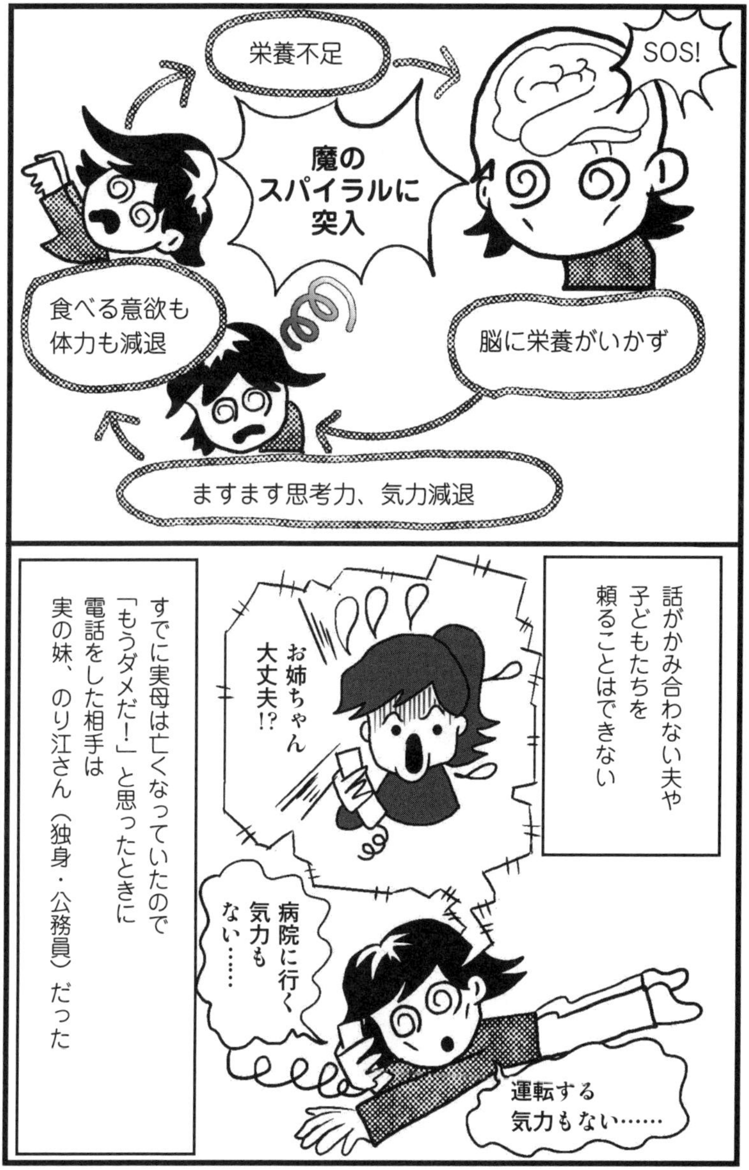
栄養不足
SOS!
魔のスパイラルに突入
脳に栄養がいかず
ますます思考力、気力減退
食べる意欲も体力も減退
話がかみ合わない夫や子どもたちを頼ることはできない
お姉ちゃん大丈夫!?
すでに実母は亡くなっていたので「もうダメだ!」と思ったときに電話をした相手は実の妹、のり江さん（独身・公務員）だった
病院に行く気力もない……
運転する気力もない……

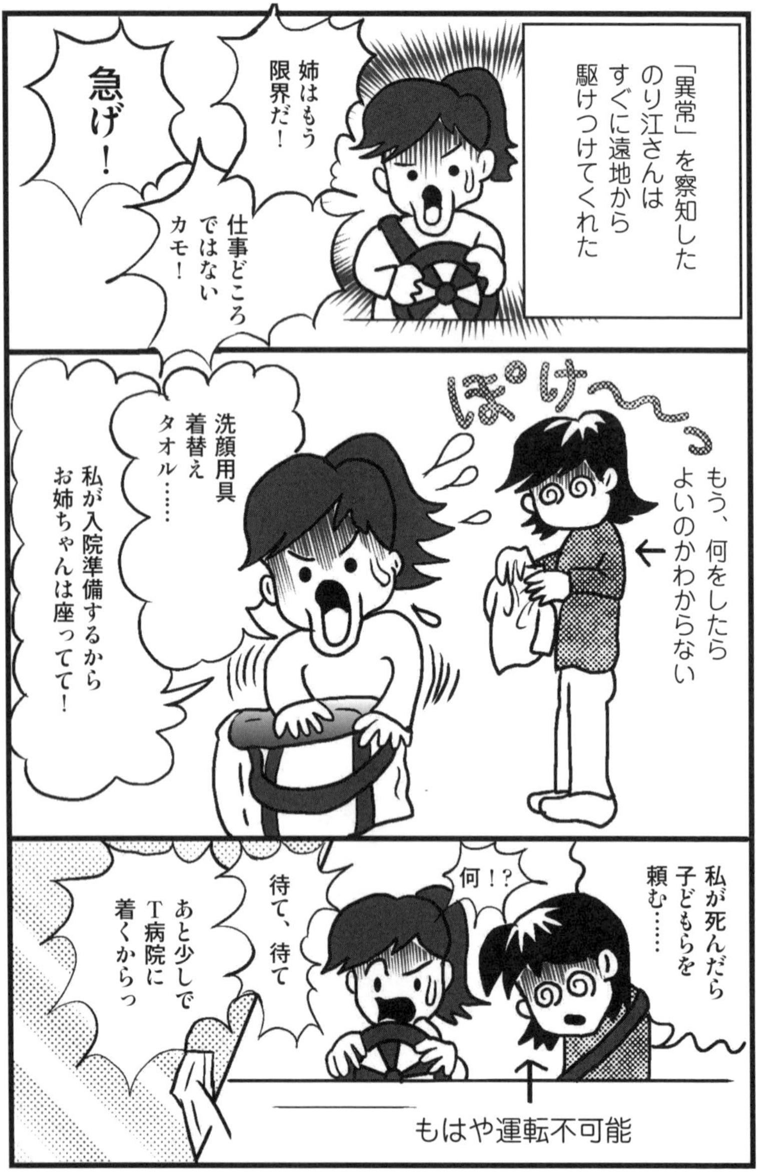

「異常」を察知したのり江さんはすぐに遠地から駆けつけてくれた
姉はもう限界だ！
仕事どころではないカモ！
急げ！
ぽけ〜〜っ
もう、何をしたらよいのかわからない
洗顔用具着替えタオル……
私が入院準備するからお姉ちゃんは座ってて！
私が死んだら子どもらを頼む……
何！？
待て、待て
あと少しでT病院に着くからっ
もはや運転不可能

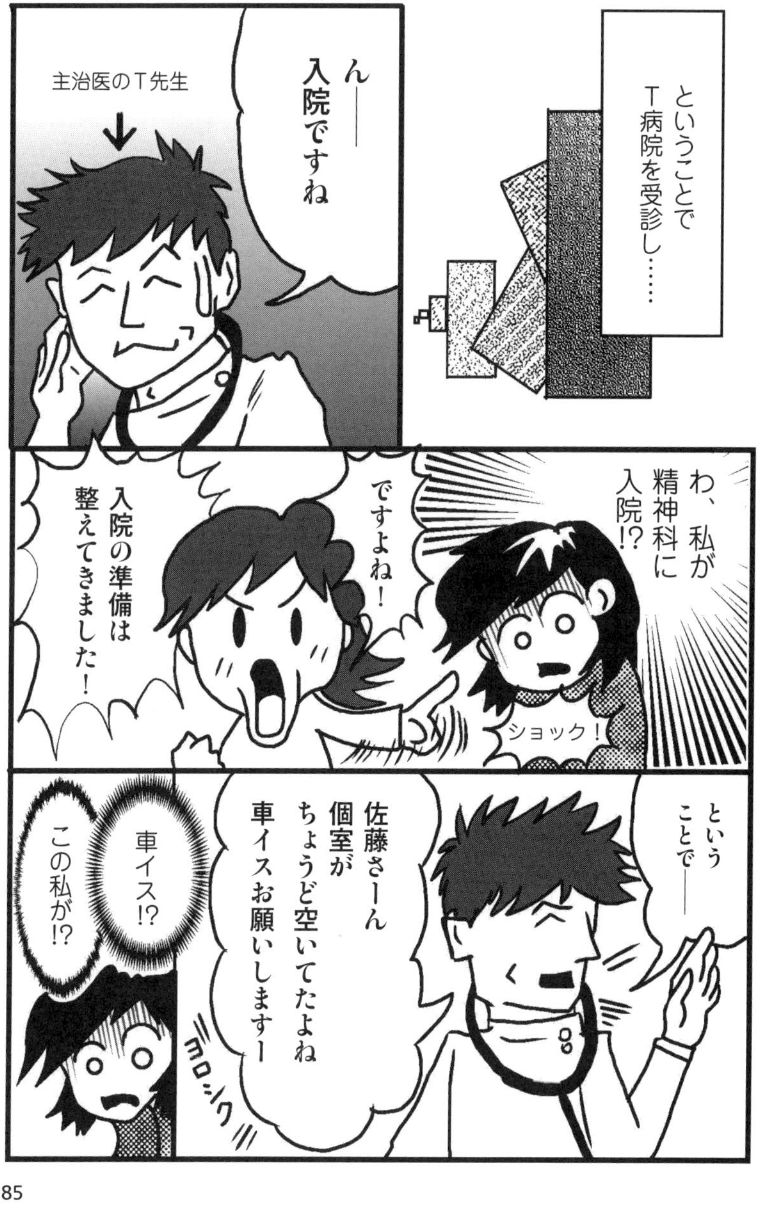

ということでT病院を受診し……
主治医のT先生
ん――入院ですね
わ、私が精神科に入院!?
ショック!
ですよね!
入院の準備は整えてきました!
ということで――
佐藤さーん個室がちょうど空いてたよね車イスお願いしますー
ヨロッ
車イス!?
この私が!?

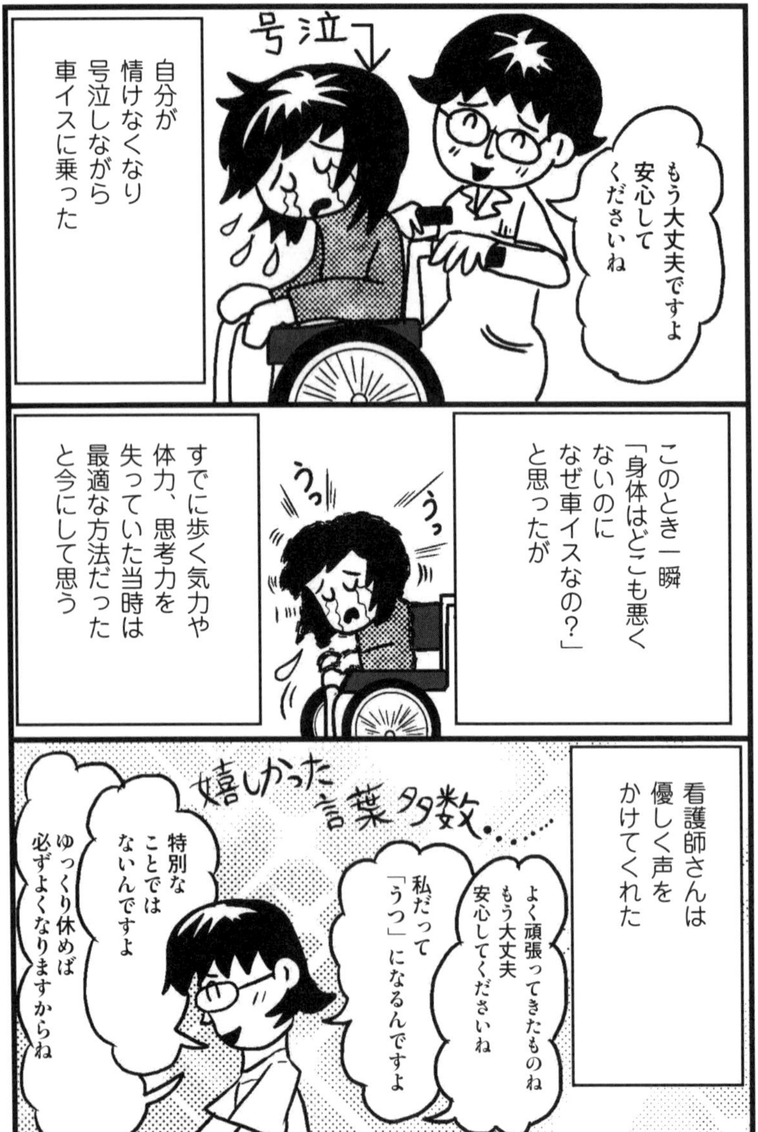

もう大丈夫ですよ
安心してくださいね
号泣
自分が情けなくなり号泣しながら車イスに乗った
このとき一瞬「身体はどこも悪くないのになぜ車イスなの?」と思ったが
うっ
うっ
すでに歩く気力や体力、思考力を失っていた当時は最適な方法だったと今にして思う
看護師さんは優しく声をかけてくれた
嬉しかった言葉多数……
よく頑張ってきたものね
もう大丈夫
安心してくださいね
私だって「うつ」になるんですよ
特別なことではないんですよ
ゆっくり休めば必ずよくなりますからね

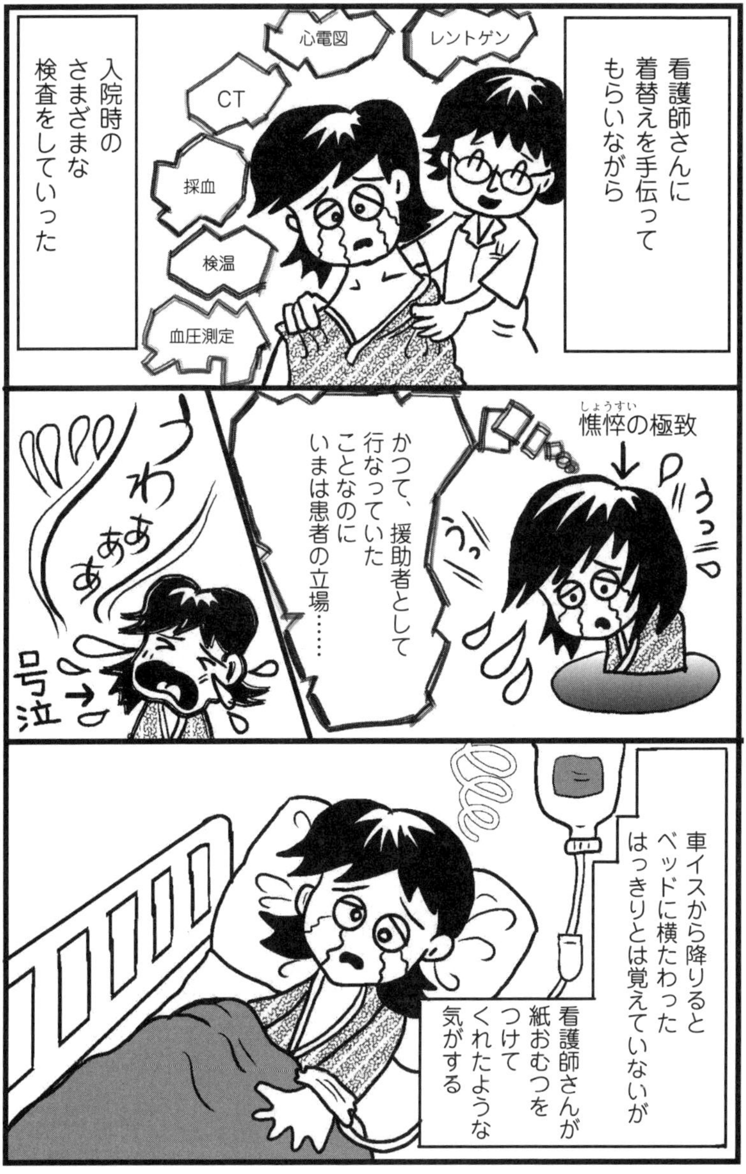
看護師さんに着替えを手伝ってもらいながら
入院時のさまざまな検査をしていった
レントゲン
心電図
CT
採血
検温
血圧測定
憔悴《しょうすい》の極致
うっ
うっ
かつて、援助者として行なっていたことなのにいまは患者の立場……
うわあああ
号泣
車イスから降りるとベッドに横たわったはっきりとは覚えていないが
看護師さんが紙おむつをつけてくれたような気がする

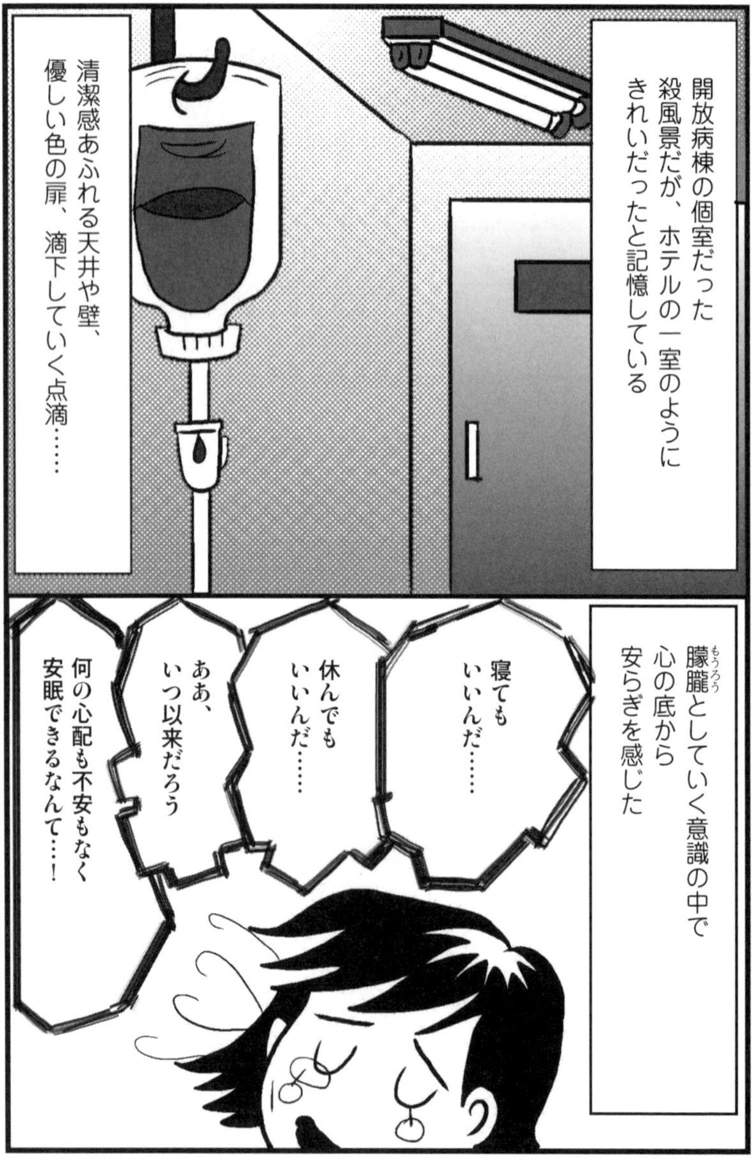
開放病棟の個室だった
殺風景だが、ホテルの一室のように
きれいだったと記憶している
清潔感あふれる天井や壁、
優しい色の扉、滴下していく点滴……
朦朧《もうろう》としていく意識の中で
心の底から
安らぎを感じた
寝ても
いいんだ……
休んでも
いいんだ……
ああ、
いつ以来だろう
何の心配も不安もなく
安眠できるなんて…！

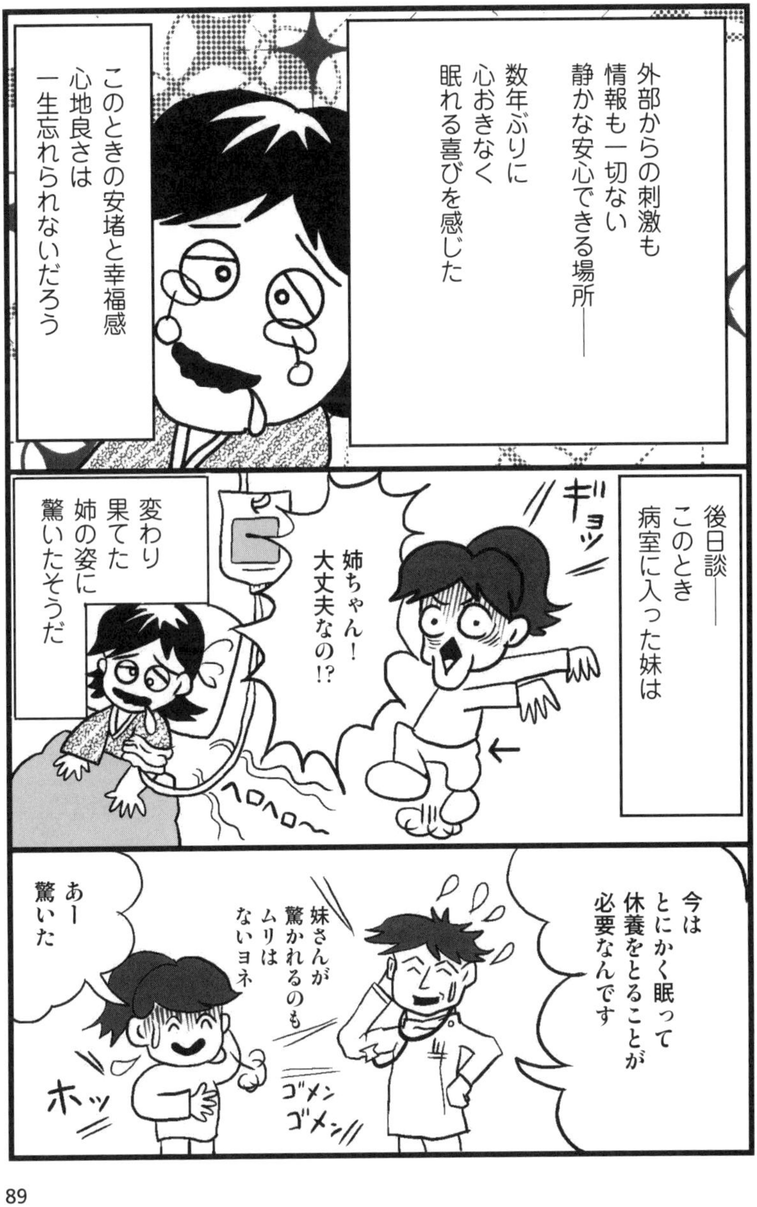
外部からの刺激も
情報も一切ない
静かな安心できる場所――
数年ぶりに
心おきなく
眠れる喜びを感じた
このときの安堵と幸福感
心地良さは
一生忘れられないだろう
後日談――
このとき
病室に入った妹は
ギョッ
姉ちゃん！
大丈夫なの!?
変わり
果てた
姉の姿に
驚いたそうだ
ヘロヘロ～
今は
とにかく眠って
休養をとることが
必要なんです
妹さんが
驚かれるのも
ムリは
ないヨネ
ゴメン
ゴメン
あー
驚いた
ホッ

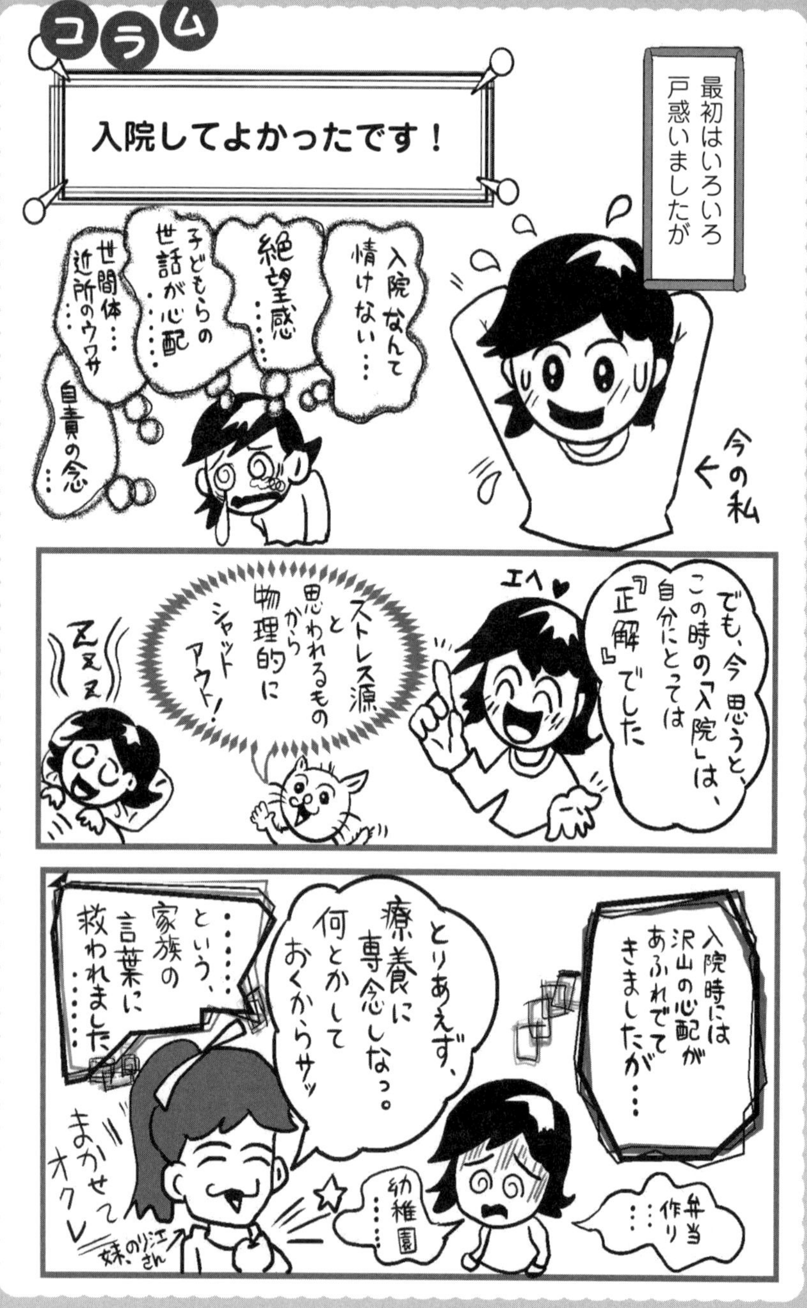
コラム
入院してよかったです！
最初はいろいろ戸惑いましたが
今の私
入院なんて情けない……
絶望感……
子どもらの世話が心配……
世間体……近所のウワサ……
自責の念……
エヘ
でも、今思うと、この時の「入院」は、自分にとっては『正解』でした
ストレス源と思われるものから物理的にシャットアウト！
入院時には沢山の心配があふれでてきましたが……
弁当作り……
幼稚園……
とりあえず、療養に専念しなっ。何とかしておくからサッ
まかせてオクレ
妹のリエさん
……という、家族の言葉に救われました……

3章　入院から退院・実体験レポート

ゆっくりと回復へ

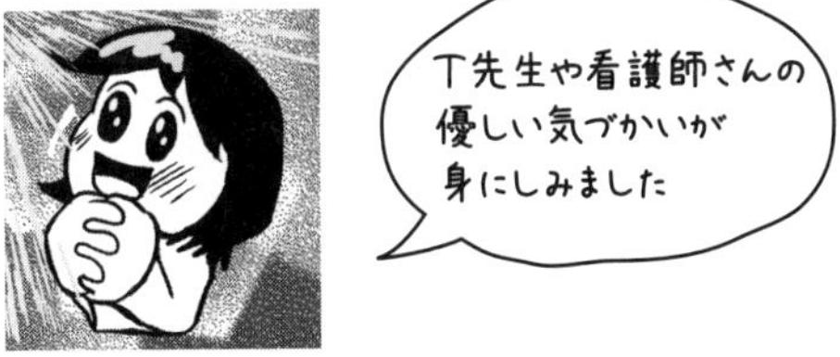

T先生や看護師さんの優しい気づかいが身にしみました

一つずつできることが増え、
自信をつけていく日々。
散歩もできるようになり……

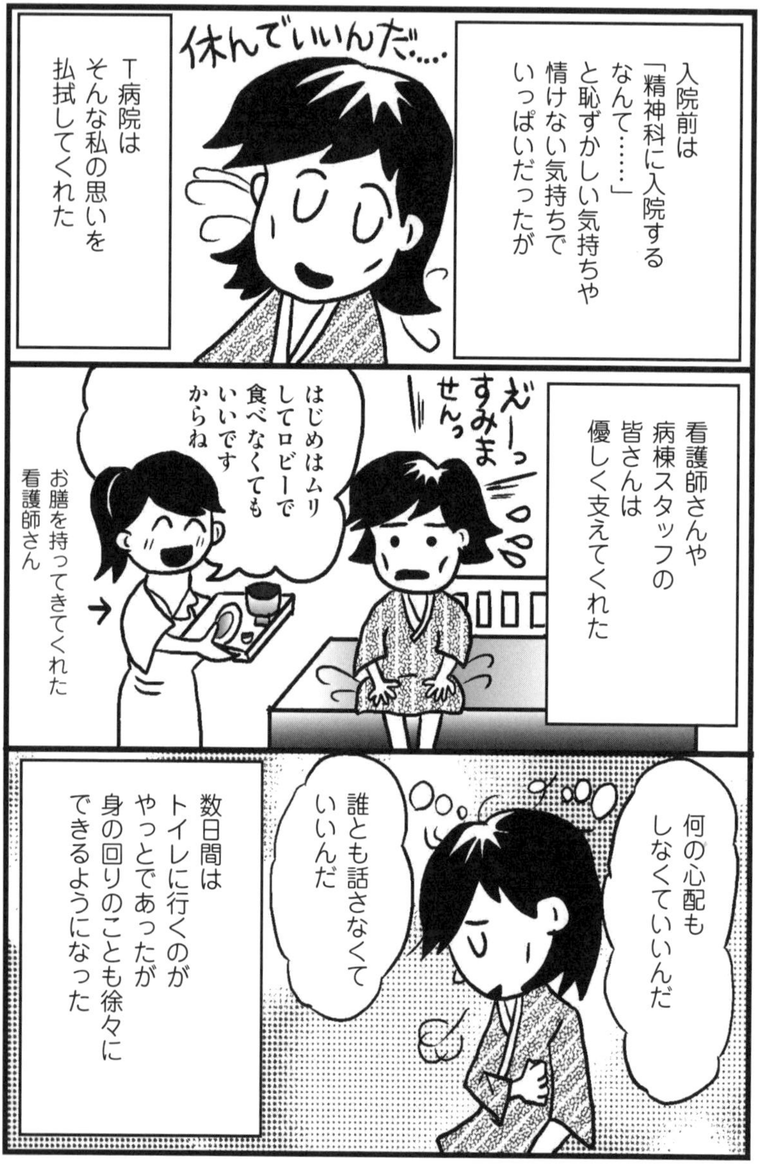

入院前は「精神科に入院するなんて……」と恥ずかしい気持ちや情けない気持ちでいっぱいだったが
休んでいいんだ……
T病院はそんな私の思いを払拭してくれた
看護師さんや病棟スタッフの皆さんは優しく支えてくれた
え゛ーっすみませんっ
はじめはムリしてロビーで食べなくてもいいですからね
お膳を持ってきてくれた看護師さん
何の心配もしなくていいんだ
誰とも話さなくていいんだ
数日間はトイレに行くのがやっとであったが身の回りのことも徐々にできるようになった

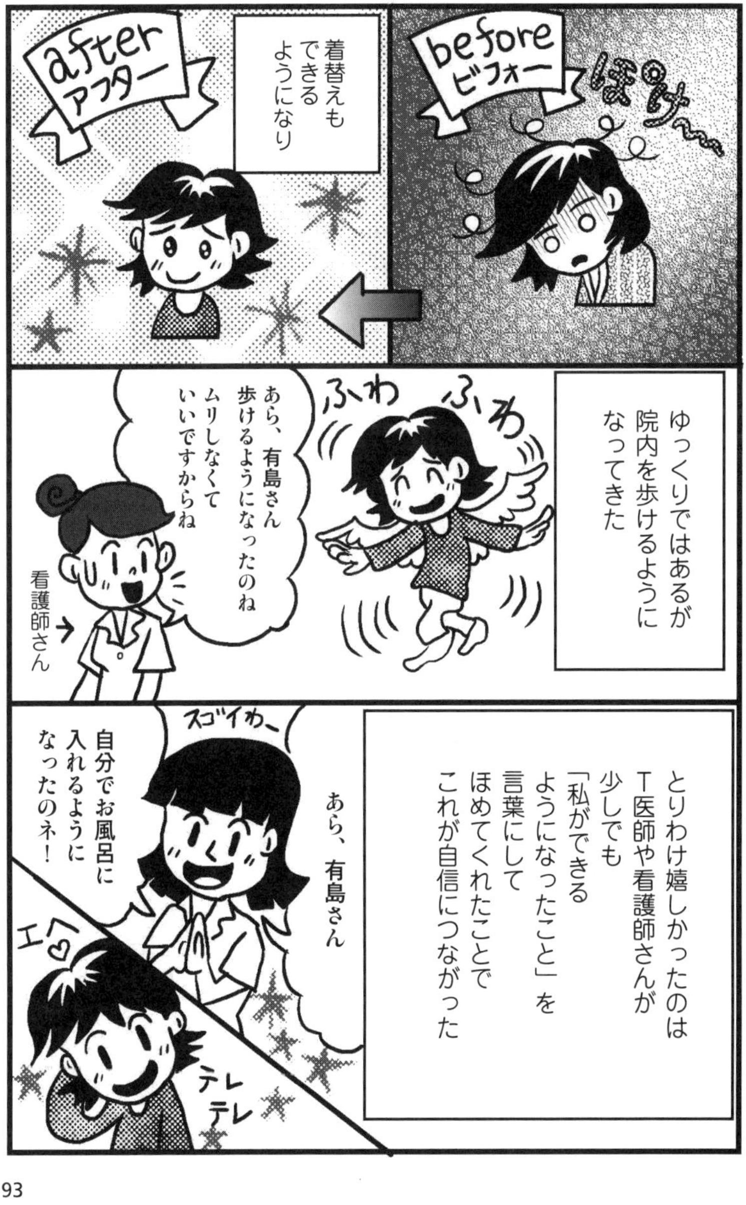
before
ビフォー
ほげ〜〜
after
アフター
着替えもできるようになり
ゆっくりではあるが院内を歩けるようになってきた
ふわ
ふわ
あら、有島さん歩けるようになったのねムリしなくていいですからね
看護師さん
とりわけ嬉しかったのはT医師や看護師さんが少しでも「私ができるようになったこと」を言葉にしてほめてくれたことでこれが自信につながった
スゴイわー
あら、有島さん
自分でお風呂に入れるようになったのネ！
エヘ♡
テレ
テレ

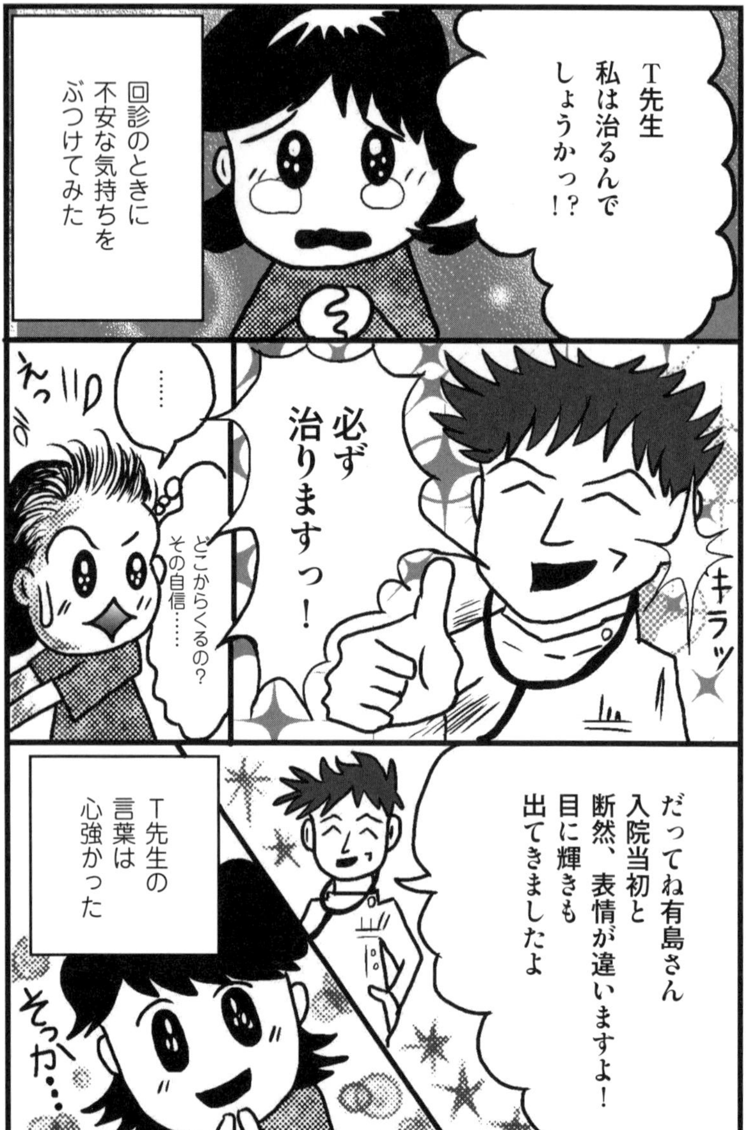
T先生
私は治るんでしょうかっ!?
回診のときに不安な気持ちをぶつけてみた
必ず治りますっ!
……
えっ
キラッ
どこからくるの?その自信……
だってね有島さん
入院当初と断然、表情が違いますよ!
目に輝きも出てきましたよ
T先生の言葉は心強かった
そっか…

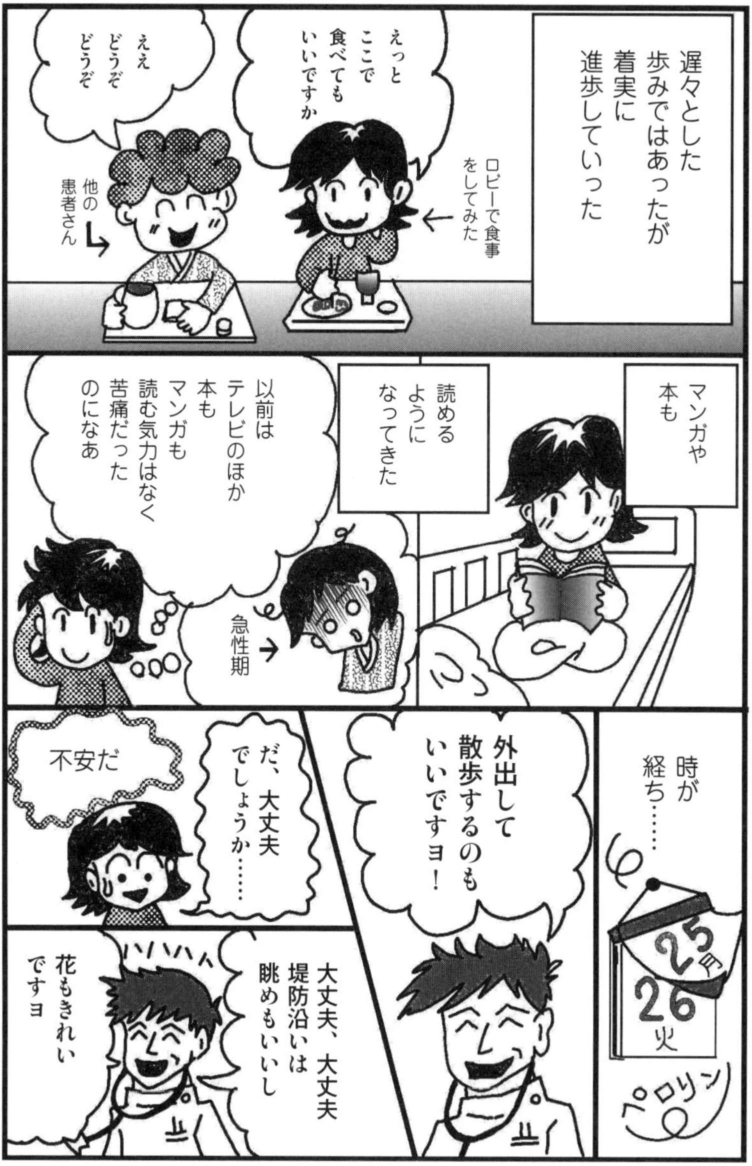
遅々とした歩みではあったが着実に進歩していった
ロビーで食事をしてみた
えっとここで食べてもいいですか
他の患者さん
ええどうぞどうぞ
マンガや本も
読めるようになってきた
以前はテレビのほか本もマンガも読む気力はなく苦痛だったのになあ
急性期
時が経ち……
25月
26火
ペロリン
外出して散歩するのもいいですヨ！
だ、大丈夫でしょうか……
不安だ
大丈夫、大丈夫堤防沿いは眺めもいいし
ハハハハ
花もきれいですヨ

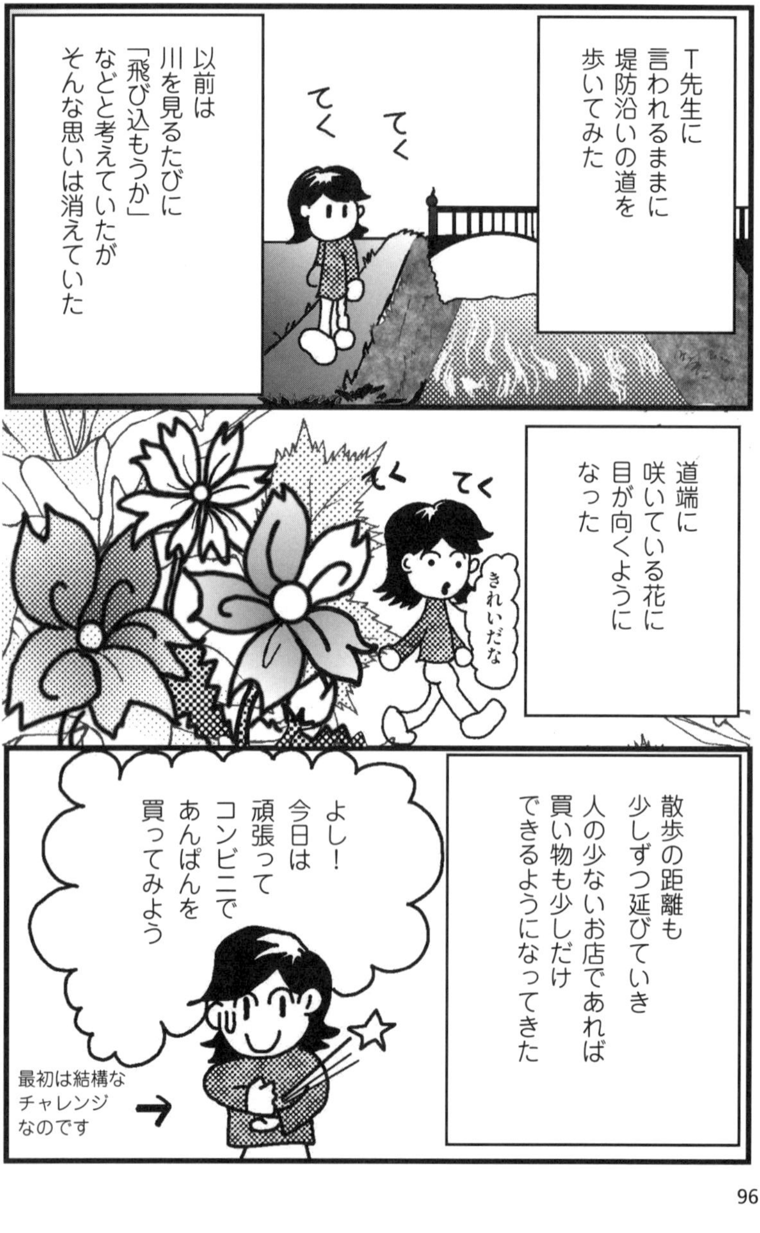
T先生に言われるままに堤防沿いの道を歩いてみた
てく てく
以前は川を見るたびに「飛び込もうか」などと考えていたがそんな思いは消えていた
道端に咲いている花に目が向くようになった
てく てく
きれいだな
散歩の距離も少しずつ延びていき人の少ないお店であれば買い物も少しだけできるようになってきた
よし！今日は頑張ってコンビニであんぱんを買ってみよう
最初は結構なチャレンジなのです

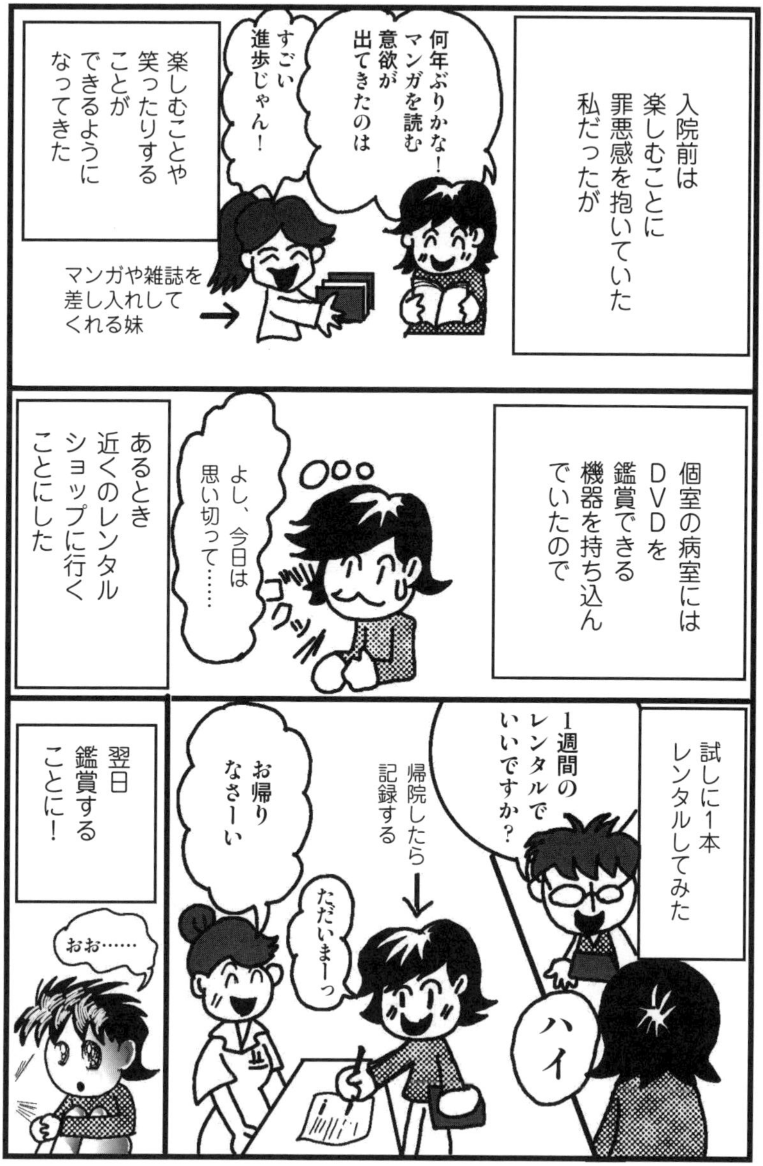
入院前は楽しむことに罪悪感を抱いていた私だったが
何年ぶりかな！マンガを読む意欲が出てきたのは
すごい進歩じゃん！
マンガや雑誌を差し入れしてくれる妹
楽しむことや笑ったりすることができるようになってきた
個室の病室にはＤＶＤを鑑賞できる機器を持ち込んでいたので
よし、今日は思い切って……
ゴクッ
あるとき近くのレンタルショップに行くことにした
試しに1本レンタルしてみた
1週間のレンタルでいいですか？
ハイ
帰院したら記録する
ただいまーっ
お帰りなさーい
翌日鑑賞することに！
おお……

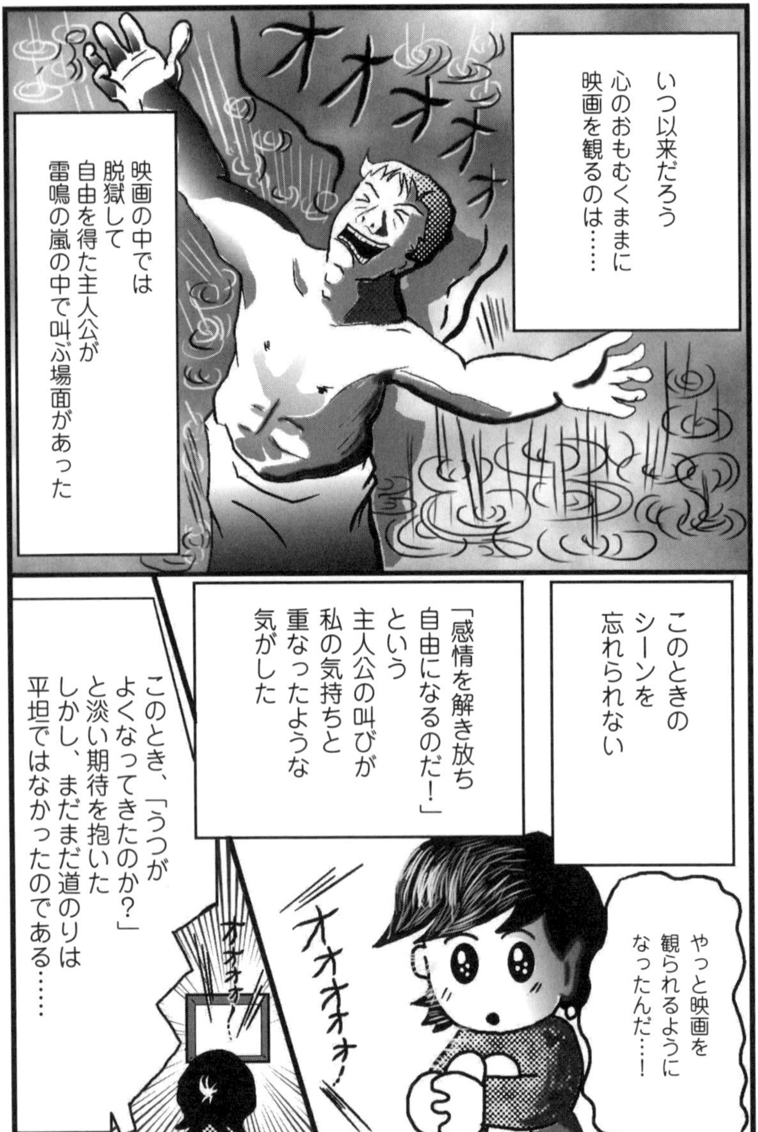

いつ以来だろう心のおもむくままに映画を観るのは……
オオオオオー
映画の中では脱獄して自由を得た主人公が雷鳴の嵐の中で叫ぶ場面があった
このときのシーンを忘れられない
「感情を解き放ち自由になるのだ!」という主人公の叫びが私の気持ちと重なったような気がした
このとき、「うつがよくなってきたのか?」と淡い期待を抱いたしかし、まだまだ道のりは平坦ではなかったのである……
やっと映画を観られるようになったんだ…!
オオオオオー

3章　入院から退院・実体験レポート

ステキな
患者さんたち

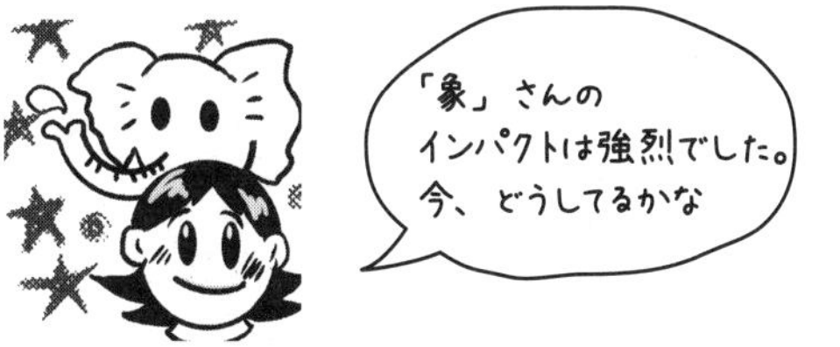
「象」さんの
インパクトは強烈でした。
今、どうしてるかな

だんだん調子がよくなってきた時期。
あるとき、患者さんに
「遊びにおいで」と大部屋に誘われて……

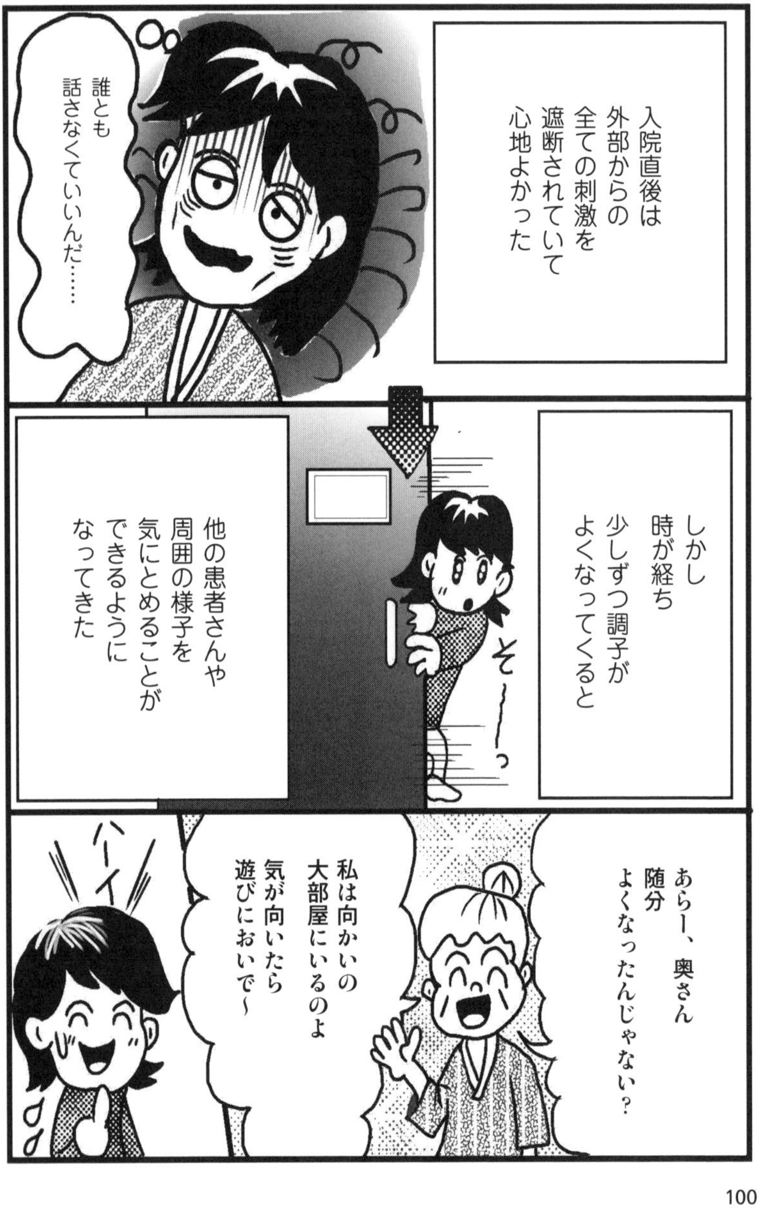
入院直後は
外部からの
全ての刺激を
遮断されていて
心地よかった
誰とも
話さなくていいんだ……
しかし
時が経ち
少しずつ調子が
よくなってくると
そ～～っ
他の患者さんや
周囲の様子を
気にとめることが
できるように
なってきた
あらー、奥さん
随分
よくなったんじゃない？
私は向かいの
大部屋にいるのよ
気が向いたら
遊びにおいで～
ハーイ

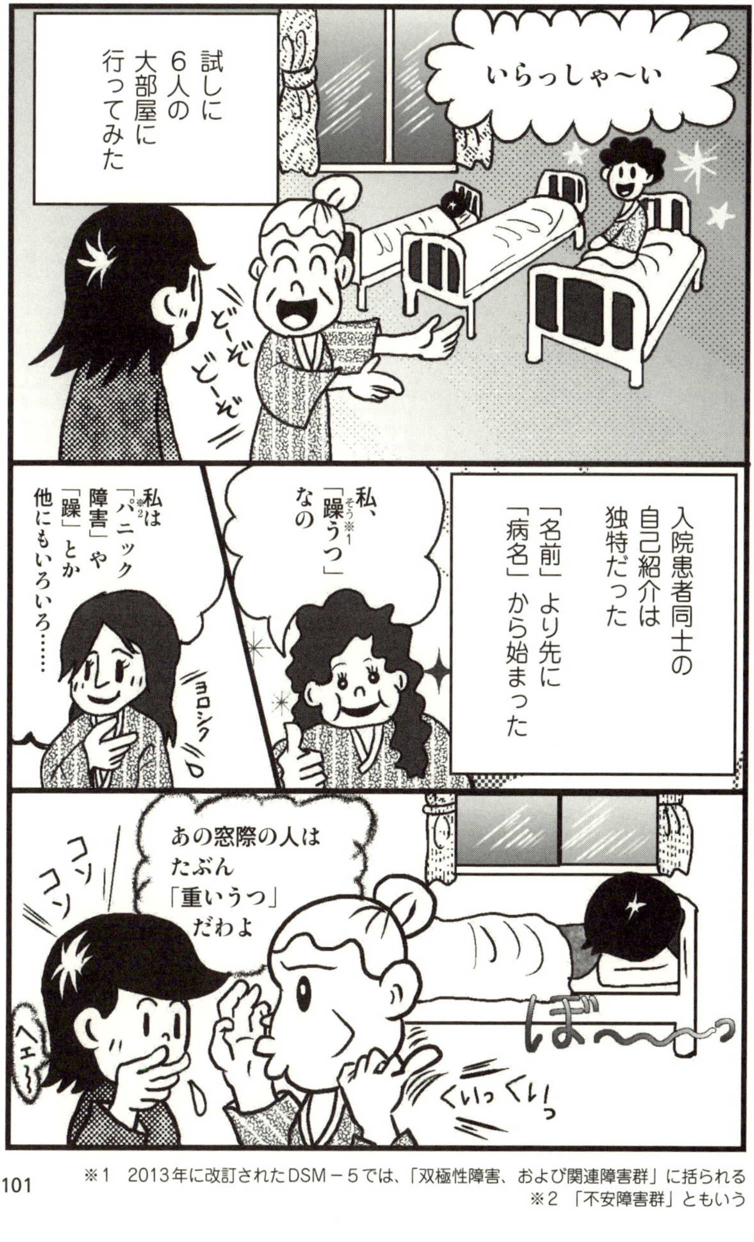
試しに
6人の
大部屋に
行ってみた
いらっしゃ〜い
どーぞ
どーぞ
入院患者同士の
自己紹介は
独特だった
「名前」より先に
「病名」から始まった
私、
「躁《そう》うつ」※1
なの
ヨロシク
私は
「パニック
障害」※2や
「躁」とか
他にもいろいろ……
あの窓際の人は
たぶん
「重いうつ」
だわよ
コソ
コソ
ヘェ〜
ぼ〜〜〜っ
くいっくいっ

※1　2013年に改訂されたDSM－5では、「双極性障害、および関連障害群」に括られる
※2 「不安障害群」ともいう

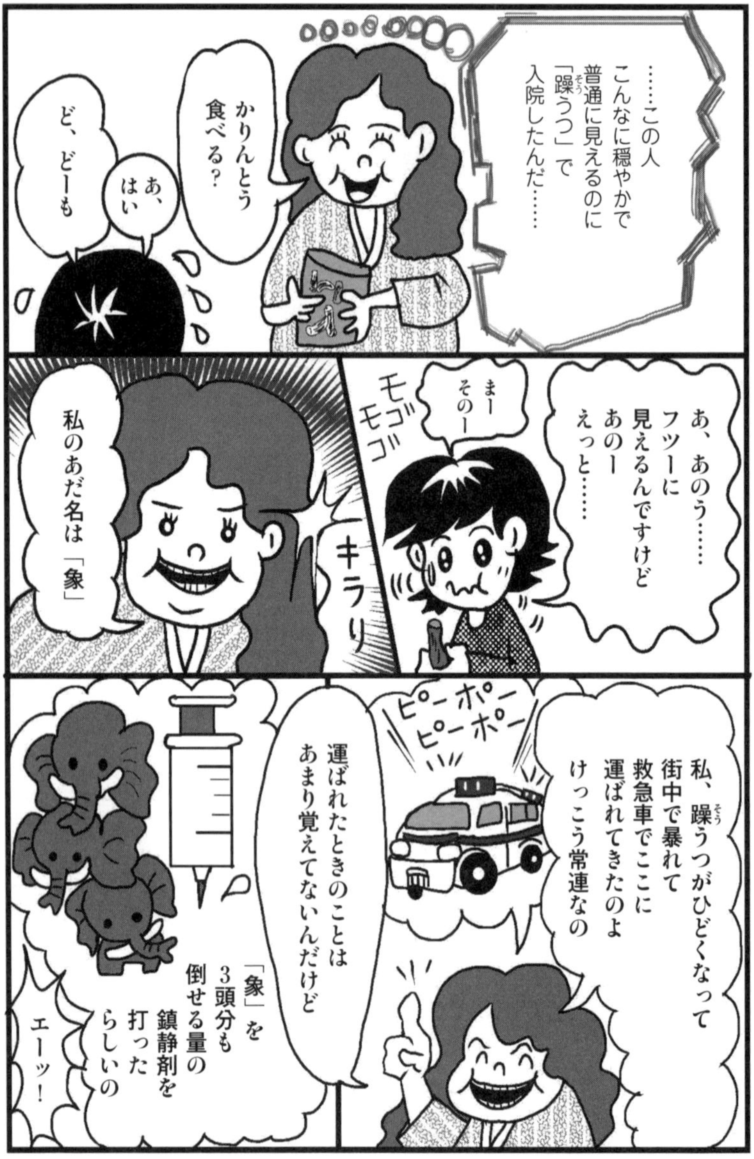

……この人
こんなに穏やかで
普通に見えるのに
「躁《そう》うつ」で
入院したんだ……
かりんとう
食べる？
あ、はい
ど、どーも
あ、あのう……
フツーに
見えるんですけど
あのー
えっと……
まー
そのー
モゴモゴ
キラリ
私のあだ名は「象」
私、躁《そう》うつがひどくなって
街中で暴れて
救急車でここに
運ばれてきたのよ
けっこう常連なの
ピーポーピーポー
運ばれたときのことは
あまり覚えてないんだけど
「象」を
3頭分も
倒せる量の
鎮静剤を
打った
らしいの
エーッ！

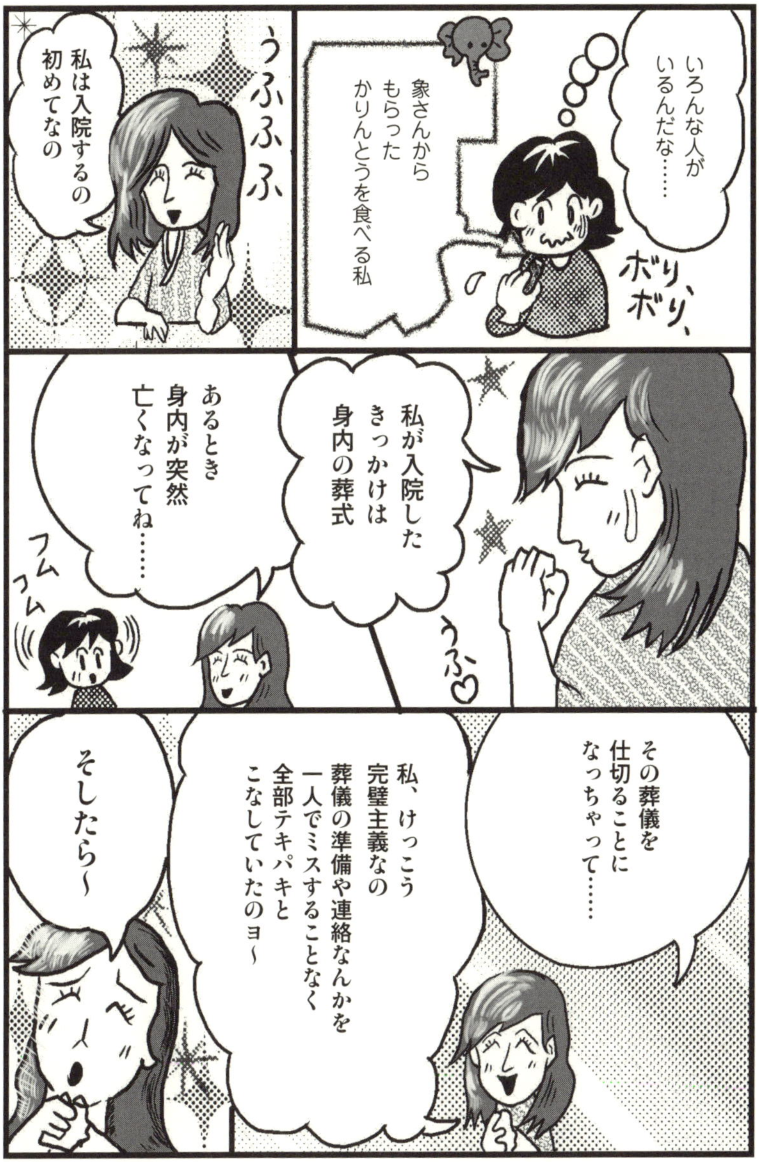
いろんな人がいるんだな……
ボリ、ボリ、
象さんからもらったかりんとうを食べる私
うふふふ
私は入院するの初めてなの
うふ♡
私が入院したきっかけは身内の葬式
あるとき身内が突然亡くなってね……
フムフム
その葬儀を仕切ることになっちゃって……
私、けっこう完璧主義なの葬儀の準備や連絡なんかを一人でミスすることなく全部テキパキとこなしていたのヨ～
そしたら～

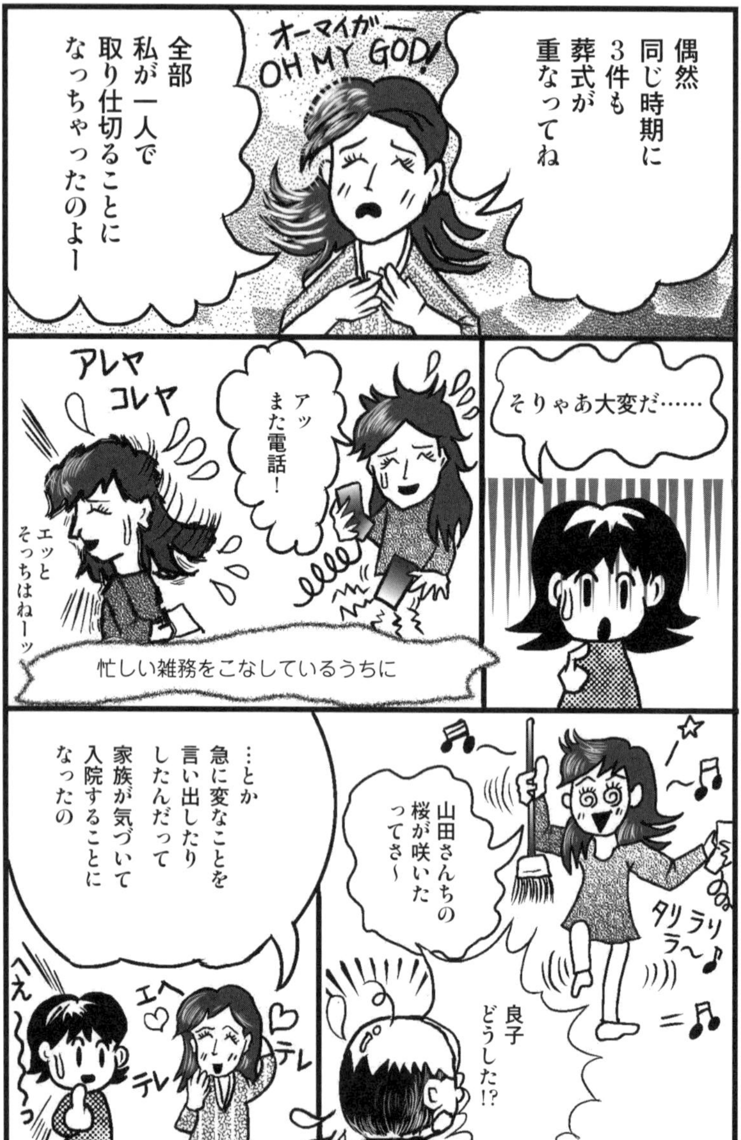
偶然 同じ時期に 3件も 葬式が 重なってね
オーマイガー OH MY GOD!
全部 私が一人で 取り仕切ることに なっちゃったのよー
そりゃあ大変だ……
アッ また電話!
アレヤ コレヤ
エッと そっちはねーッ
忙しい雑務をこなしているうちに
山田さんちの 桜が咲いた ってさ~
タリラリラ~♪
良子 どうした!?
…とか 急に変なことを 言い出したり したんだって 家族が気づいて 入院することに なったの
エヘ
テレ
テレ
へえ~~っ

コラム

その後、外泊を経て退院へ

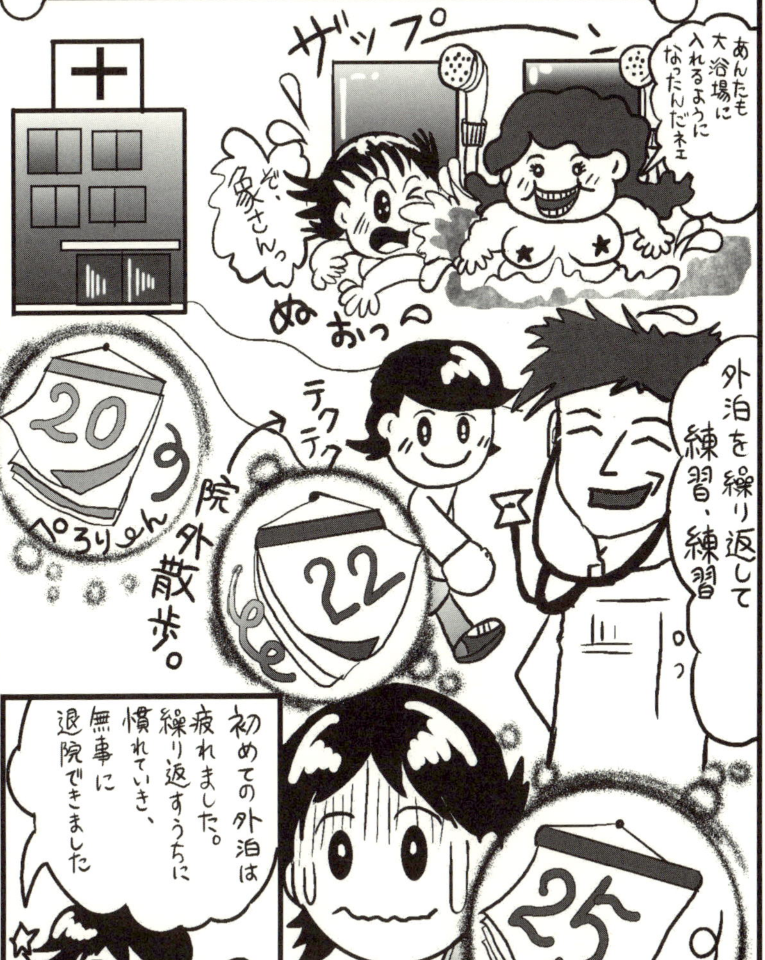

4章　再発は乗り切れる!

5年後に、うつがやってきた

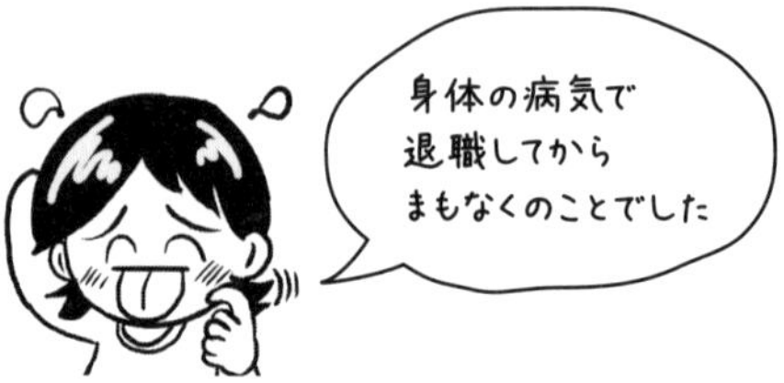
身体の病気で
退職してから
まもなくのことでした

またもや「重いうつ」にかかってしまう。
何とか自力で乗り切ろうと
奮闘するが……

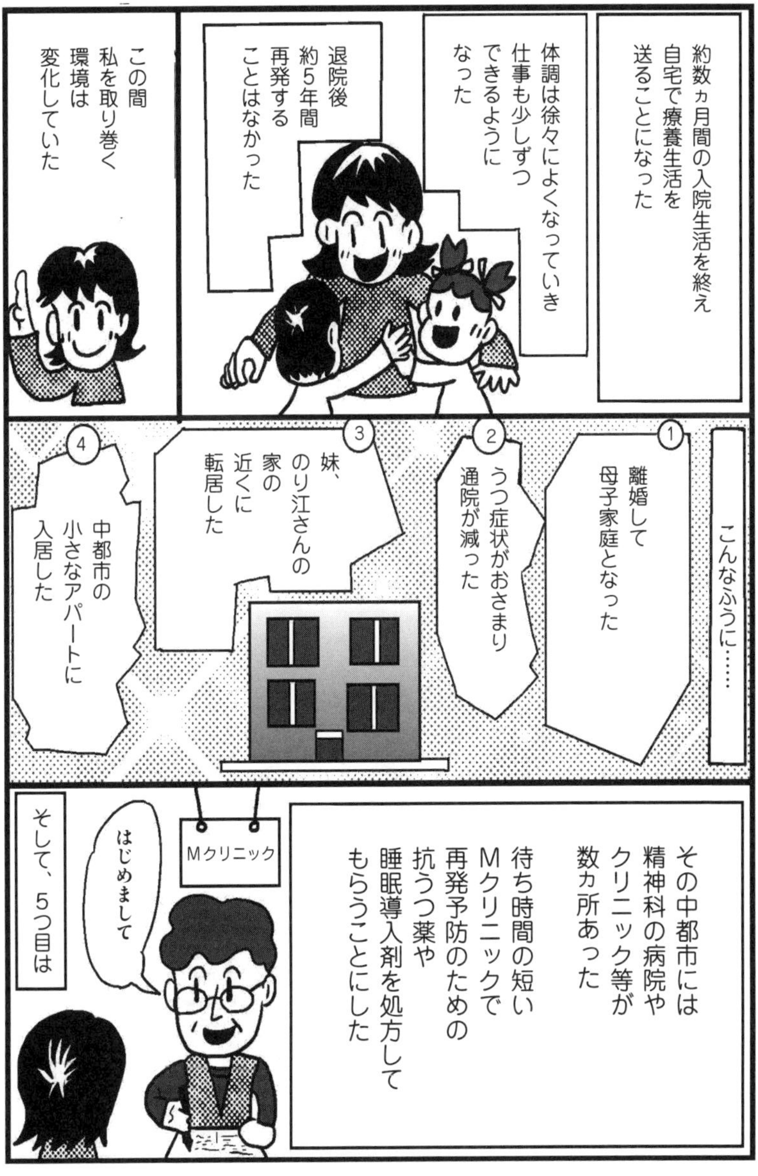

約数ヵ月間の入院生活を終え
自宅で療養生活を
送ることになった
体調は徐々によくなっていき
仕事も少しずつ
できるように
なった
退院後
約5年間
再発する
ことはなかった
この間
私を取り巻く
環境は
変化していた
こんなふうに……
1
離婚して
母子家庭となった
2
うつ症状がおさまり
通院が減った
3
妹、
のり江さんの
家の
近くに
転居した
4
中都市の
小さなアパートに
入居した
その中都市には
精神科の病院や
クリニック等が
数カ所あった
待ち時間の短い
Mクリニックで
再発予防のための
抗うつ薬や
睡眠導入剤を処方して
もらうことにした
Mクリニック
はじめまして
そして、5つ目は

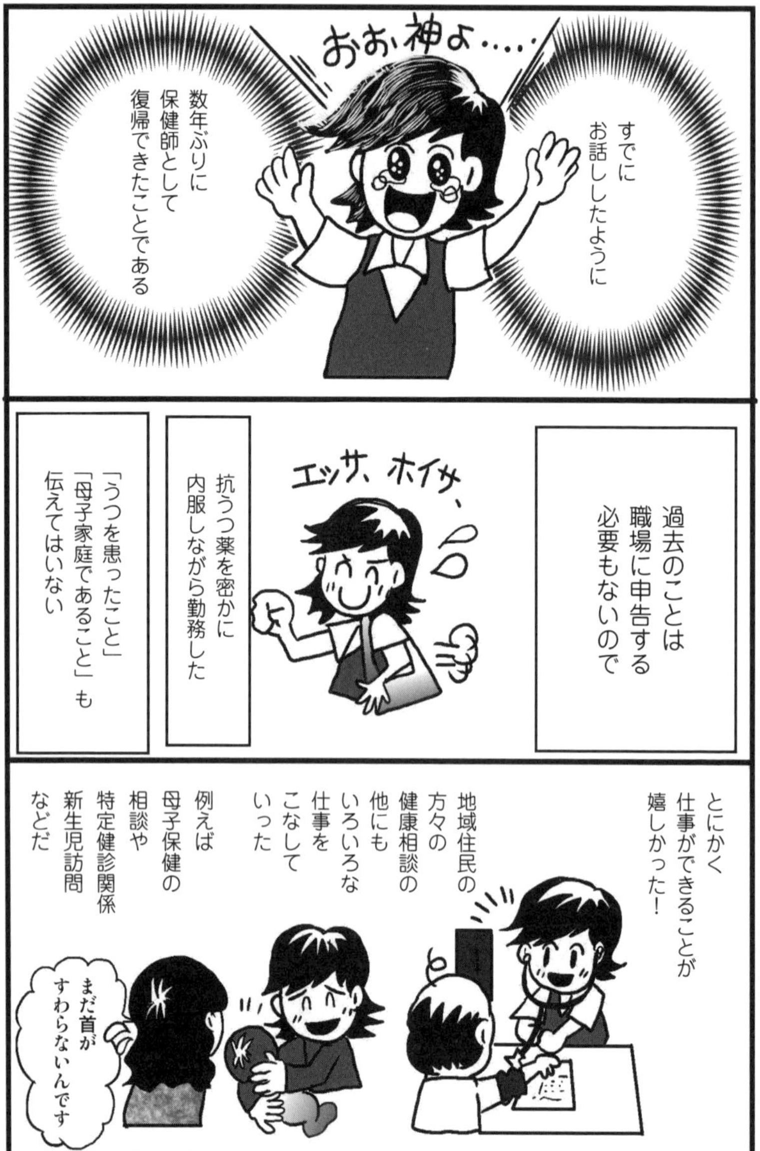

おぉ神よ……
すでに
お話ししたように
数年ぶりに
保健師として
復帰できたことである
過去のことは
職場に申告する
必要もないので
エッサ、ホイサ、
抗うつ薬を密かに
内服しながら勤務した
「うつを患ったこと」
「母子家庭であること」も
伝えてはいない
とにかく
仕事ができることが
嬉しかった!
地域住民の
方々の
健康相談の
他にも
いろいろな
仕事を
こなして
いった
例えば
母子保健の
相談や
特定健診関係
新生児訪問
などだ
まだ首が
すわらないいんです

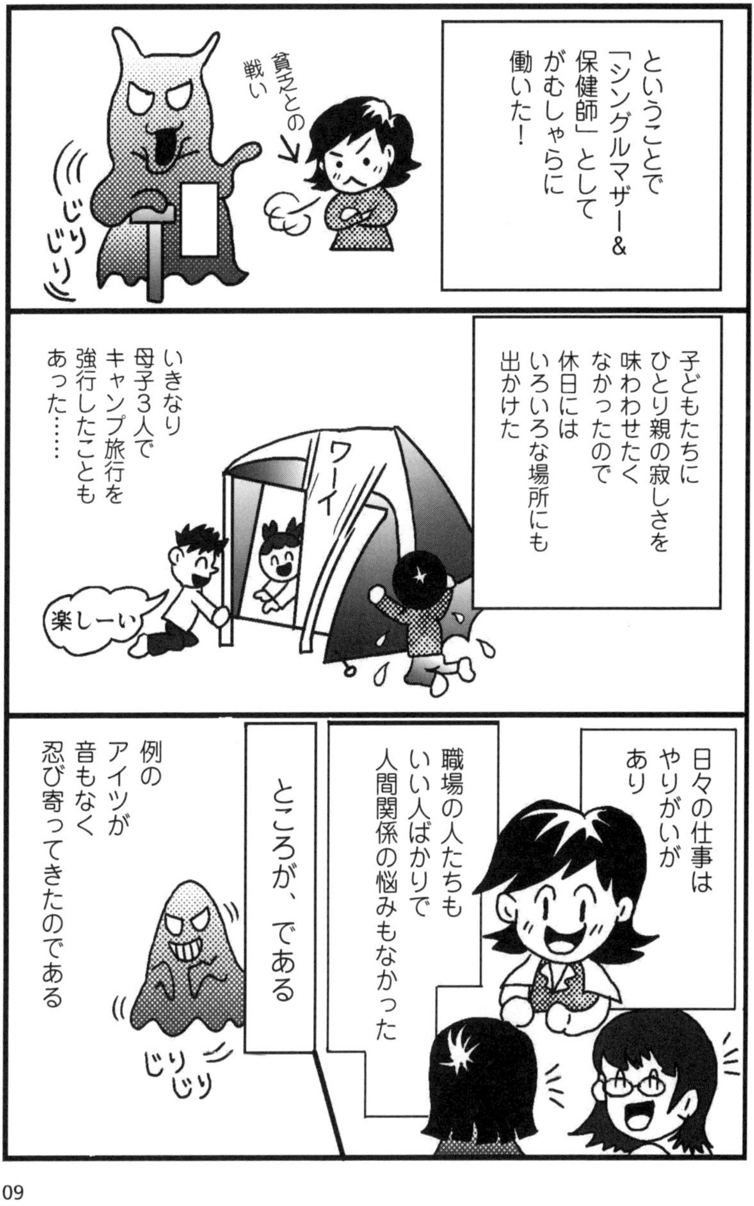
ということで「シングルマザー&保健師」としてがむしゃらに働いた!
貧乏との戦い
じりじり
子どもたちにひとり親の寂しさを味わわせたくなかったので休日にはいろいろな場所にも出かけた
ワーイ
楽しーい
いきなり母子3人でキャンプ旅行を強行したこともあった……
日々の仕事はやりがいがあり
職場の人たちもいい人ばかりで人間関係の悩みもなかった
ところが、である
例のアイツが音もなく忍び寄ってきたのである
じりじり

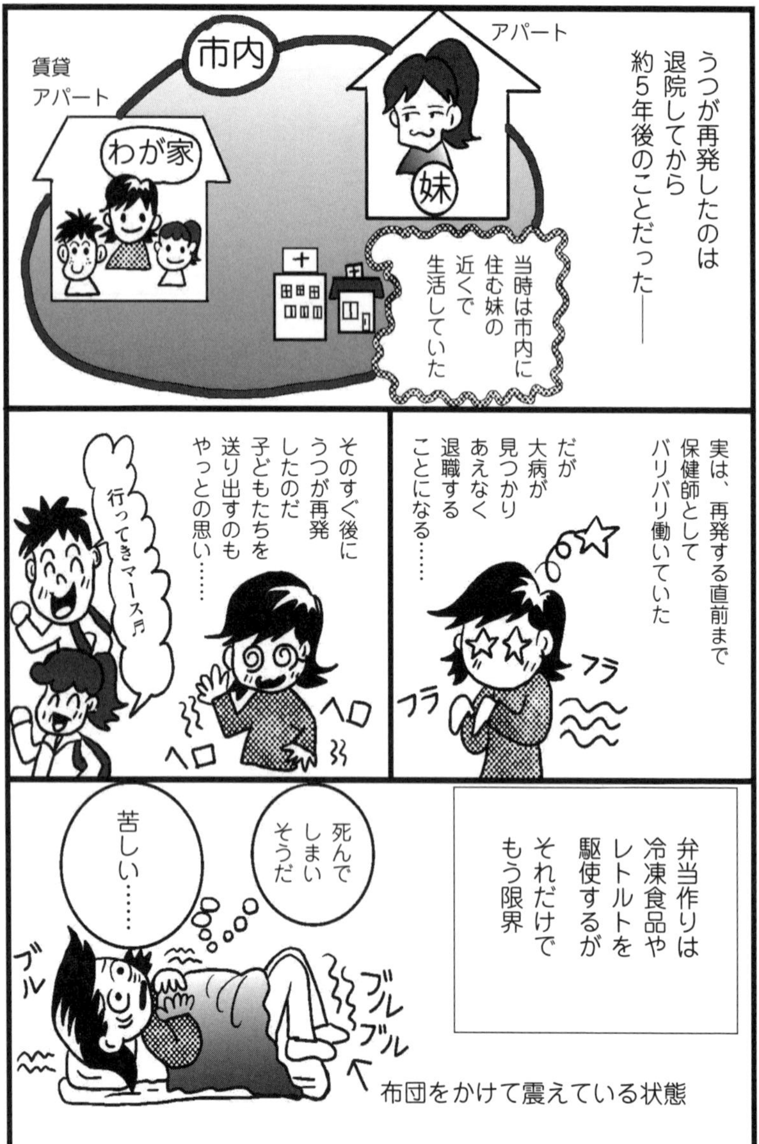

うつが再発したのは退院してから約5年後のことだった――
アパート
妹
市内
賃貸アパート
わが家
当時は市内に住む妹の近くで生活していた
実は、再発する直前までバリバリ働いていた保健師として
だが大病が見つかりあえなく退職することになる……
フラ
フラ
そのすぐ後にうつが再発したのだ子どもたちを送り出すのもやっとの思い……
行ってきマース♬
ヘロ
ヘロ
弁当作りは冷凍食品やレトルトを駆使するがそれだけでもう限界
死んでしまいそうだ
苦しい……
ブル
ブルブル
布団をかけて震えている状態

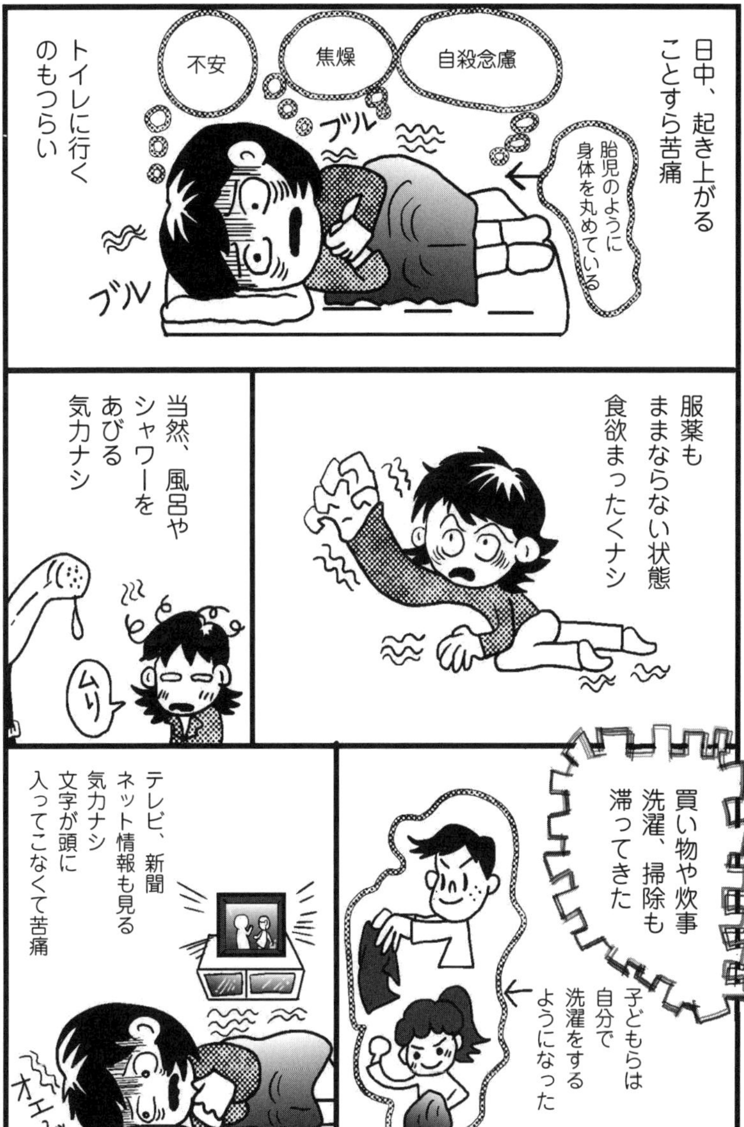
日中、起き上がることすら苦痛
胎児のように身体を丸めている
自殺念慮
焦燥
不安
ブル
ブル
トイレに行くのもつらい
服薬もままならない状態
食欲まったくナシ
当然、風呂やシャワーをあびる気力ナシ
ムり
買い物や炊事洗濯、掃除も滞ってきた
子どもらは自分で洗濯をするようになった
テレビ、新聞ネット情報も見る気力ナシ
文字が頭に入ってこなくて苦痛
オエッ

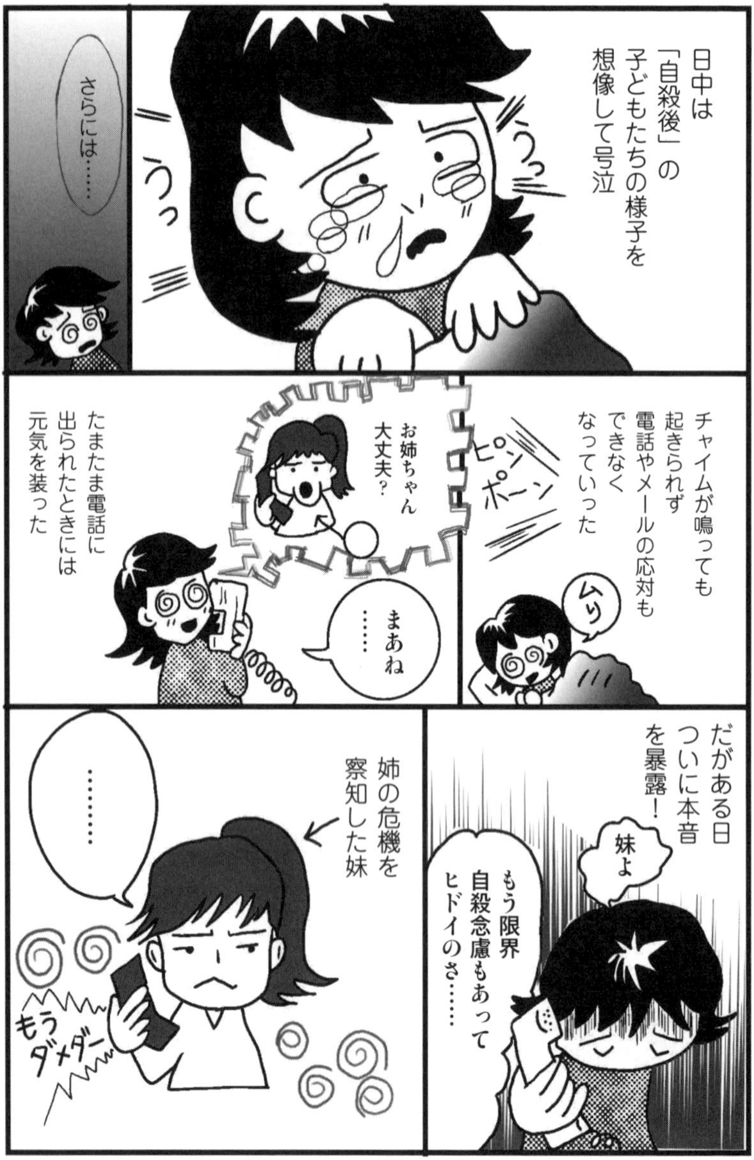
日中は
「自殺後」の
子どもたちの様子を
想像して号泣
うっ
うっ
さらには……
チャイムが鳴っても
起きられず
電話やメールの応対も
できなく
なっていった
ピンポーン
ムリ
お姉ちゃん
大丈夫？
まあね
……
たまたま電話に
出られたときには
元気を装った
だがある日
ついに本音
を暴露！
妹よ
もう限界
自殺念慮もあって
ヒドイのさ……
姉の危機を
察知した妹
………
もう
ダメダー

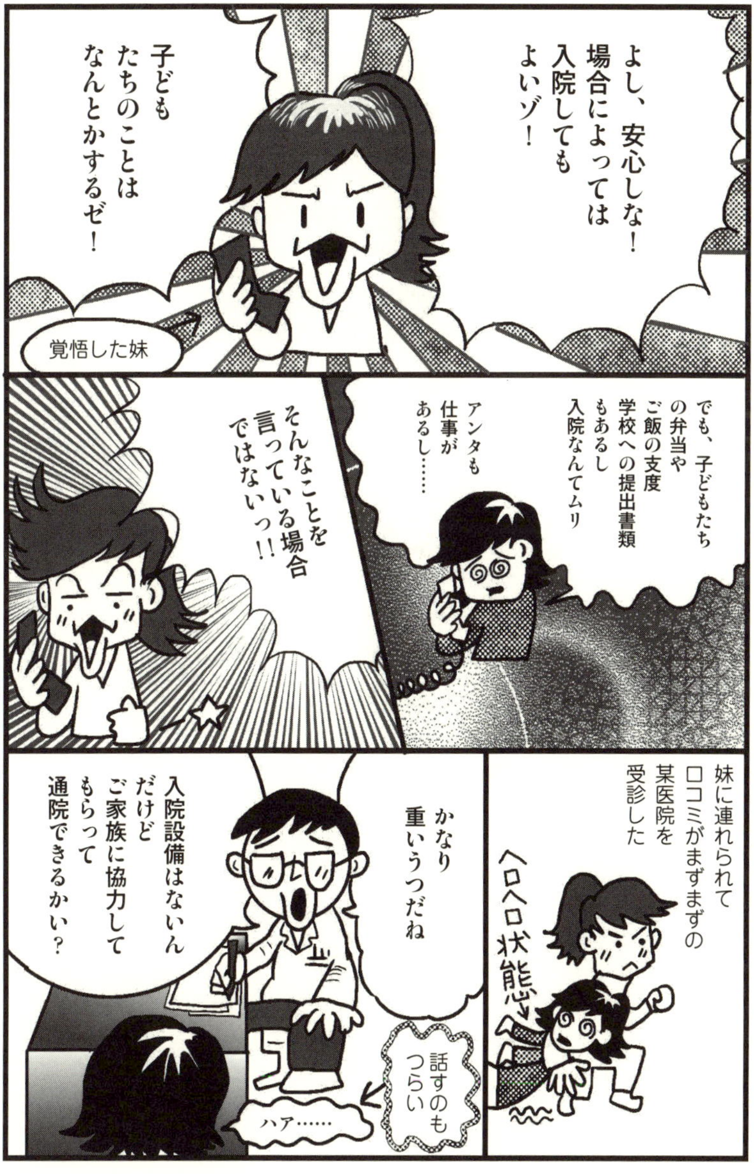
よし、安心しな！場合によっては入院してもよいゾ！
子どもたちのことはなんとかするゼ！
覚悟した妹
でも、子どもたちの弁当やご飯の支度学校への提出書類もあるし入院なんてムリ
アンタも仕事があるし……
そんなことを言っている場合ではないっ!!
妹に連れられて口コミがまずまずの某医院を受診した
ヘロヘロ状態
かなり重いうつだね
入院設備はないんだけどご家族に協力してもらって通院できるかい？
話すのもつらい
ハア……

4章　再発は乗り切れる!

自宅で
ほぼ入院環境

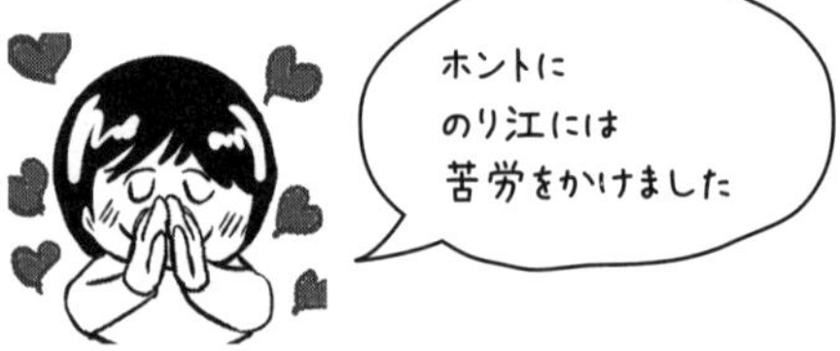

通院しながら
自宅療養を行うことに。
妹、のり江の奮闘が始まる……

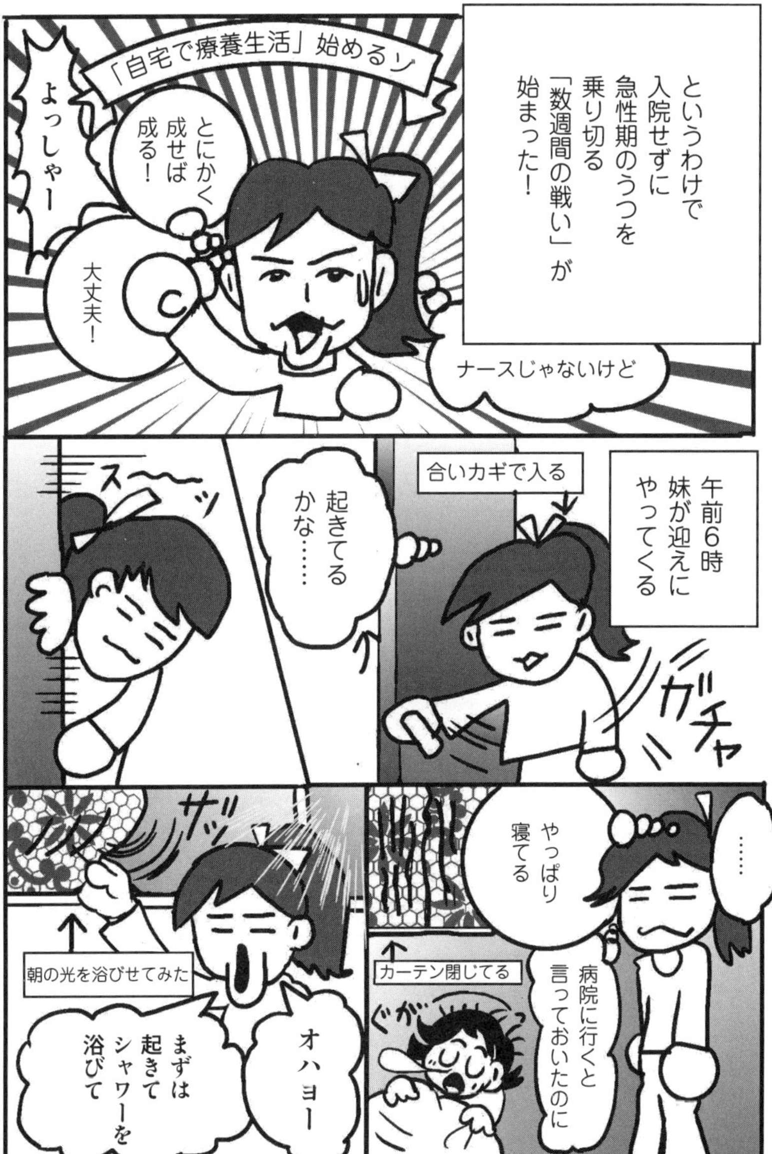
というわけで入院せずに急性期のうつを乗り切る「数週間の戦い」が始まった！
「自宅で療養生活」始めるゾ
とにかく成せば成る！
よっしゃー
大丈夫！
ナースじゃないけど
午前6時妹が迎えにやってくる
合いカギで入る
ガチャ
起きてるかな……
スーーッ
……
やっぱり寝てる
病院に行くと言っておいたのに
カーテン閉じてる
ぐが
ザッ
朝の光を浴びせてみた
オハヨー
まずは起きてシャワーを浴びて

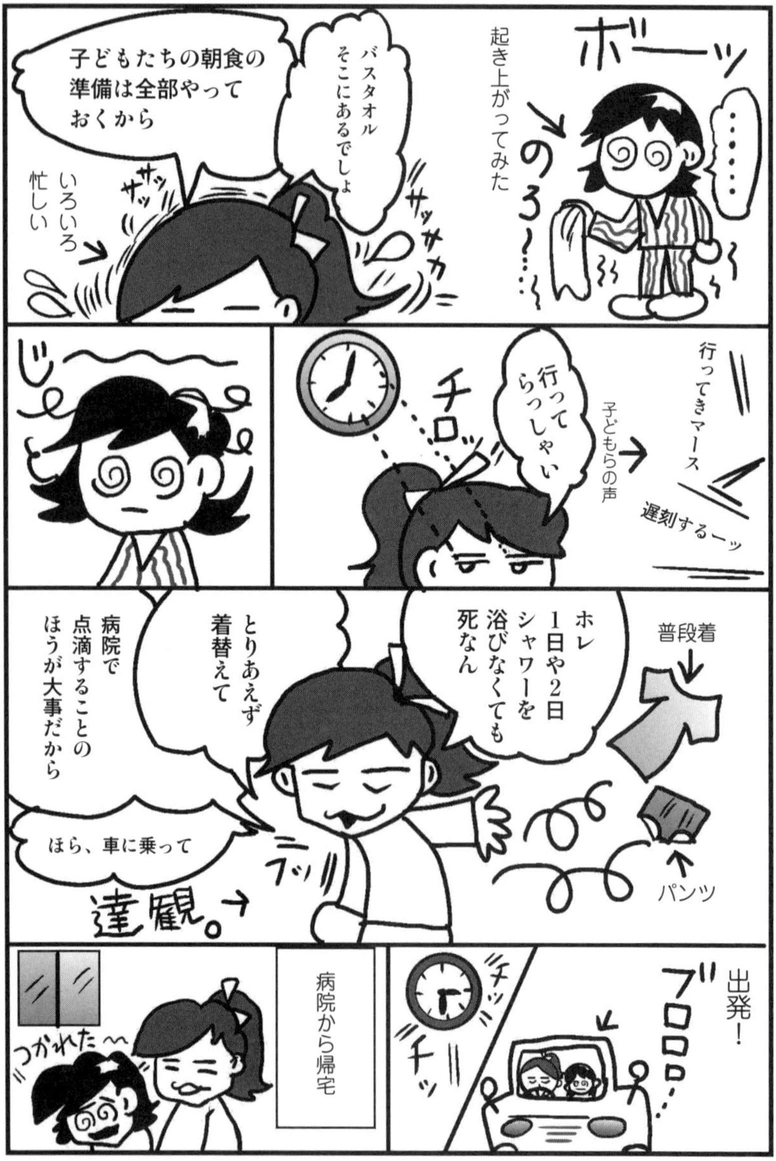
ボーッ
起き上がってみた
……
のろ〜…〜
バスタオルそこにあるでしょ
子どもたちの朝食の準備は全部やっておくから
サッサッ
サッサカ
いろいろ忙しい
行ってらっしゃい
チロッ
行ってきマース
子どもらの声
遅刻するーッ
じ〜
ホレ1日や2日シャワーを浴びなくても死なん
普段着
とりあえず着替えて
病院で点滴することのほうが大事だから
ほら、車に乗って
ブツ
パンツ
達観。
出発！
ブロロロ…
チッ
チッ
病院から帰宅
つかれた〜

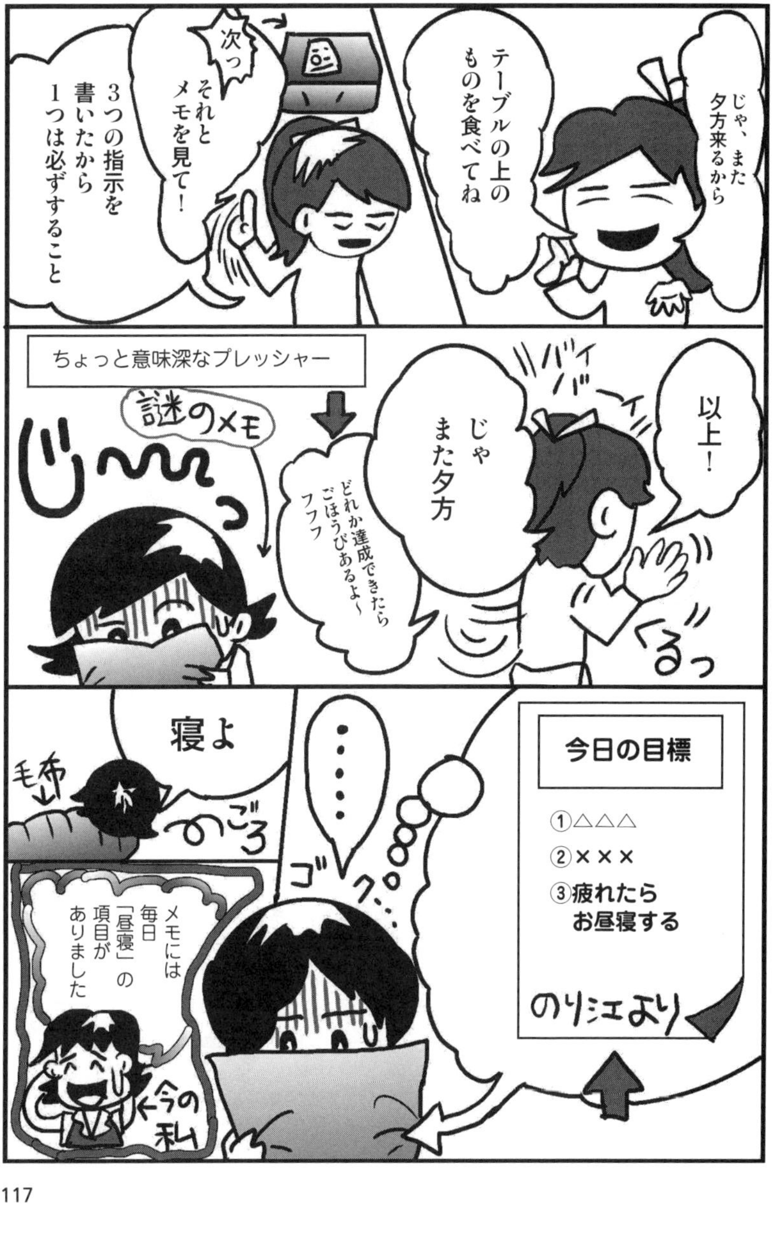

じゃ、また夕方来るから
テーブルの上のものを食べてね
次っ
それとメモを見て！
3つの指示を書いたから1つは必ずすること
ちょっと意味深なプレッシャー
以上！
バイバーイ
じゃまた夕方
どれか達成できたらごほうびあるよ〜フフフ
くるっ
謎のメモ
じ〜〜っ
今日の目標
①△△△
②×××
③疲れたらお昼寝する
のり江より
……
ゴクッ…
寝よ
ごろ
毛布
メモには毎日「昼寝」の項目がありました
今の私

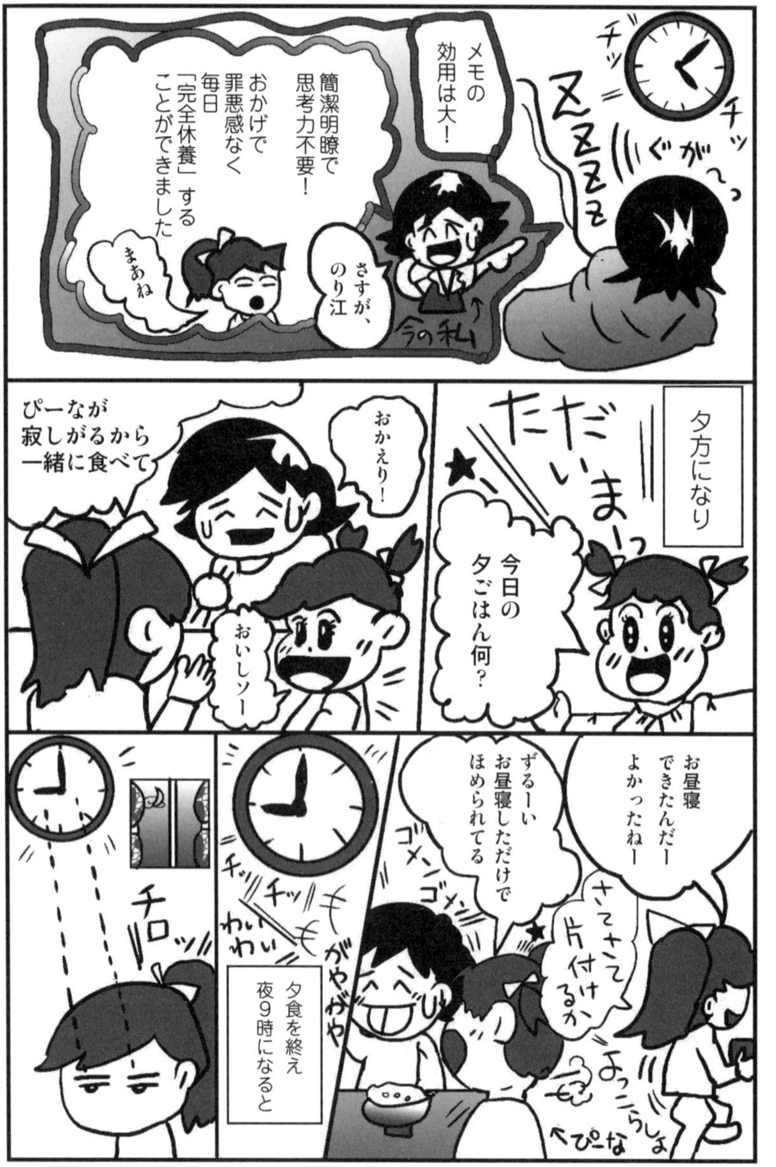

チッ
チッ
ぐが〜っ
ZZZZZ
メモの効用は大！
簡潔明瞭で思考力不要！
おかげで罪悪感なく毎日「完全休養」することができました
さすが、のり江
まあね
今の私
夕方になり
ただいまーっ
今日の夕ごはん何？
おかえり！
おいしソー
ぴーなが寂しがるから一緒に食べて
お昼寝できたんだーよかったねー
ずるーい お昼寝しただけでほめられてる
ゴメンゴメン
さてさて片付けるか
よっこらしょ
ぴーな
夕食を終え夜9時になると
チッチッ
わいわい
がやがや
チロッ

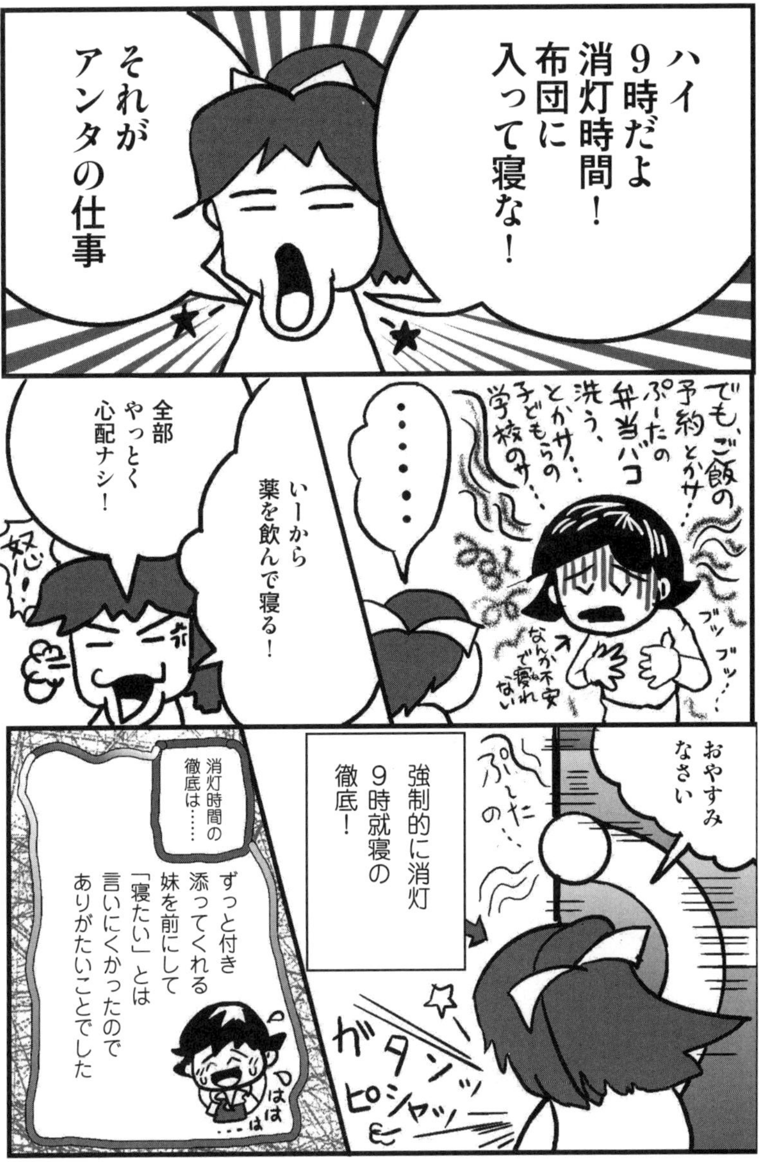
ハイ
9時だよ
消灯時間!
布団に
入って寝な!
それが
アンタの仕事
でも、ご飯の
予約とかサ…
ぷーたの
弁当バコ
洗う、
とかサ…
子どもらの
学校のサ…
なんか不安で寝れない
ブツ ブツ…
……
いーから
薬を飲んで寝る!
全部
やっとく
心配ナシ!
怒!
おやすみ
なさい
ぷーたの…
強制的に消灯
9時就寝の
徹底!
ガタンッ
ピシャッ
消灯時間の
徹底は……
ずっと付き
添ってくれる
妹を前にして
「寝たい」とは
言いにくかったので
ありがたいことでした
はは
…は

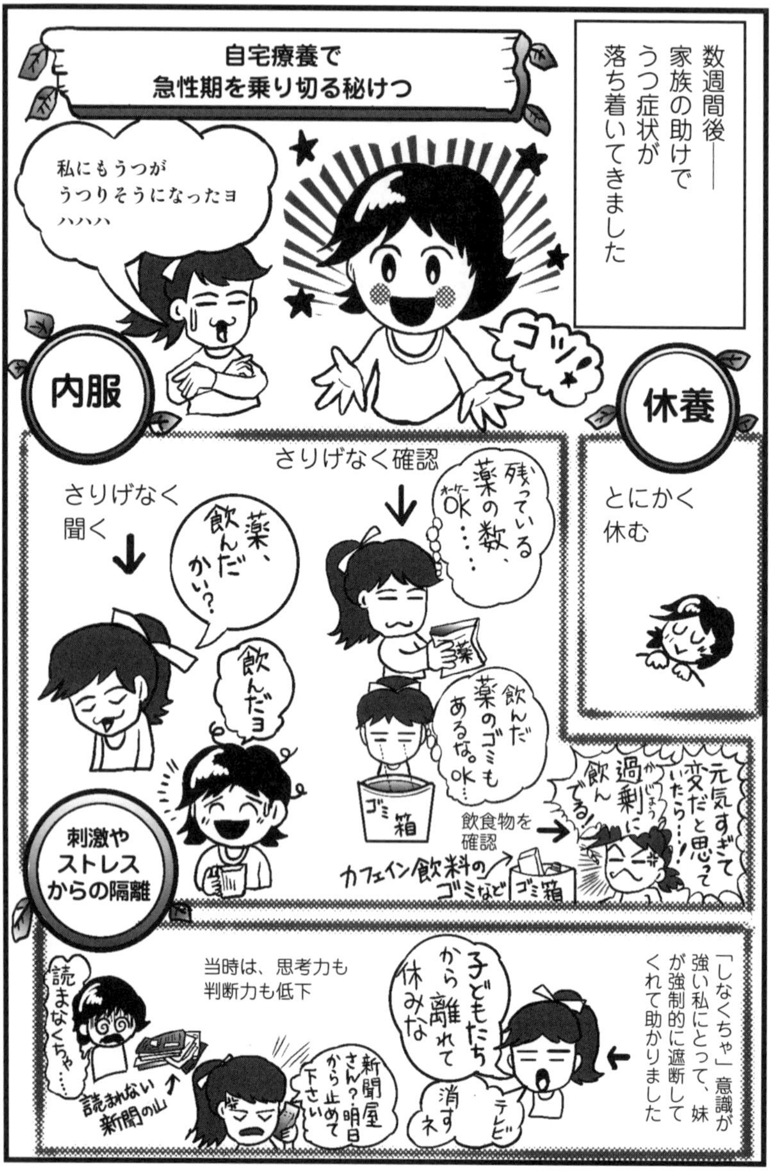

数週間後――
家族の助けで
うつ症状が
落ち着いてきました
自宅療養で
急性期を乗り切る秘けつ
コツ!
私にもうつがうつりそうになったヨ ハハハ
休養
とにかく休む
内服
さりげなく確認
残っている薬の数、OK《オーケー》……
飲んだ薬のゴミもあるな。OK…
ゴミ箱
薬
さりげなく聞く
薬、飲んだかい?
飲んだヨ
元気すぎて変だと思っていたら…!
過剰《かじょう》に飲んでる!
飲食物を確認
カフェイン飲料のゴミなど
ゴミ箱
刺激やストレスからの隔離
「しなくちゃ」意識が強い私にとって、妹が強制的に遮断してくれて助かりました
子どもたちから離れて休みな
テレビ消すネ
当時は、思考力も判断力も低下
新聞屋さん?明日から止めて下さい
読まなくちゃ……
読まれない新聞の山

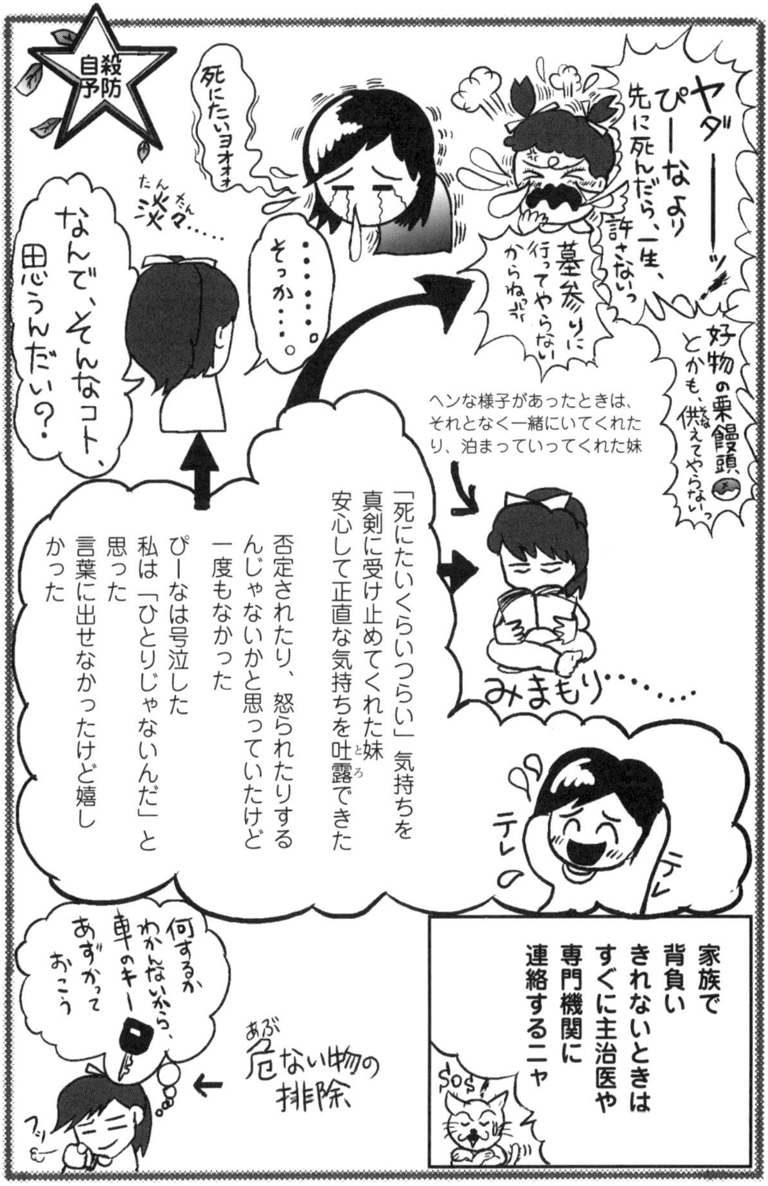

自殺予防
ヤダ――――ッ!!
ぴーなより先に死んだら、一生、許さないっ
墓参りに行ってやらないからねッ!!
好物の栗饅頭とかも、供《そな》えてやらないっ
死にたいヨオオォ
淡々《たんたん》……
なんで、そんなコト、思うんだい?
……そっか……。
ヘンな様子があったときは、それとなく一緒にいてくれたり、泊まっていってくれた妹
みまもり……
「死にたいくらいつらい」気持ちを真剣に受け止めてくれた妹
安心して正直な気持ちを吐露《とろ》できた
否定されたり、怒られたりするんじゃないかと思っていたけど一度もなかった
ぴーなは号泣した
私は「ひとりじゃないんだ」と思った
言葉に出せなかったけど嬉しかった
テレ
テレ
家族で背負いきれないときはすぐに主治医や専門機関に連絡するニャ
SOS
何するかわかんないから、車のキーあずかっておこう
危《あぶ》ない物の排除

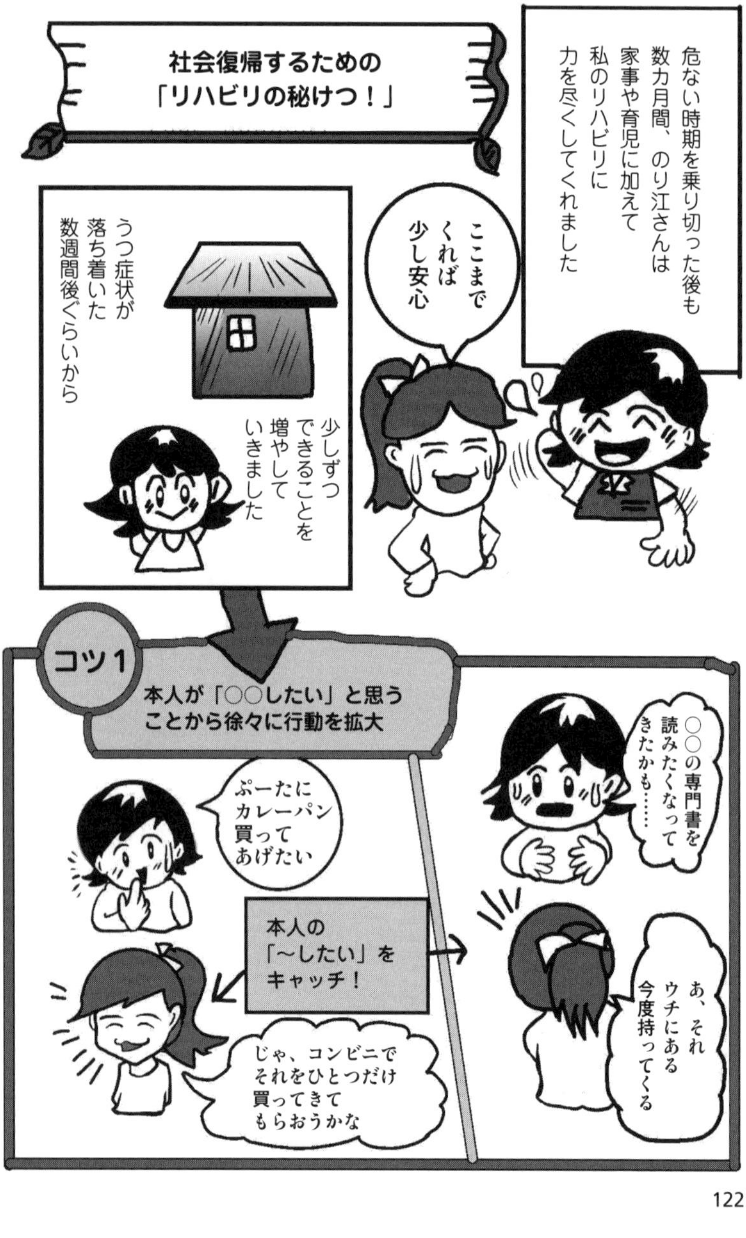
社会復帰するための「リハビリの秘けつ！」
危ない時期を乗り切った後も数カ月間、のり江さんは家事や育児に加えて私のリハビリに力を尽くしてくれました
ここまでくれば少し安心
うつ症状が落ち着いた数週間後ぐらいから
少しずつできることを増やしていきました
コツ1
本人が「○○したい」と思うことから徐々に行動を拡大
○○の専門書を読みたくなってきたかも……
あ、それウチにある今度持ってくる
ぷーたにカレーパン買ってあげたい
本人の「〜したい」をキャッチ！
じゃ、コンビニでそれをひとつだけ買ってきてもらおうかな

コツ2 「全部、できない」わけじゃない。何かできる部分を見つけよう

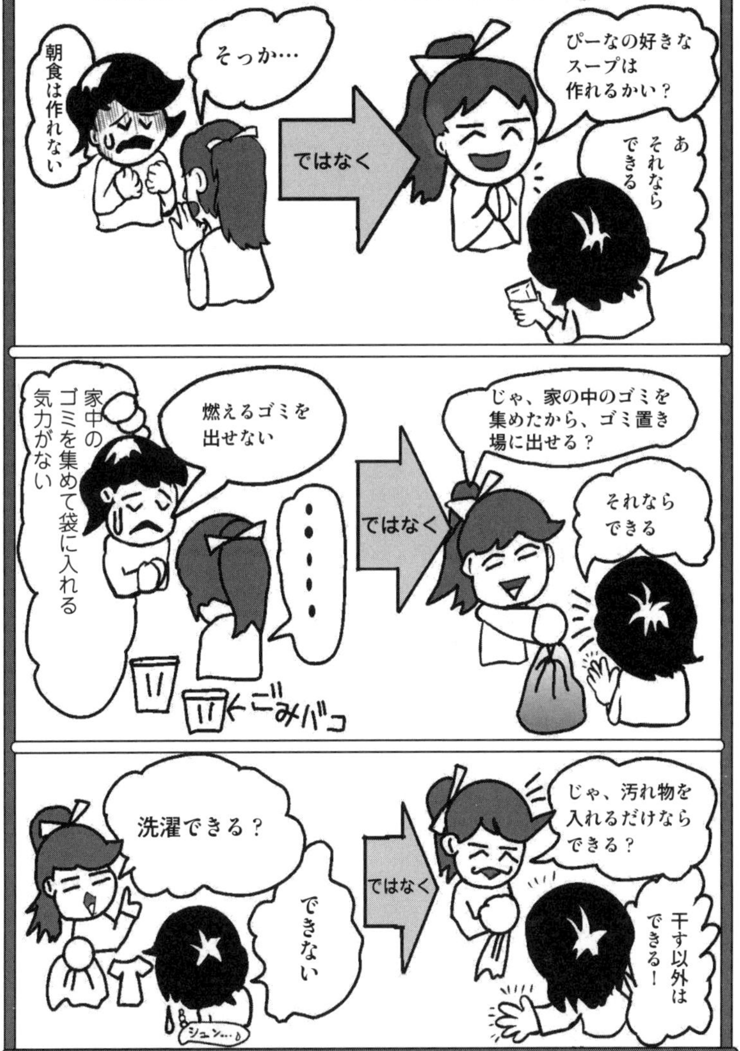

リハビリを成功させる「家族の支援のコツ」とは……

・本人の「○○したい」を見つけよう
・「できる」部分から、少しずつ介入していこう

焦らずに、徐々に行動自体を増やしていこう。できたり、できなかったりするので、適度に援助したり、声をかけたり、見守ったりするといい

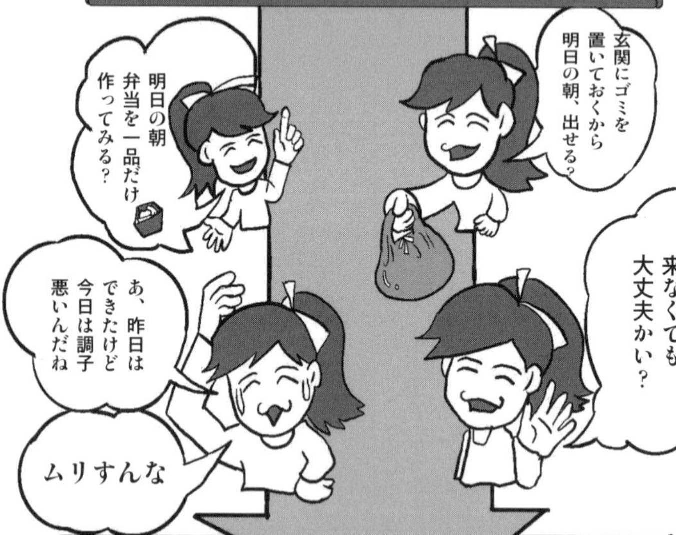
玄関にゴミを置いておくから明日の朝、出せる？
明日の朝弁当を一品だけ作ってみる？
今日の夜は来なくても大丈夫かい？
あ、昨日はできたけど今日は調子悪いんだね
ムリすんな

家族のこうした
フォローのおかげで、
日々、少しずつできることが増えて
自信がつき、回復に向けて
順調に歩むことができました

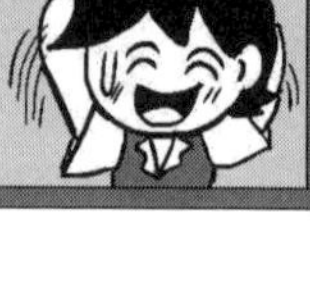

認知行動療法とは？

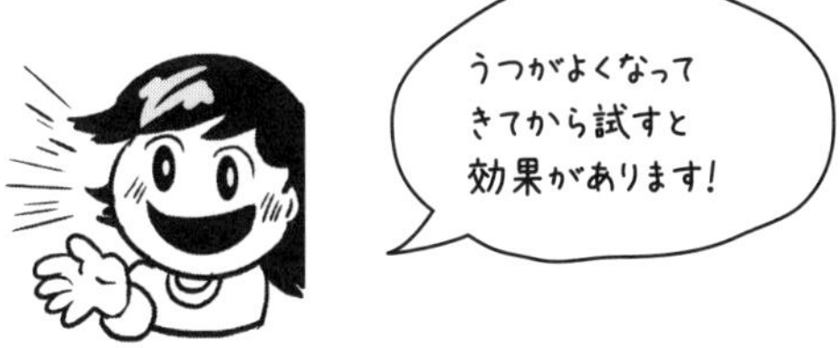
うつがよくなってきてから試すと効果があります！

徐々にうつが落ち着いてきたら、
認知行動療法を
生活に取り入れてみよう

●認知行動療法とは？

「認知行動療法」をごくごく簡単に説明すると、ある状況（問題や環境）に直面したときに、認知[※1]の仕方や行動[※2]を変えることで、「気持ち（気分、感情）」や「身体」に好ましい影響を与える心理療法です。「うつ」だけでなく、「不安」や「人間関係の悩み」などの問題にも役立つことがあります。

●本書では4つの事例を紹介

本書では、「認知行動療法」の考え方に基づいて、私なりにアレンジした実践方法を次のように4つ紹介しています。

①とりあえず戦法　②気持ちに点数をつけてみる
③つぶやき呪文　④「しなくちゃ」からの変換

いずれも、自分の物の見方や考え方のクセに気づき、別の視点を取り入れたり、ふだんの行動をちょっと変えてみたりするうえで役立ちます。

筆者の場合、これらを日々の生活に少しずつ取り入れることで、徐々にではありますが、できることが増えて自信がついたり、もっとラクで疲れない生き方があるのだ、ということに気づくことができたのです。

なお、**筆者が認知行動療法を行なったのは、「うつが中度から軽度のとき」**、

※1　物の見方や考え方、解釈の仕方等の個人的な心のクセ

※2　その人がどうやって動くか等を指す

あるいは、「回復途中」であり、「うつ病再発予防」を実施できる時期[※3]でした。
これらの時期に、「認知行動療法」を積極的に行なうことで、考え方が柔軟になり、ゆっくりと自分のペースで生きていくための土台ができたように思います。

●専門家の適切なアドバイスを受けながら進めていこう

「認知行動療法」にもさまざまな方法があり、奥の深い心理療法です。
ご紹介した方法はほんの一部にすぎませんので、興味のある方は専門職の方と一緒に協力し合いながら、「課題を設定すること」から始めるとよいでしょう。
なお、筆者もそうでしたが、はじめて認知行動療法を行なうときには、何が「認知」で、何が「気持ち（気分・感情）」なのか、わからなくなることも多いかと思います。
そのようなときは、主治医や専門職のアドバイスをもとに、ムリのない範囲でチャレンジしてみてください。その後、「できそうだな」「面白そうだな」と思えることを日々の生活の中に取り入れていってみてください。
次ページでは、ちょっとした遊び心をこめて双六《すごろく》を用意しました。一歩進んだら、半歩下がるぐらいのゆっくり、のんびり、リラックスした気持ちで試していってくださいね！

※3
筆者は「身の回りのことを考えるのが不可能」な時期、且つ「書くということすら意欲が出ない」時期（重度のうつのとき）には、ひたすら休養が必要でしたし、「認知行動療法」を実践することはできませんでした。
恐らく、「重度のうつ状態」に陥っている当事者の方々も「充分な休養が優先される」場合（時期）や、「思考回路も感情も行動も全てストップしている」場合（時期）は、やはり、ひたすら休むことが優先されるかと思いますので、ご注意ください。

回復へ！
To be~
continued
……
（続く）
深呼吸
ストレッチ
気づく
気持ち良い~~~
実感~~~
楽《ラク》~~~
一歩踏み込んだ
前向き言葉を
自分につぶやく
大丈夫、大丈夫……
スゴイ、スゴイ、デキタ、デキタ…
デキル、デキル…
アレコレ考えず
とりあえず
動く
不安
気持ちに
点数をつけてみる
うれしい
90
80点
お散歩
外に出る
ひと休み
テクテク

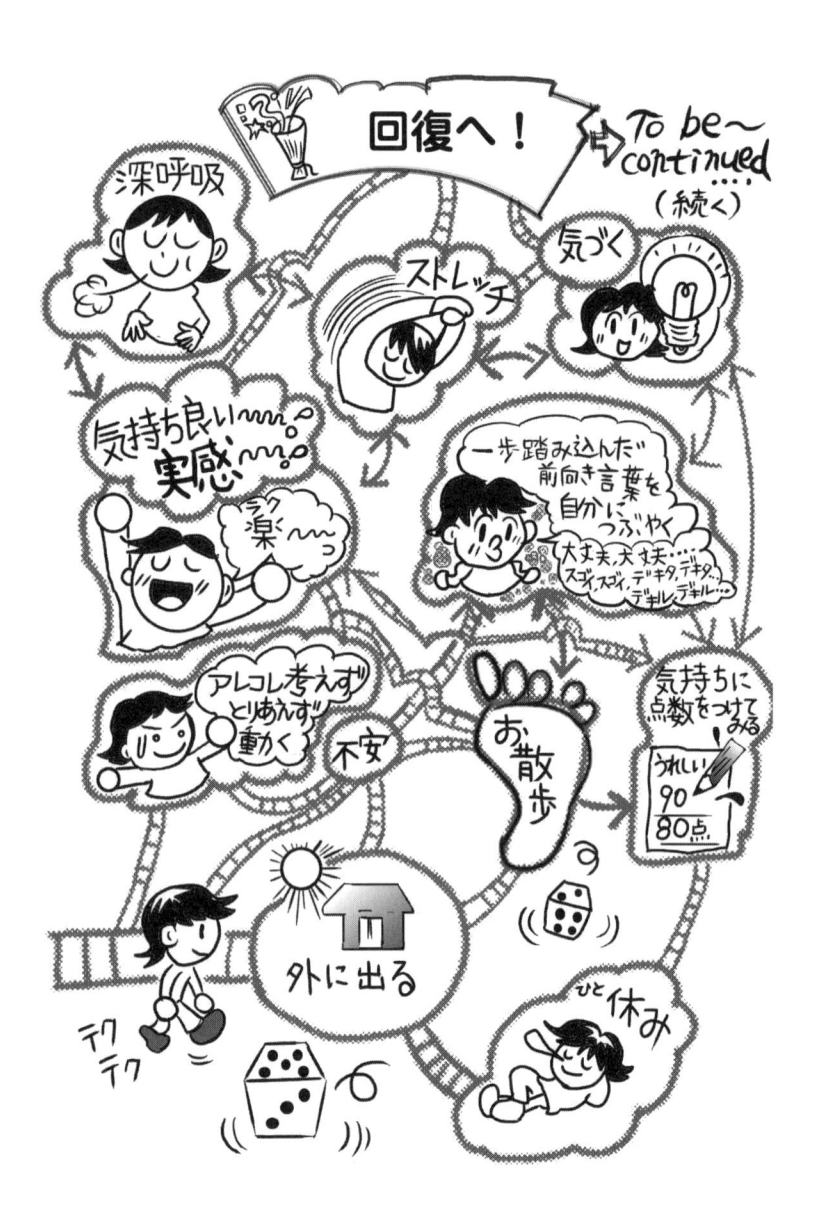

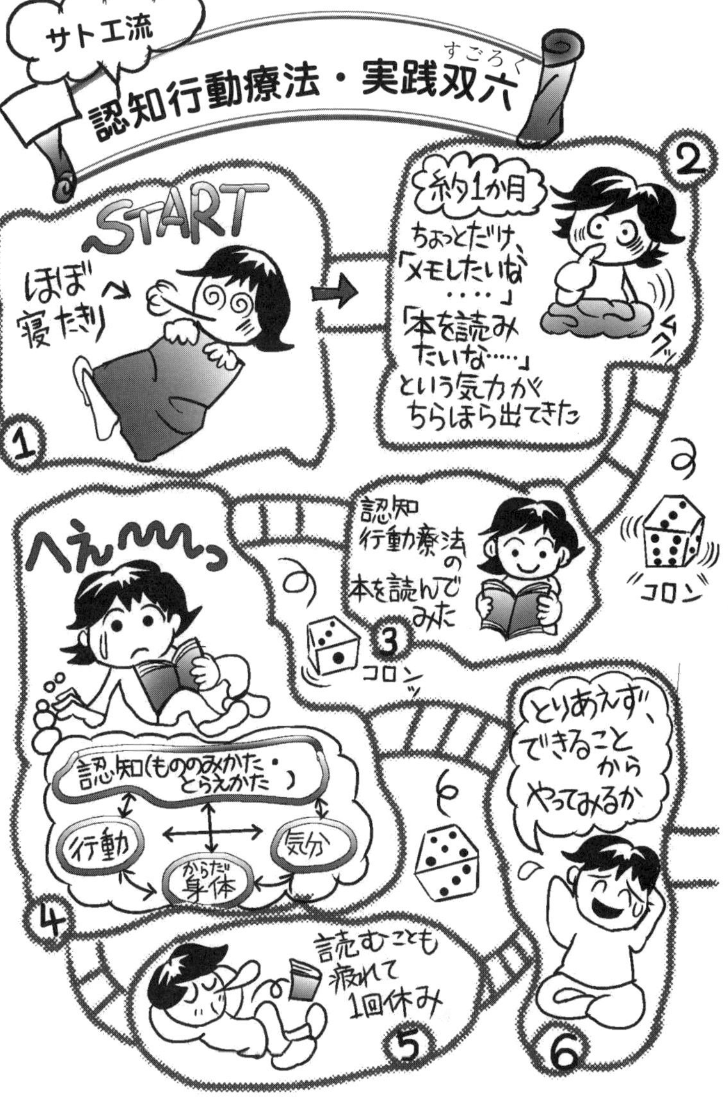
サトエ流
認知行動療法・実践双六《すごろく》
START
ほぼ寝たきり
1
約1か月
ちょっとだけ、「メモしたいな・・・・」「本を読みたいな……」という気力がちらほら出てきた
ムクッ
2
コロン
認知行動療法の本を読んでみた
コロンッ
3
へえ〜〜っ
認知（ものの みかた・とらえかた）
行動
気分
身体《からだ》
4
読むことも疲れて1回休み
5
とりあえず、できることからやってみるか
6

5章　1人でできる「認知行動療法」

①とりあえず戦法

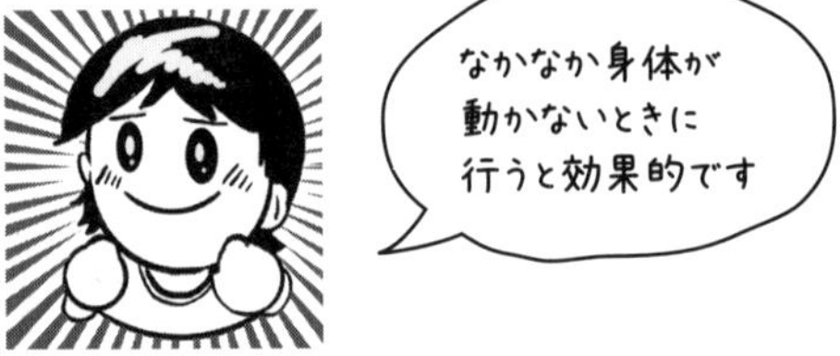
なかなか身体が
動かないときに
行うと効果的です

うつがよくなってきても、
なかなか買い物に行けない日々。
そんなある日、外出することに成功する。
その方法とは……

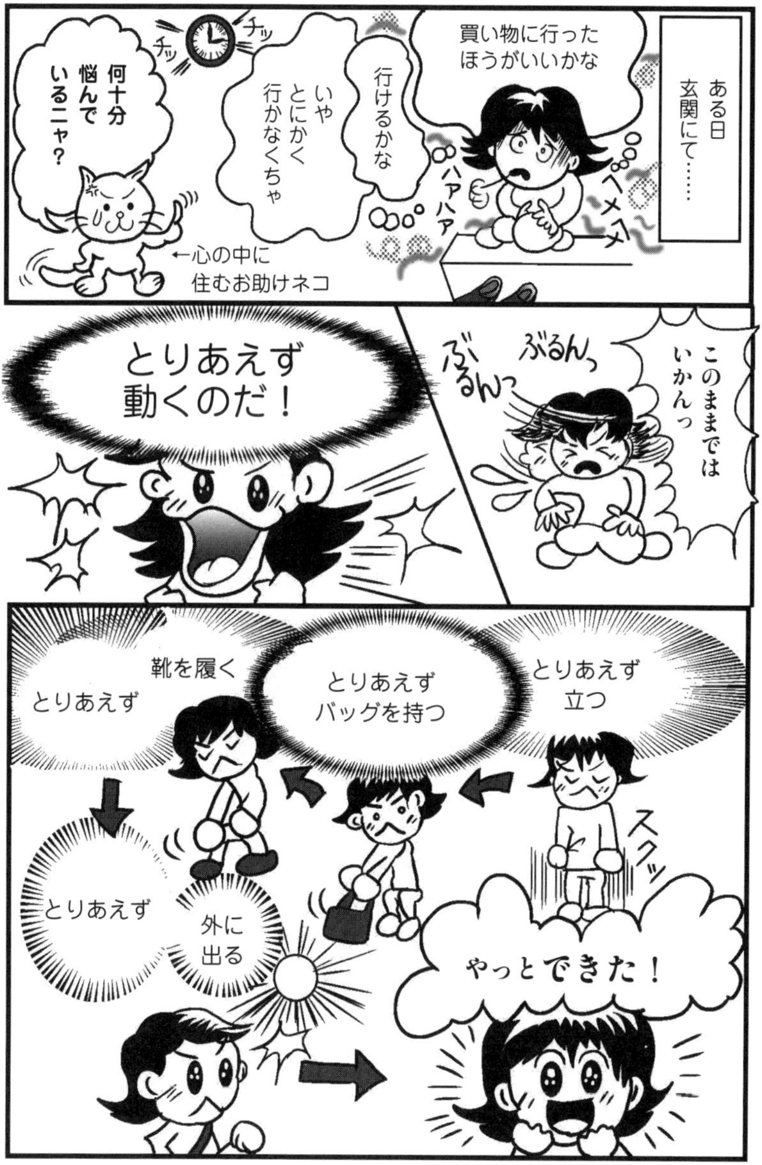

ある日
玄関にて……
買い物に行ったほうがいいかな
ヘメヘメ
ハアハア
行けるかな
いやとにかく行かなくちゃ
チッ
チッ
何十分悩んでいるニャ？
←心の中に住むお助けネコ
このままではいかんっ
ぶるんっ
ぶるんっ
とりあえず動くのだ！
とりあえず立つ
スクッ
とりあえずバッグを持つ
とりあえず靴を履く
とりあえず外に出る
やっとできた！

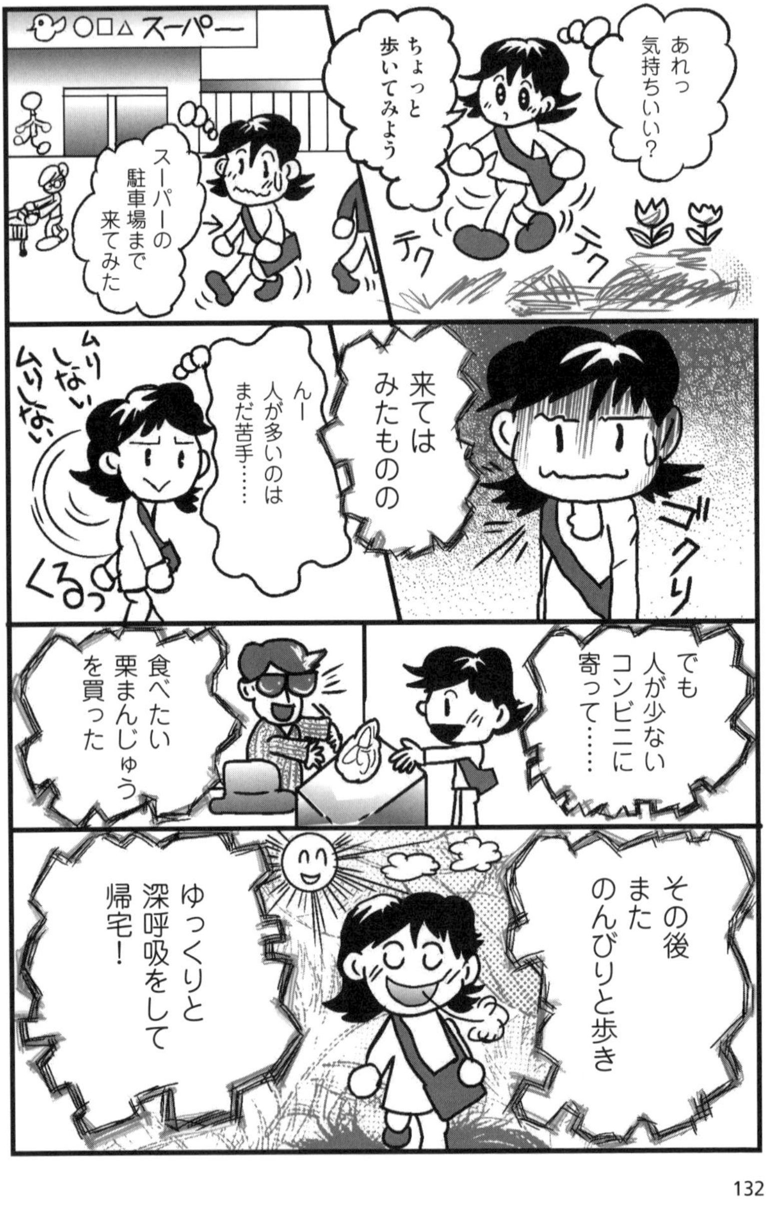

あれっ気持ちいいい？
ちょっと歩いてみよう
テクテク
スーパーの駐車場まで来てみた
○□△スーパー
来てはみたものの
ゴクリ
んー人が多いのはまだ苦手……
ムリしないムリしない
くるっ
でも人が少ないコンビニに寄って……
食べたい栗まんじゅうを買った
その後またのんびりと歩き
ゆっくりと深呼吸をして帰宅！

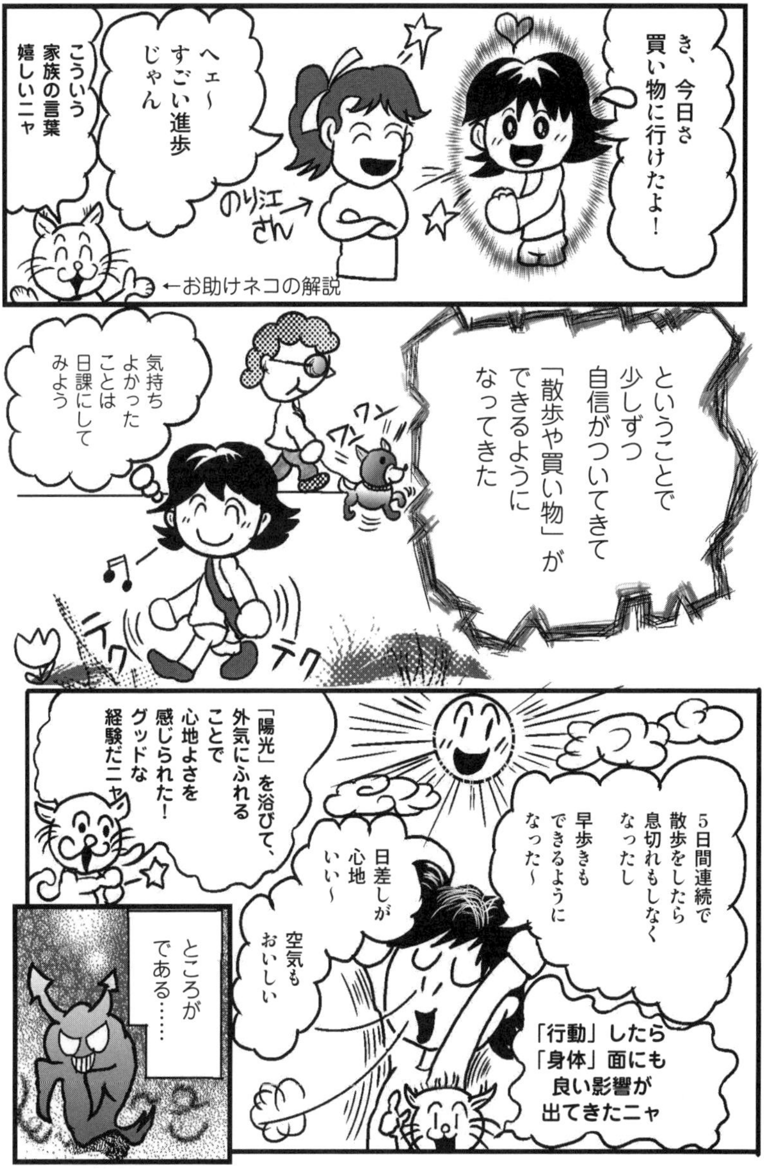

き、今日さ買い物に行けたよ！
へェ～すごい進歩じゃん
のり江さん
こういう家族の言葉嬉しいニャ
←お助けネコの解説
ということで少しずつ自信がついてきて「散歩や買い物」ができるようになってきた
ワンワン
気持ちよかったことは日課にしてみよう
テクテク
5日間連続で散歩をしたら息切れもしなくなったし早歩きもできるようになった～
日差しが心地いい～
空気もおいしい
「陽光」を浴びて、外気にふれることで心地よさを感じられた！グッドな経験だニャ
「行動」したら「身体」面にも良い影響が出てきたニャ
ところがである……

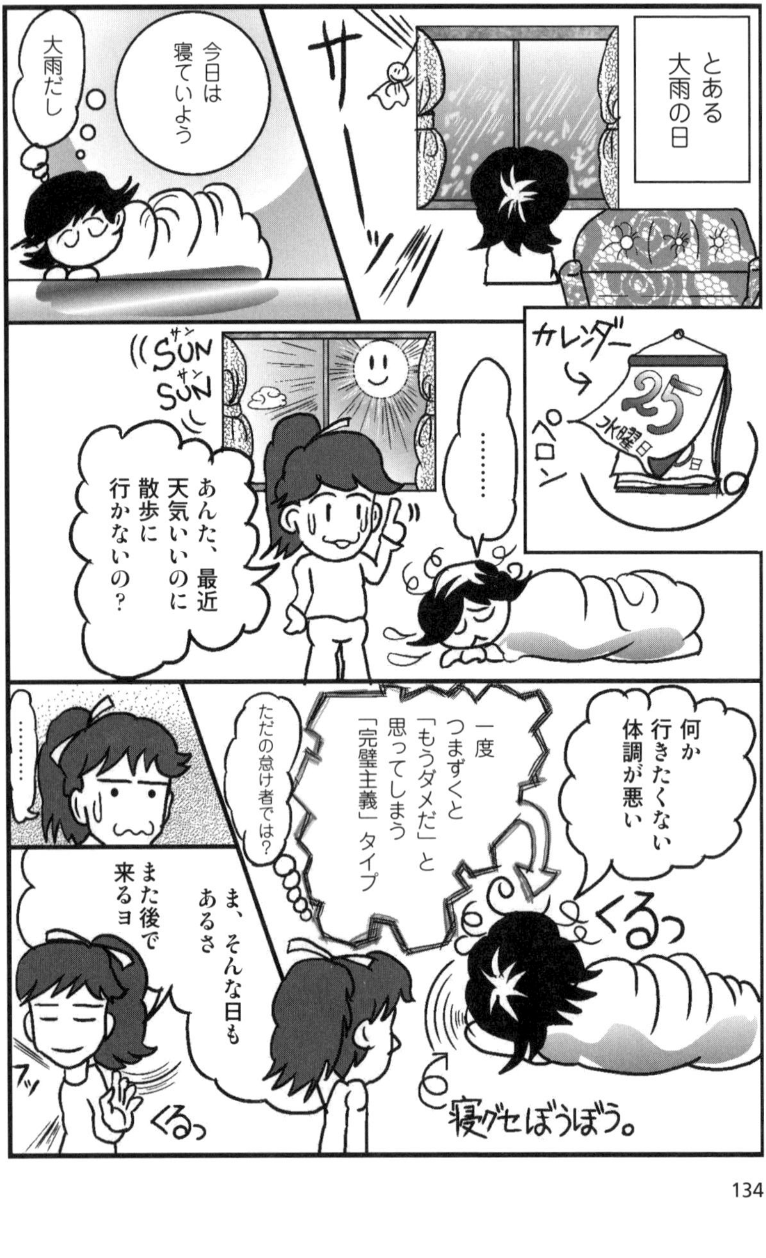
とある大雨の日
サーーッ
今日は寝ていよう
大雨だし
カレンダー
ペロン
25
水曜日
……
SUN《サン》
SUN《サン》
あんた、最近天気いいのに散歩に行かないの？
何か行きたくない 体調が悪い
一度つまずくと「もうダメだ」と思ってしまう「完璧主義」タイプ
ただの怠け者では？
……
くるっ
ま、そんな日もあるさ
また後で来るヨ
くるっ
寝グセぼうぼう。

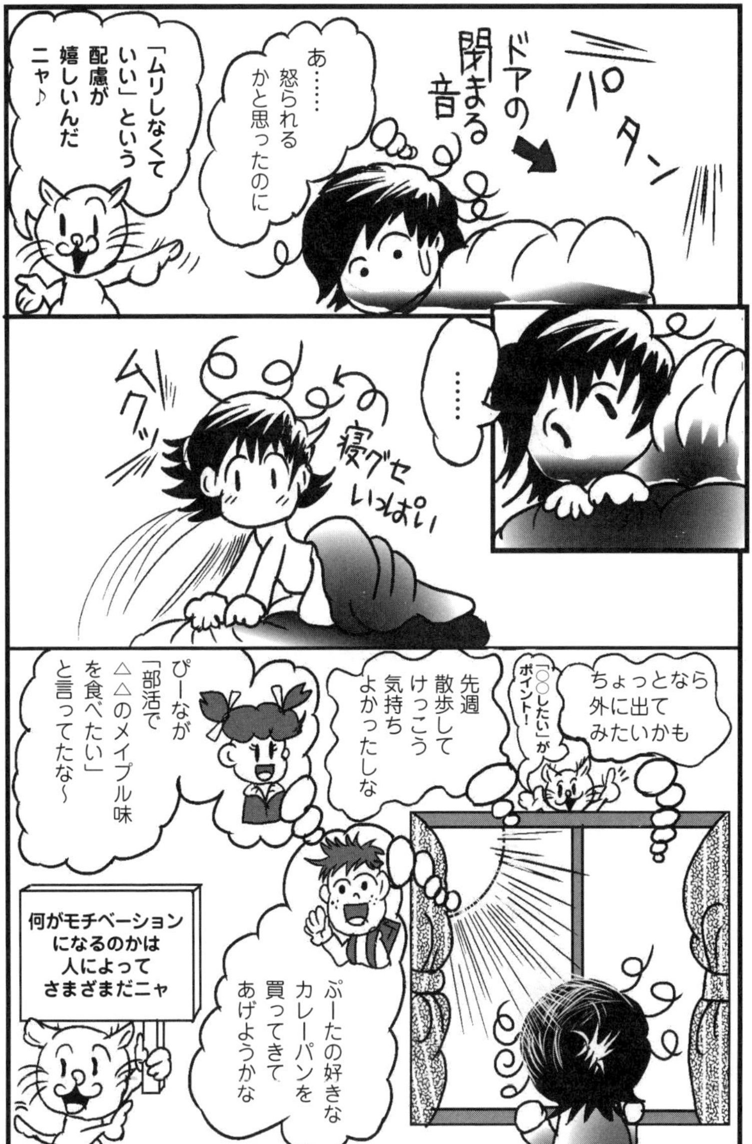
パタン
ドアの閉まる音
あ……怒られるかと思ったのに
「ムリしなくていい」という配慮が嬉しいんだニャ♪
……
ムクッ
寝グセいっぱい
ちょっとなら外に出てみたいかも
「○○したい」がポイント！
先週散歩してけっこう気持ちよかったしな
ぴーなが「部活で△△のメイプル味を食べたい」と言ってたな〜
ぷーたの好きなカレーパンを買ってきてあげようかな
何がモチベーションになるのかは人によってさまざまだニャ

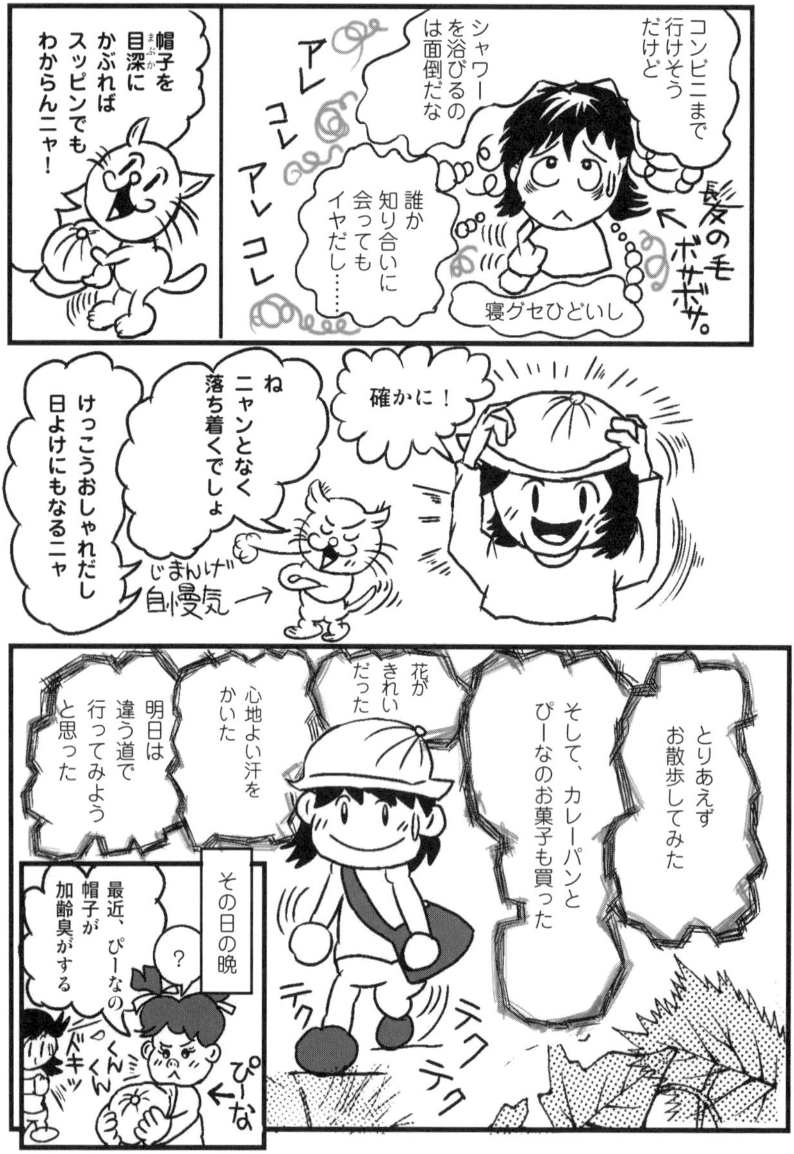
コンビニまで行けそうだけど
シャワーを浴びるのは面倒だな
髪の毛ボサボサ。
寝グセひどいし
誰か知り合いに会ってもイヤだし……
アレコレアレコレ
帽子を目深《まぶか》にかぶればスッピンでもわからんニャ!
確かに!
ねニャンとなく落ち着くでしょ
自慢気《じまんげ》
けっこうおしゃれだし日よけにもなるニャ
とりあえずお散歩してみた
そして、カレーパンとぴーなのお菓子も買った
花がきれいだった
心地よい汗をかいた
明日は違う道で行ってみようと思った
テクテク
テクテク
その日の晩
?
最近、ぴーなの帽子が加齢臭がする
くんくん
ベキッ
ぴーな

5章　1人でできる「認知行動療法」

②気持ちに点数をつける

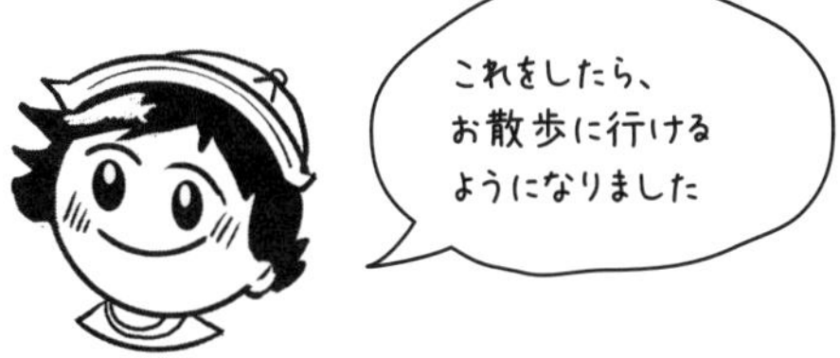
これをしたら、
お散歩に行ける
ようになりました

ある行動をする前後に、
自分の気持ちに点数をつけておく
というシンプルな方法。
その効果とは……

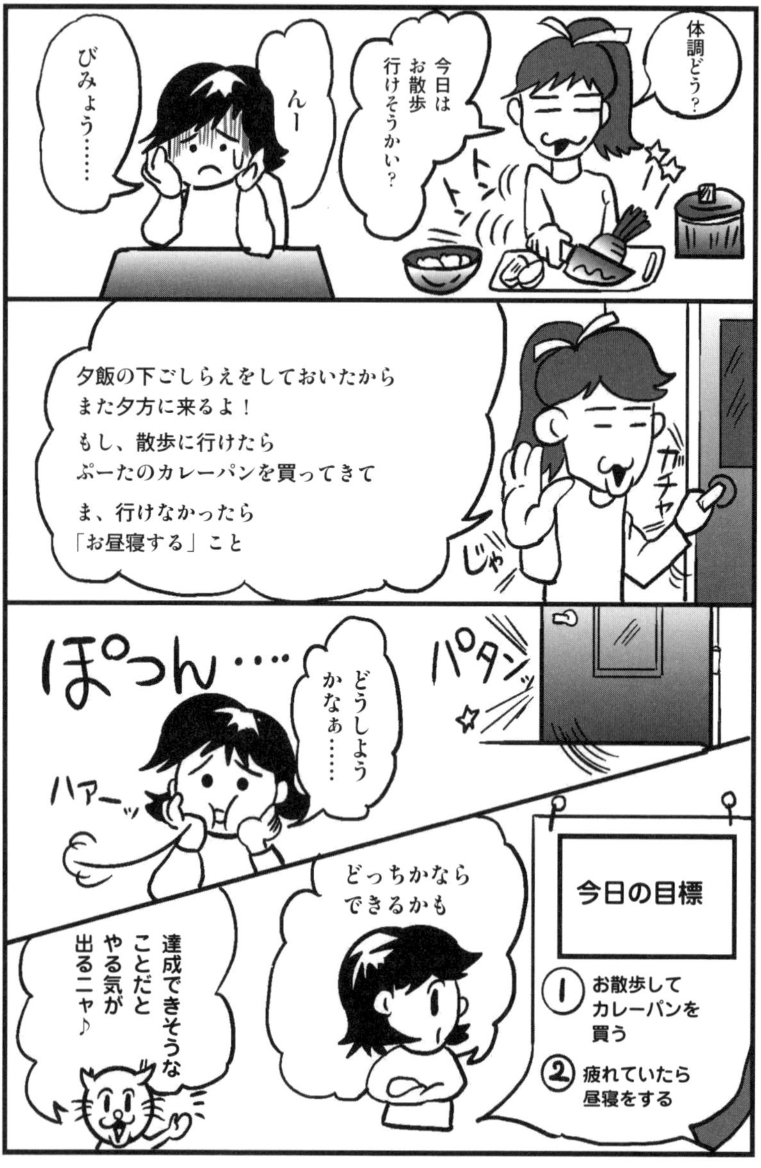
体調どう？
今日は
お散歩
行けそうかい？
トン
トン
んー
びみょう……
夕飯の下ごしらえをしておいたから
また夕方に来るよ！
もし、散歩に行けたら
ぷーたのカレーパンを買ってきて
ま、行けなかったら
「お昼寝する」こと
ガチャ
じゃ
パタンッ
ぽつん…
どうしよう
かなぁ……
ハァーッ
今日の目標
① お散歩して
カレーパンを
買う
② 疲れていたら
昼寝をする
どっちかなら
できるかも
達成できそうな
ことだと
やる気が
出るニャ♪

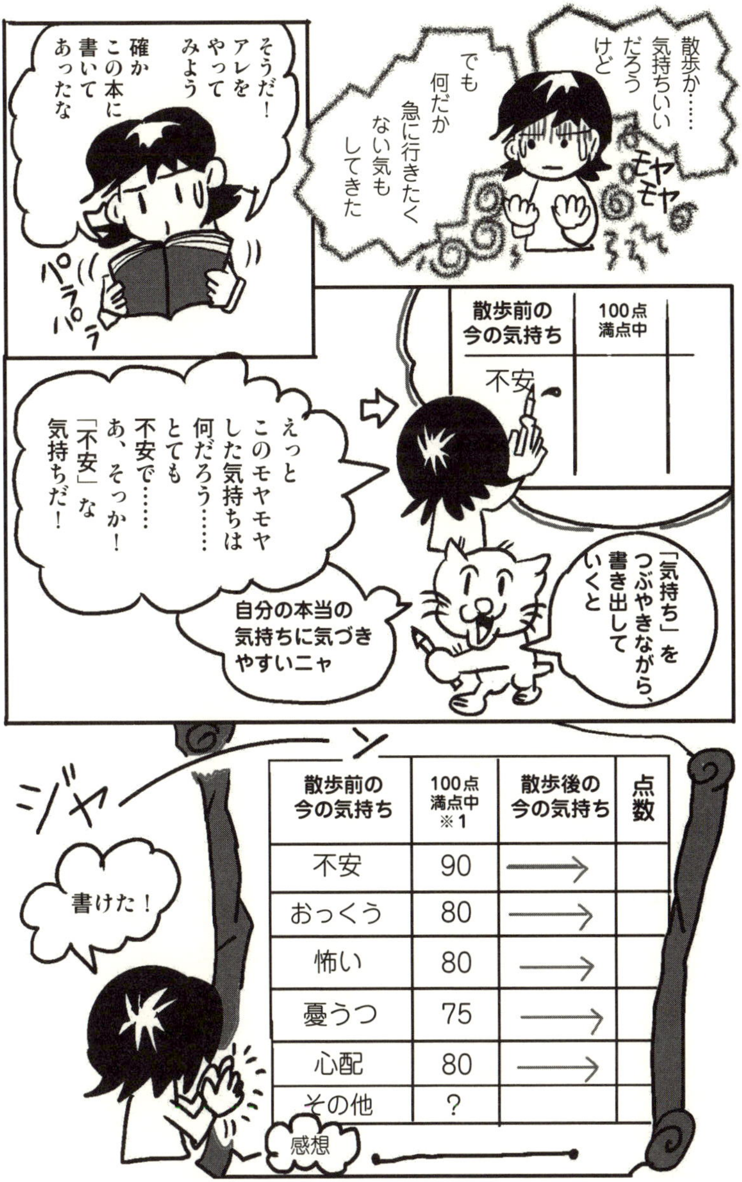

※1　例えば、「不安」な気持ちを点数化する場合、極度に不安なときが100点、不安がないときが0点となる。このため、不安感が減れば点数も減っていくことになる

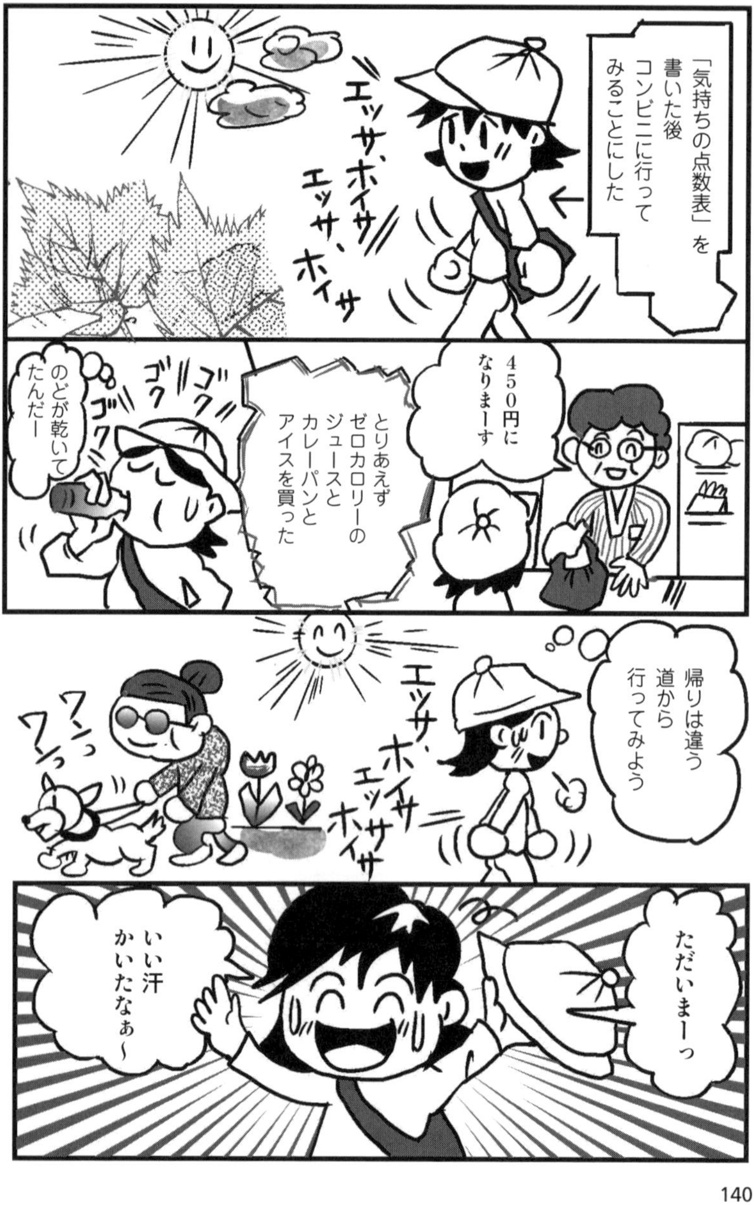
「気持ちの点数表」を書いた後コンビニに行ってみることにした
エッサ、ホイサ エッサ、ホイサ
450円になりまーす
とりあえずゼロカロリーのジュースとカレーパンとアイスを買った
ゴクゴクゴク
のどが乾いてたんだー
帰りは違う道から行ってみよう
エッサ、ホイサ エッサホイサ
ワンっワンっ
ただいまーっ
いい汗かいたなぁ～

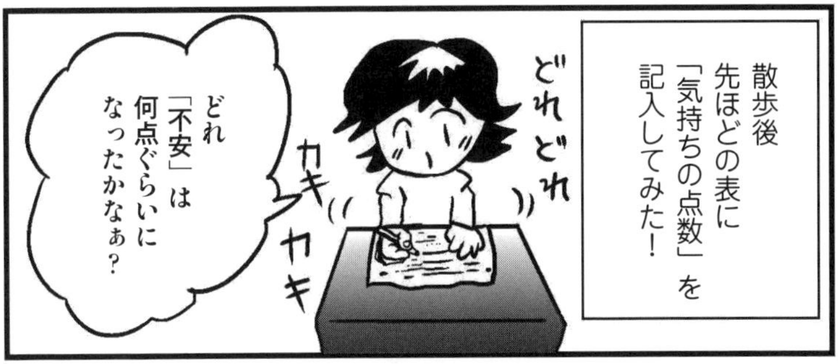
散歩後
先ほどの表に
「気持ちの点数」を
記入してみた！
どれどれ
カキカキ
どれ
「不安」は
何点ぐらいに
なったかなぁ？

ジャーーン

（□月○日△曜日□時～△時）

散歩前の今の気持ち	100点満点中	散歩後の今の気持ち	点数
不安	90	→	10
おっくう	80	→	30
怖い	80	→	10
憂うつ	75	→	40
心配	80	→	40
その他	？	気持ちよい	90

感想 案外、気持ちがよかった
冷えたジュースがおいしかった

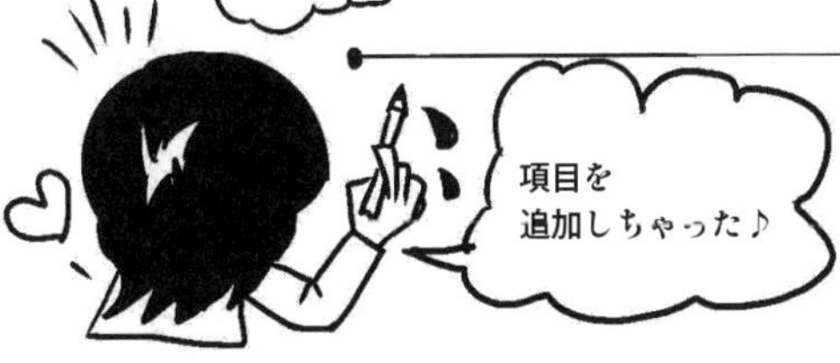
項目を
追加しちゃった♪

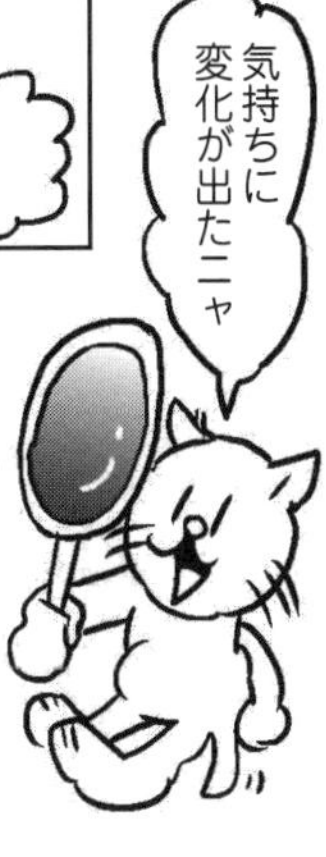
気持ちに
変化が出たニャ

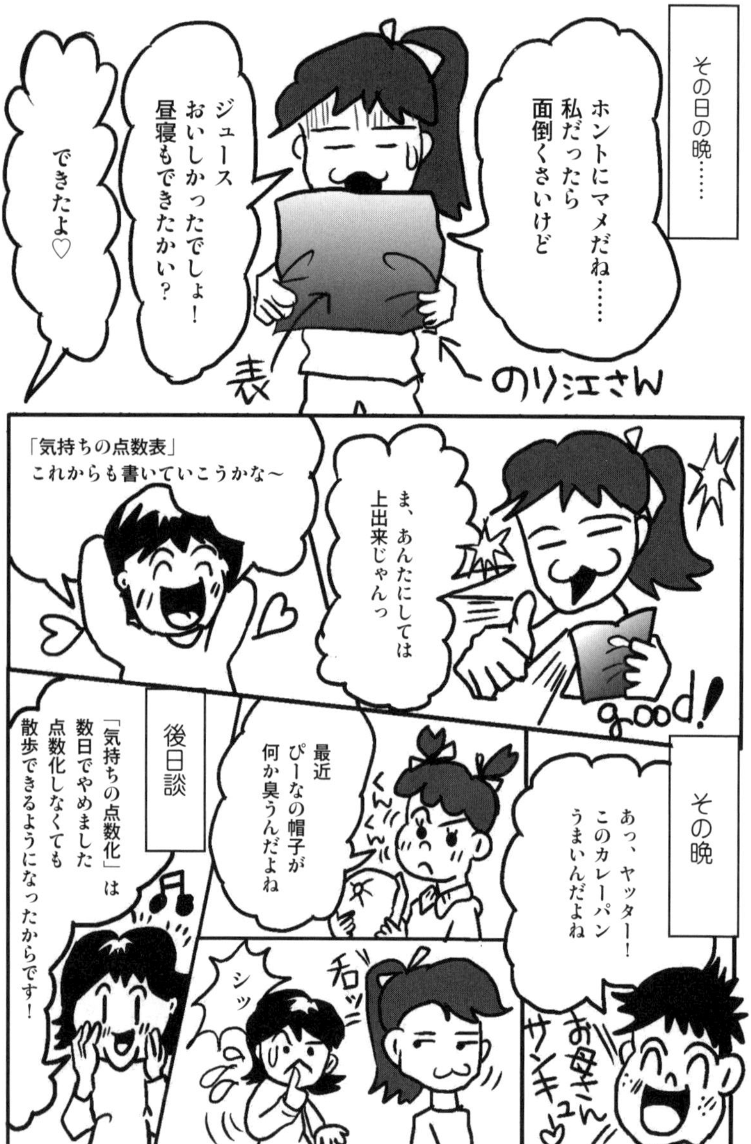

その日の晩……
ホントにマメだね……
私だったら
面倒くさいけど
ジュース
おいしかったでしょ！
昼寝もできたかい？
できたよ♡
表
のり江さん
ま、あんたにしては
上出来じゃんっ
good!
「気持ちの点数表」
これからも書いていこうかな～
その晩
あっ、ヤッター！
このカレーパン
うまいんだよね
お母さんサンキュ♡
最近
ぴーなの帽子が
何か臭うんだよね
くんくん
モロッ
シッ
後日談
「気持ちの点数化」は
数日でやめました
点数化しなくても
散歩できるようになったからです！

5章　1人でできる「認知行動療法」

③つぶやき呪文

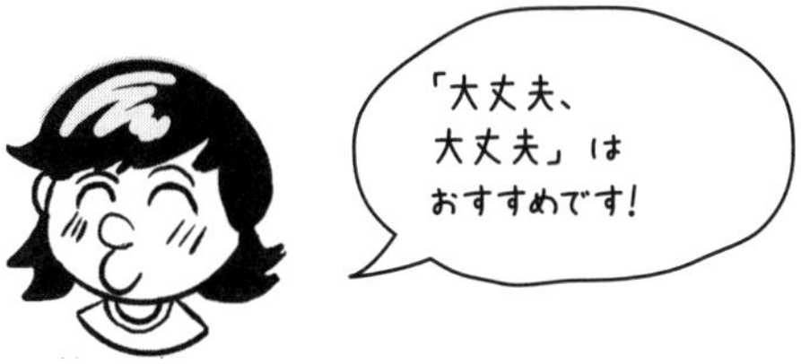

長年、持ち続けた
「できない」という思い込み。
それらを取り払い、
一歩踏み出すための言葉とは……

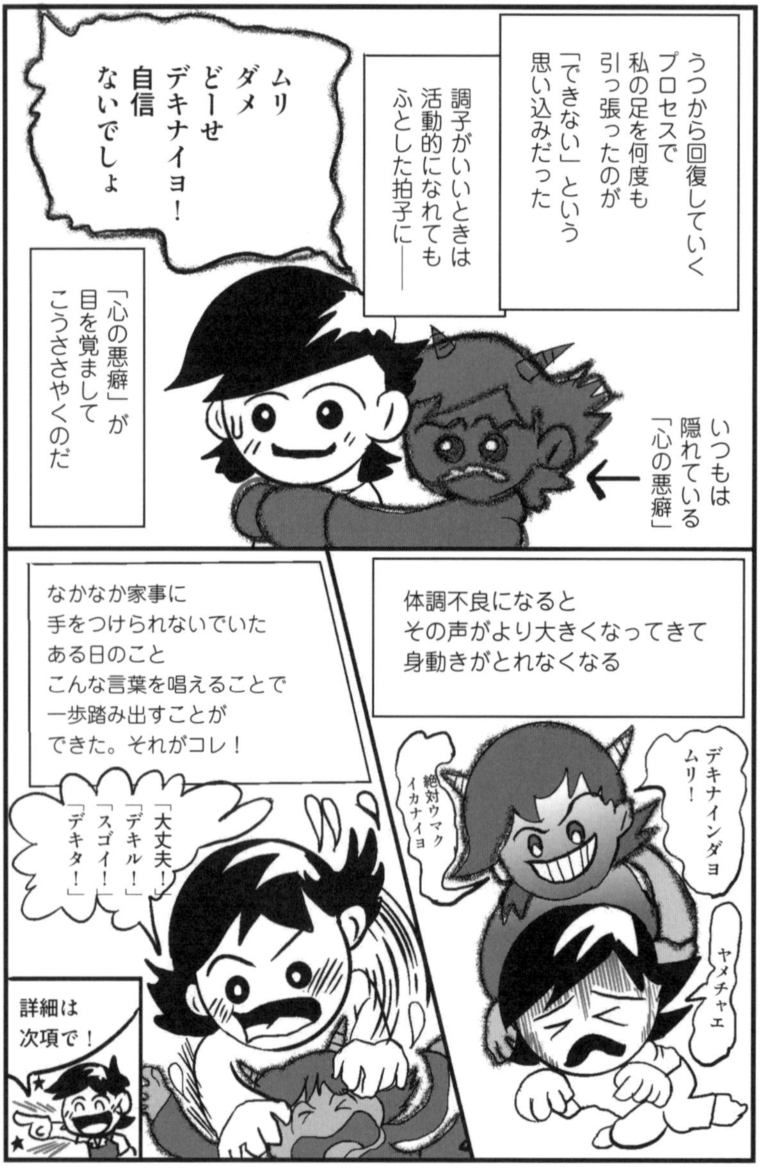
うつから回復していくプロセスで私の足を何度も引っ張ったのが「できない」という思い込みだった
調子がいいときは活動的になれてもふとした拍子に――
ムリ ダメ どーせ デキナイヨ! 自信ないでしょ
いつも隠れている「心の悪癖」
「心の悪癖」が目を覚ましてこうささやくのだ
体調不良になるとその声がより大きくなってきて身動きがとれなくなる
デキナインダヨ ムリ!
絶対ウマクイカナイヨ
ヤメチャエ
なかなか家事に手をつけられないでいたある日のことこんな言葉を唱えることで一歩踏み出すことができた。それがコレ!
「大丈夫!」「デキル!」「スゴイ!」「デキタ!」
詳細は次項で!

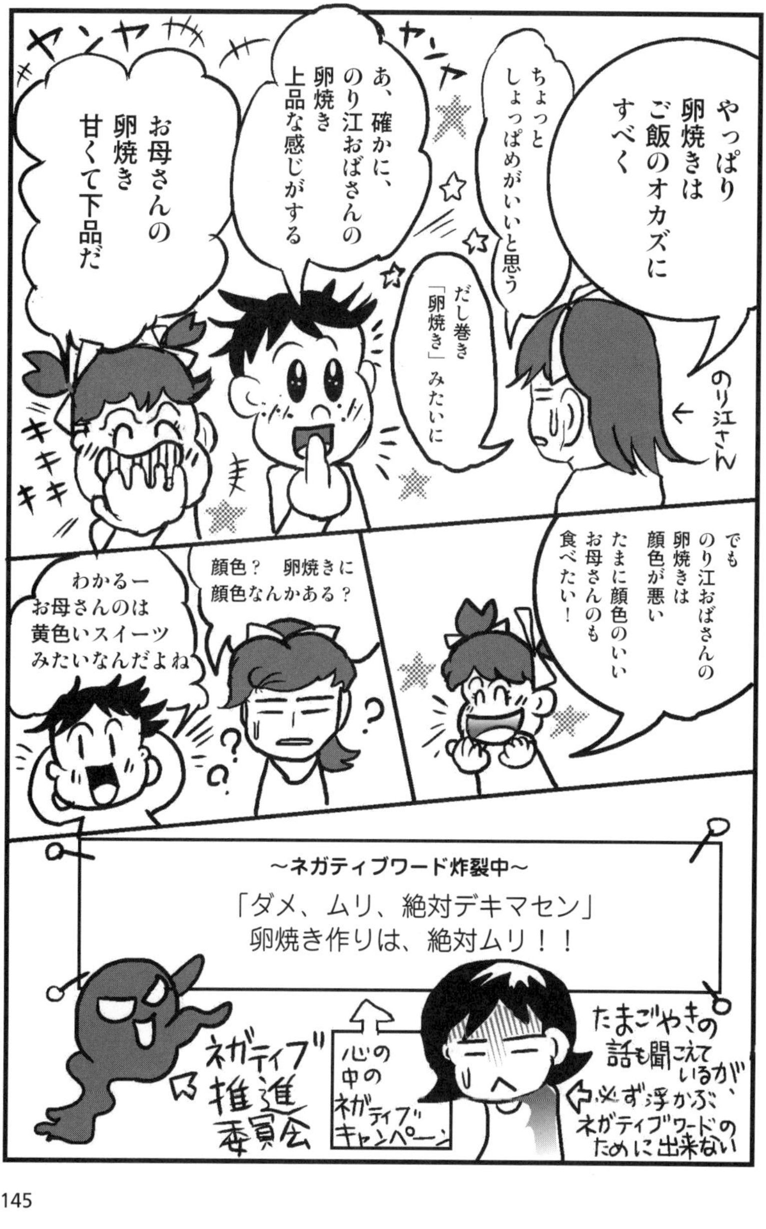
やっぱり卵焼きはご飯のオカズにすべく
ちょっとしょっぱめがいいと思う
だし巻き「卵焼き」みたいに
のり江さん
あ、確かに、のり江おばさんの卵焼き上品な感じがする
キャンキャ
お母さんの卵焼き甘くて下品だ
キキキキキ
でものり江おばさんの卵焼きは顔色が悪いたまに顔色のいいお母さんのも食べたい！
顔色？　卵焼きに顔色なんかある？
わかるーお母さんのは黄色いスイーツみたいなんだよね
〜ネガティブワード炸裂中〜
「ダメ、ムリ、絶対デキマセン」
卵焼き作りは、絶対ムリ！！
たまごやきの話も聞こえているが、必ず浮かぶネガティブワードのために出来ない
心の中のネガティブキャンペーン
ネガティブ推進委員会

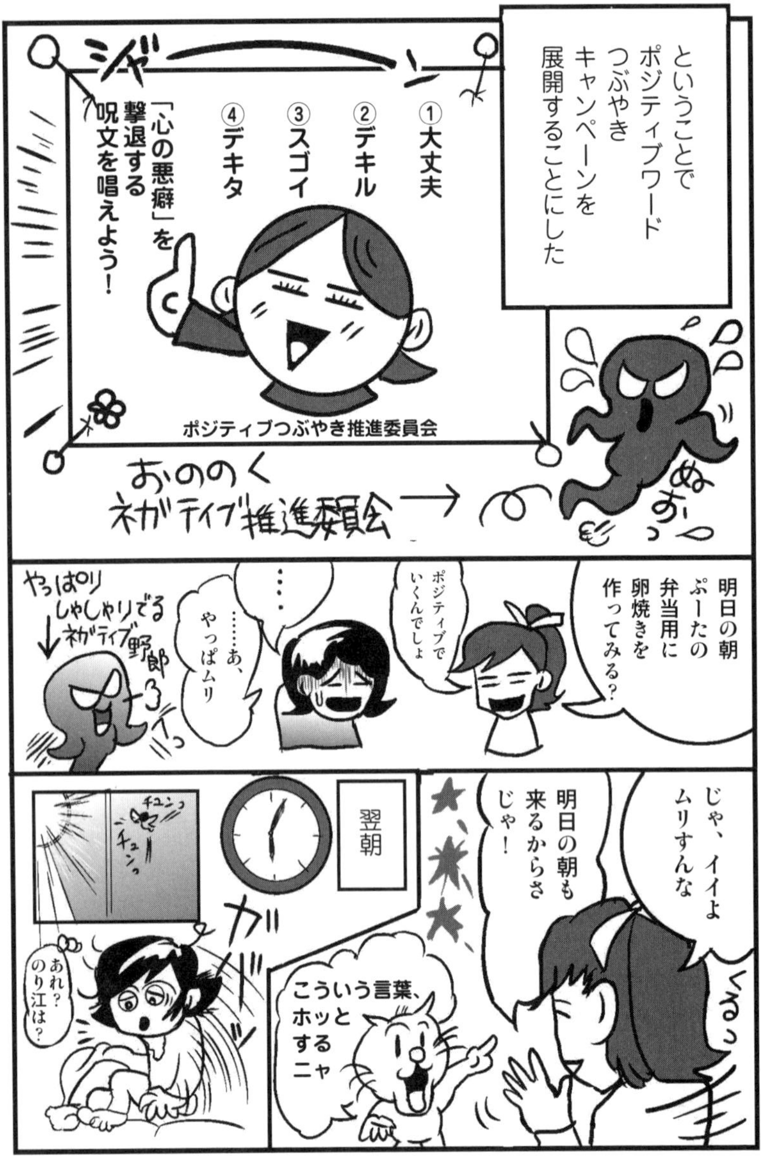

ということで
ポジティブワード
つぶやき
キャンペーンを
展開することにした
シャ――ン
①大丈夫
②デキル
③スゴイ
④デキタ
「心の悪癖」を
撃退する
呪文を唱えよう！
ポジティブつぶやき推進委員会
ぬすっ
おののく
ネガティブ推進委員会
明日の朝
ぷーたの
弁当用に
卵焼きを
作ってみる？
ポジティブで
いくんでしょ
……
……あ、
やっぱムリ
やっぱり
しゃしゃりでる
ネガティブ野郎
じゃ、イイよ
ムリすんな
明日の朝も
来るからさ
じゃ！
くるっ
こういう言葉、
ホッと
する
ニャ
翌朝
チュンッ
チュンッ
ガバ
あれ？
のり江は？

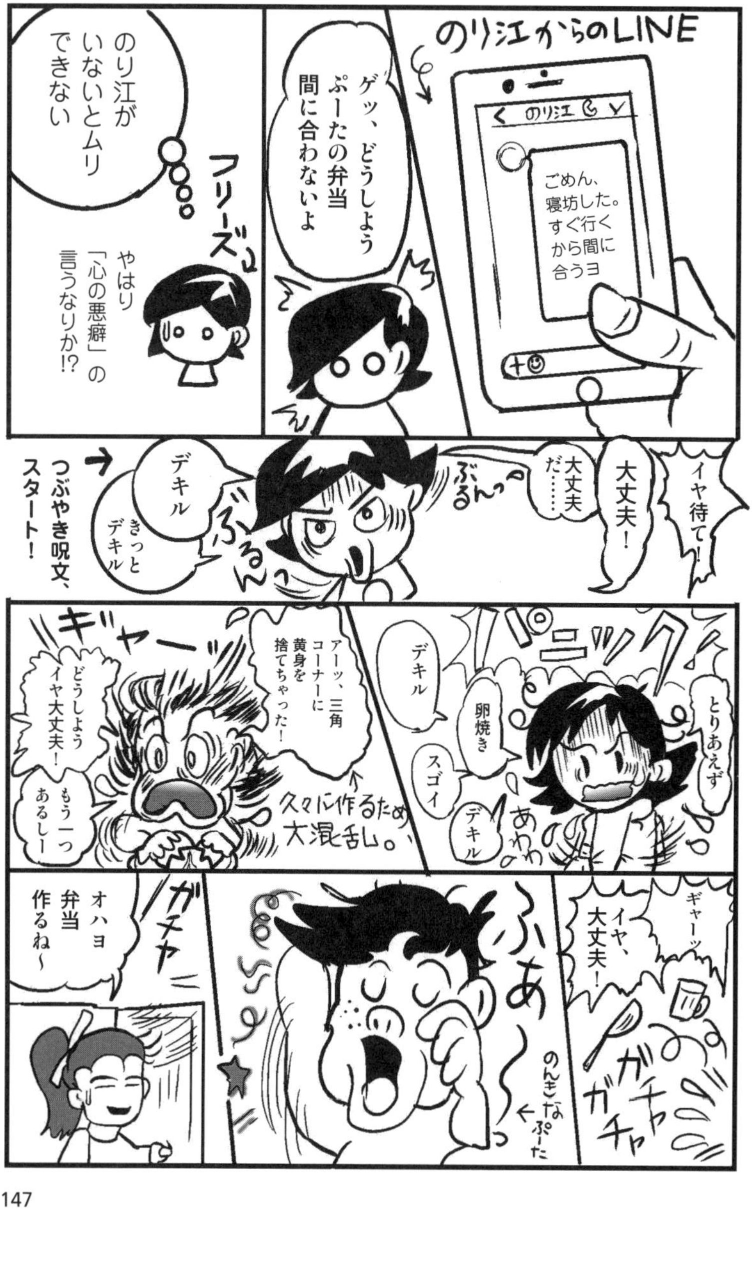
のり江からのLINE
のり江
ごめん、寝坊した。すぐ行くから間に合うヨ
ゲッ、どうしよう ぷーたの弁当間に合わないよ
フリーズ
のり江がいないとムリできない
やはり「心の悪癖」の言うなりか!?
イヤ待て!
大丈夫!
大丈夫だ……
ぶるんっ
ぶるんっ
デキル
きっとデキル
つぶやき呪文、スタート!
パニック
とりあえず
卵焼き
デキル
スゴイ
デキル
あわわ
ギャー
アーッ、三角コーナーに黄身を捨てちゃった!
どうしようイヤ大丈夫!
もう一つあるしー
久々に作るため大混乱。
ギャーッ
イヤ、大丈夫!
ガチャガチャ
ふあ〜〜っ
のんきなぷーた
ガチャ
オハヨ弁当作るね〜

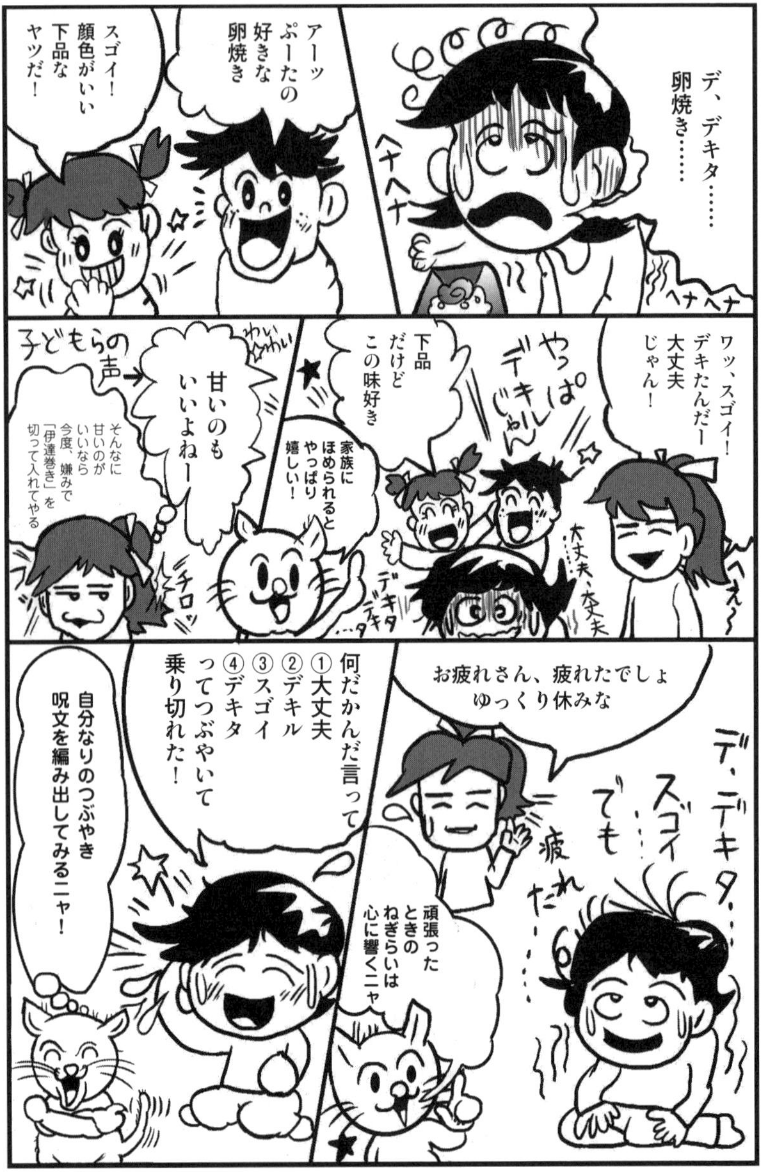
デ、デキタ……
卵焼き……
ヘナヘナ
ヘナヘナ
アーッ ぷーたの好きな卵焼き
スゴイ！顔色がいい下品なヤツだ！
ワッ、スゴイ！デキたんだー大丈夫じゃん！
ヘえ～
やっぱデキルじゃん
大丈夫、大丈夫
デキタデキタ
下品だけどこの味好き
家族にほめられるとやっぱり嬉しい！
わいわい
子どもらの声
甘いのもいいよねー
そんなに甘いのがいいなら今度、嫌みで「伊達巻き」を切って入れてやる
チロッ
お疲れさん、疲れたでしょゆっくり休みな
デ、デキタ……
スゴイ……
でも
疲れた……
頑張ったときのねぎらいは心に響くニャ
何だかんだ言って①大丈夫②デキル③スゴイ④デキタってつぶやいて乗り切れた！
自分なりのつぶやき呪文を編み出してみるニャ！

5章　1人でできる「認知行動療法」

④「しなくちゃ」からの変換

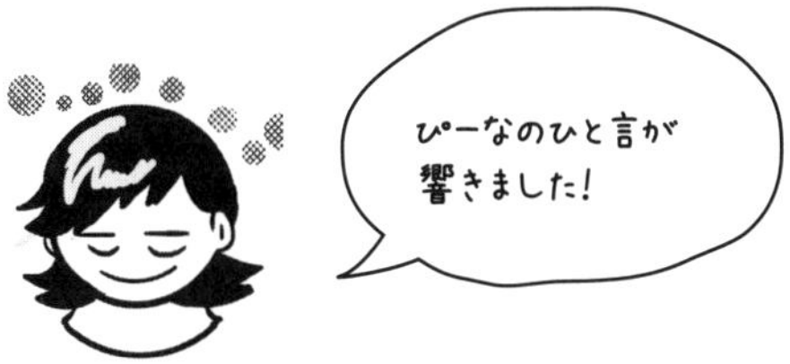

ぴーなの「お弁当騒動」を機に、
もっとラクな考え方が
あると気づくことに……

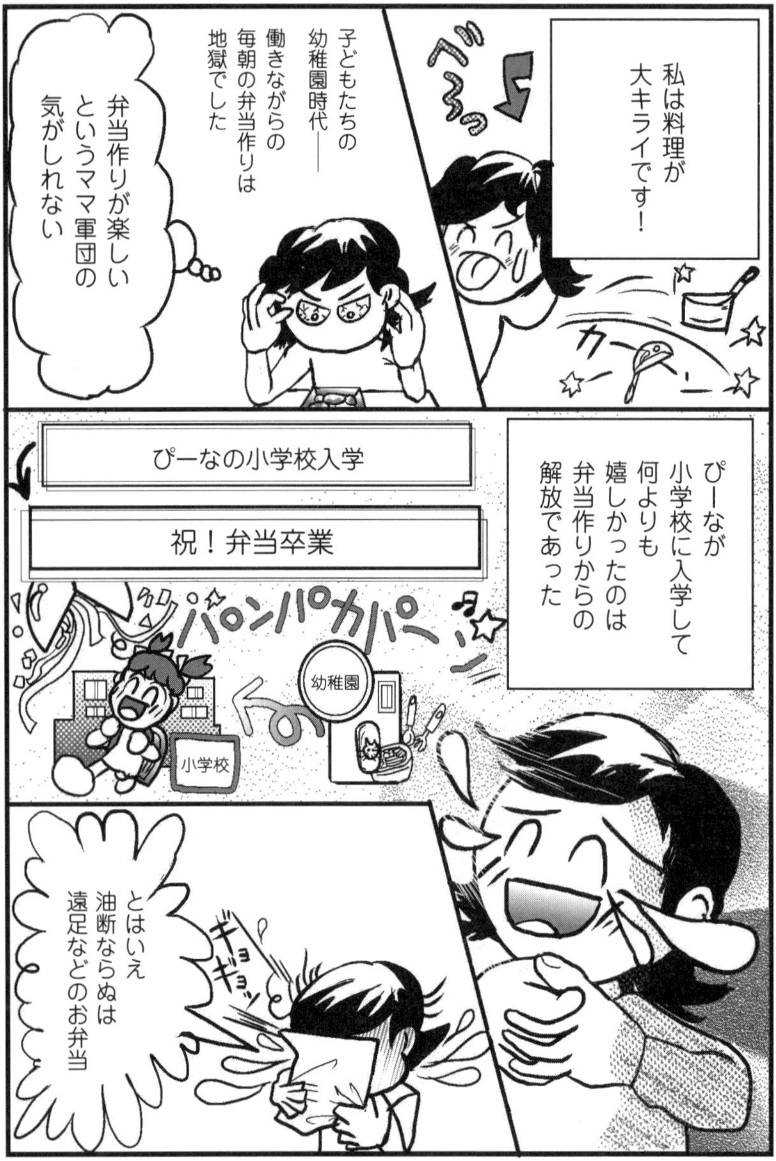

私は料理が
大キライです！
べふっ
カーン
子どもたちの
幼稚園時代――
働きながらの
毎朝の弁当作りは
地獄でした
弁当作りが楽しい
というママ軍団の
気がしれない
ぴーなが
小学校に入学して
何よりも
嬉しかったのは
弁当作りからの
解放であった
ぴーなの小学校入学
祝！弁当卒業
パンパカパーン
幼稚園
小学校
とはいえ
油断ならぬは
遠足などのお弁当
ギョギョッ

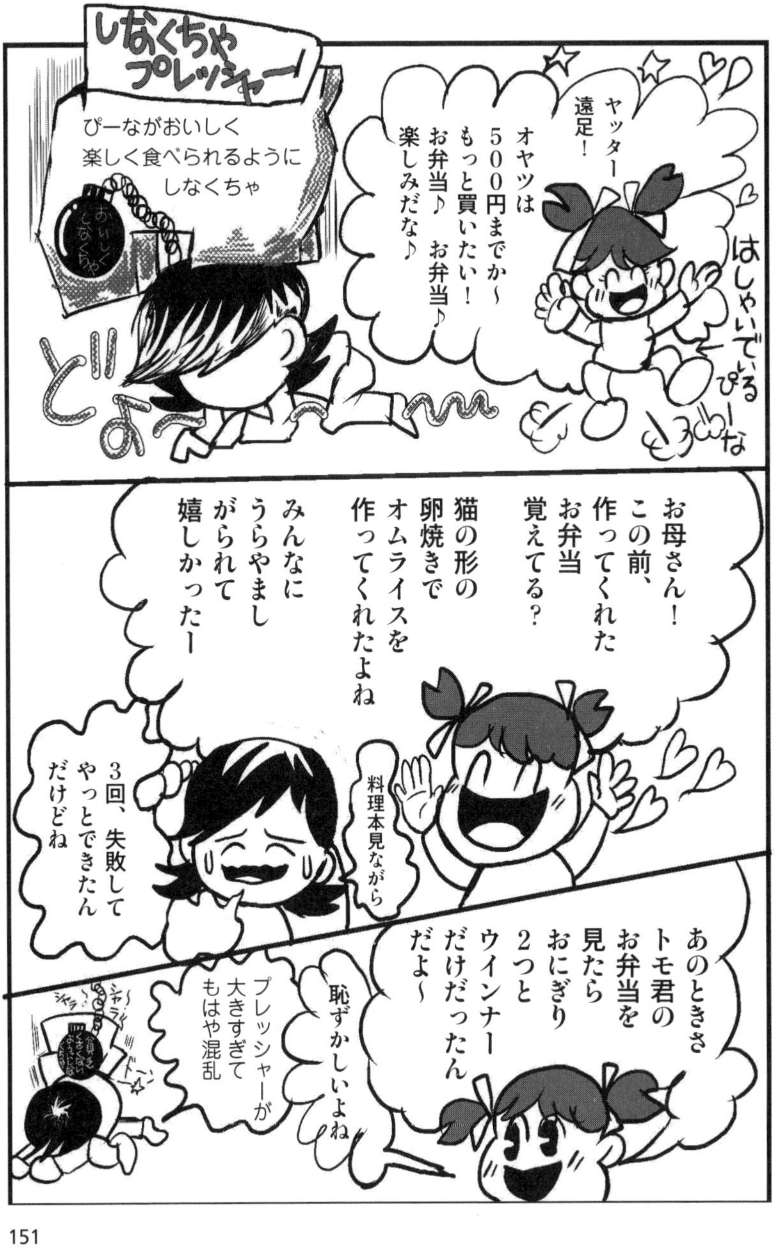
ヤッター
遠足！
オヤツは
500円までか〜
もっと買いたい！
お弁当♪　お弁当♪
楽しみだな♪
はしゃいでいる
ぴーな
しなくちゃプレッシャー
ぴーながおいしく
楽しく食べられるように
しなくちゃ
おいしくしなくちゃ
どよ〜ん
お母さん！
この前、
作ってくれた
お弁当
覚えてる？
猫の形の
卵焼きで
オムライスを
作ってくれたよね
みんなに
うらやまし
がられて
嬉しかったー
料理本見ながら
3回、失敗して
やっとできたん
だけどね
あのときさ
トモ君の
お弁当を
見たら
おにぎり
2つと
ウインナー
だけだったん
だよ〜
恥ずかしいよね
プレッシャーが
大きすぎて
もはや混乱

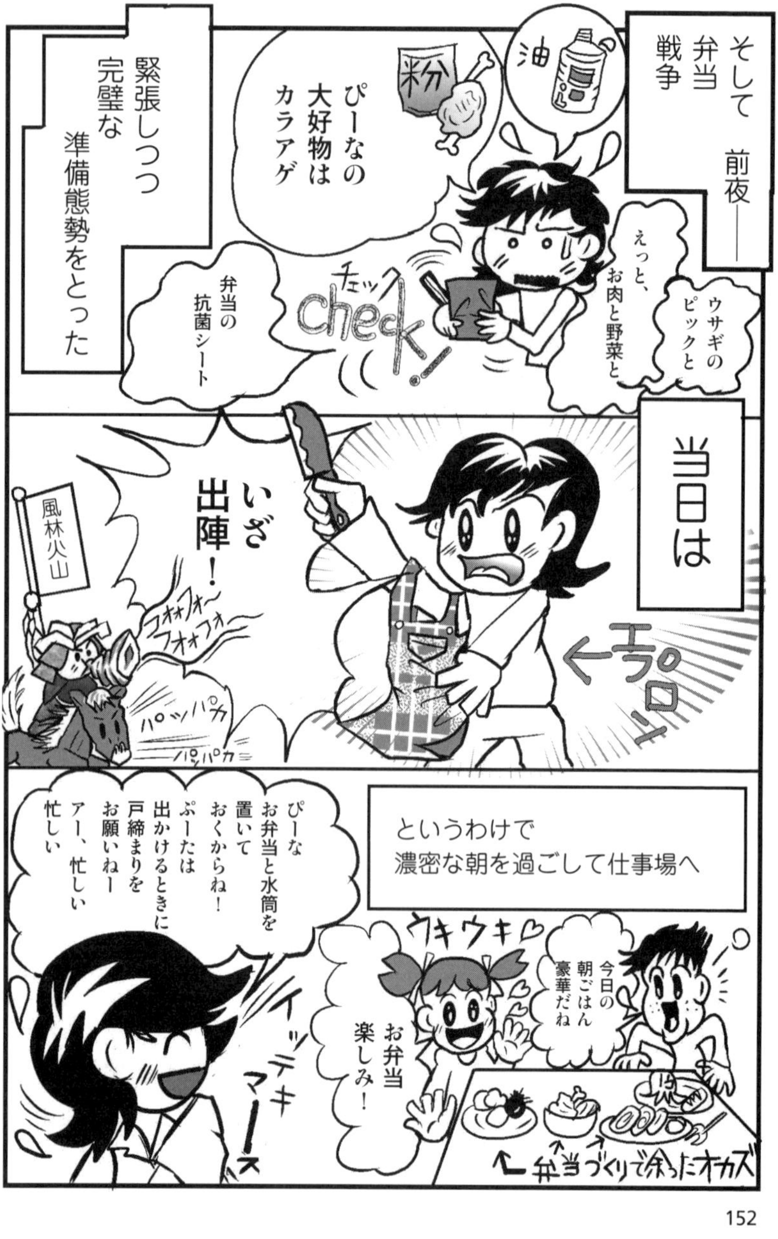
そして 前夜――
弁当戦争
油
粉
ぴーなの大好物はカラアゲ
ウサギのピックと
えっと、お肉と野菜と
チェック
check!
弁当の抗菌シート
緊張しつつ完璧な準備態勢をとった
当日は
いざ出陣！
風林火山
フォォフォ～ フォォフォー
パッパカ
パッパカ
←エプロン
というわけで
濃密な朝を過ごして仕事場へ
ぴーな お弁当と水筒を置いておくからね！
ぷーたは出かけるときに戸締まりをお願いねー
アー、忙しい 忙しい
イッテキマース
ウキウキ♡
お弁当楽しみ！
今日の朝ごはん豪華だね
↑弁当づくりで余ったオカズ

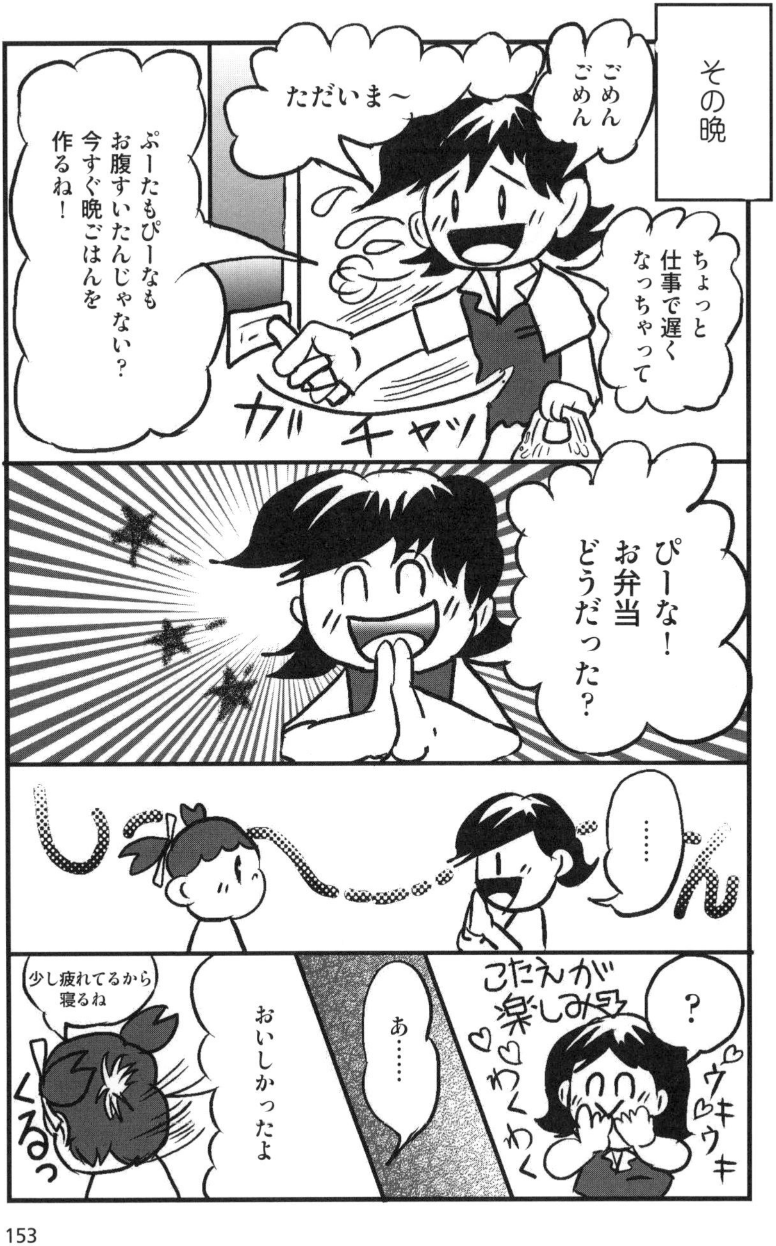
その晩
ごめんごめん
ただいま～
ちょっと仕事で遅くなっちゃって
ぷーたもぴーなもお腹すいたんじゃない？今すぐ晩ごはんを作るね！
ガチャッ
ぴーな！お弁当どうだった？
……
しーん
？
こたえが楽しみ
わくわく
ウキウキ
あ……
おいしかったよ
少し疲れてるから寝るね
くるっ

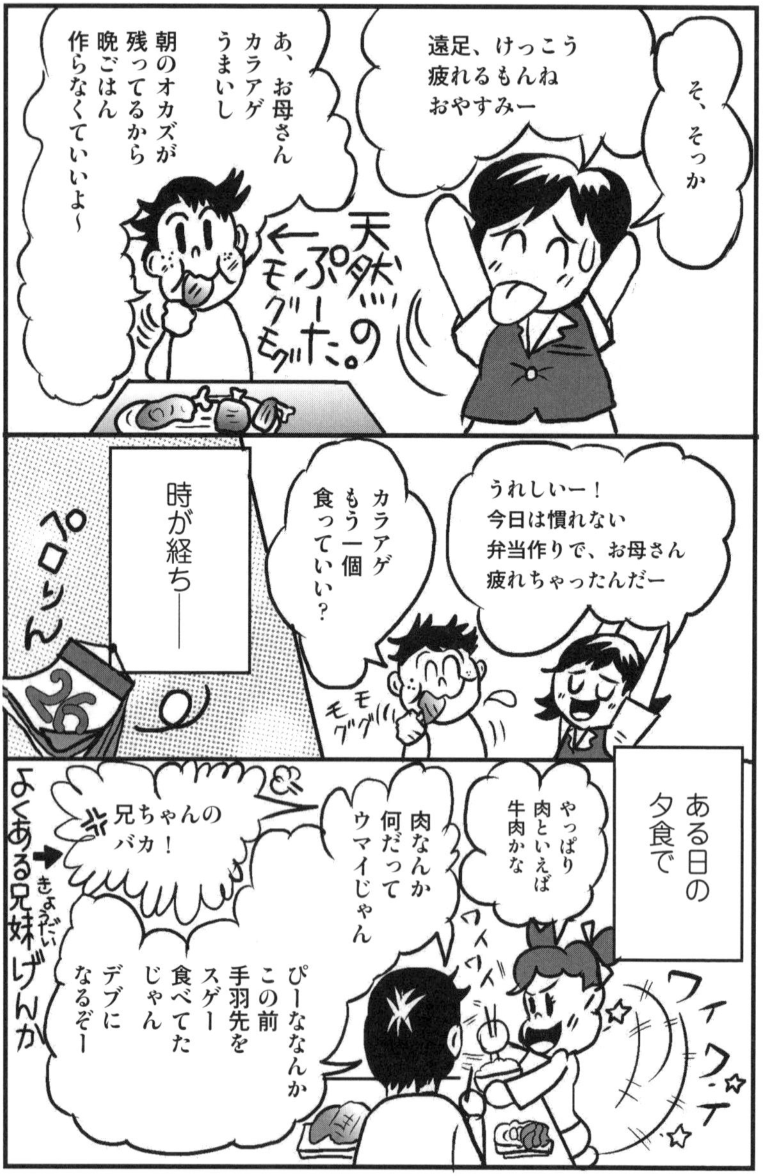
そ、そっか
遠足、けっこう疲れるもんね
おやすみー
あ、お母さん
カラアゲ
うまいし
朝のオカズが
残ってるから
晩ごはん
作らなくていいよ～
←天然のぷーた。
モグモグ
時が経ち――
うれしいー！
今日は慣れない
弁当作りで、お母さん
疲れちゃったんだー
カラアゲ
もう一個
食っていい？
モグモグ
ペロりん
ある日の
夕食で
やっぱり
肉といえば
牛肉かな
肉なんか
何だって
ウマイじゃん
ぴーななんか
この前
手羽先を
スゲー
食べてた
じゃん
デブに
なるぞー
兄ちゃんの
バカ！
ワイワイ
ワイワイ
→よくある兄妹《きょうだい》げんか

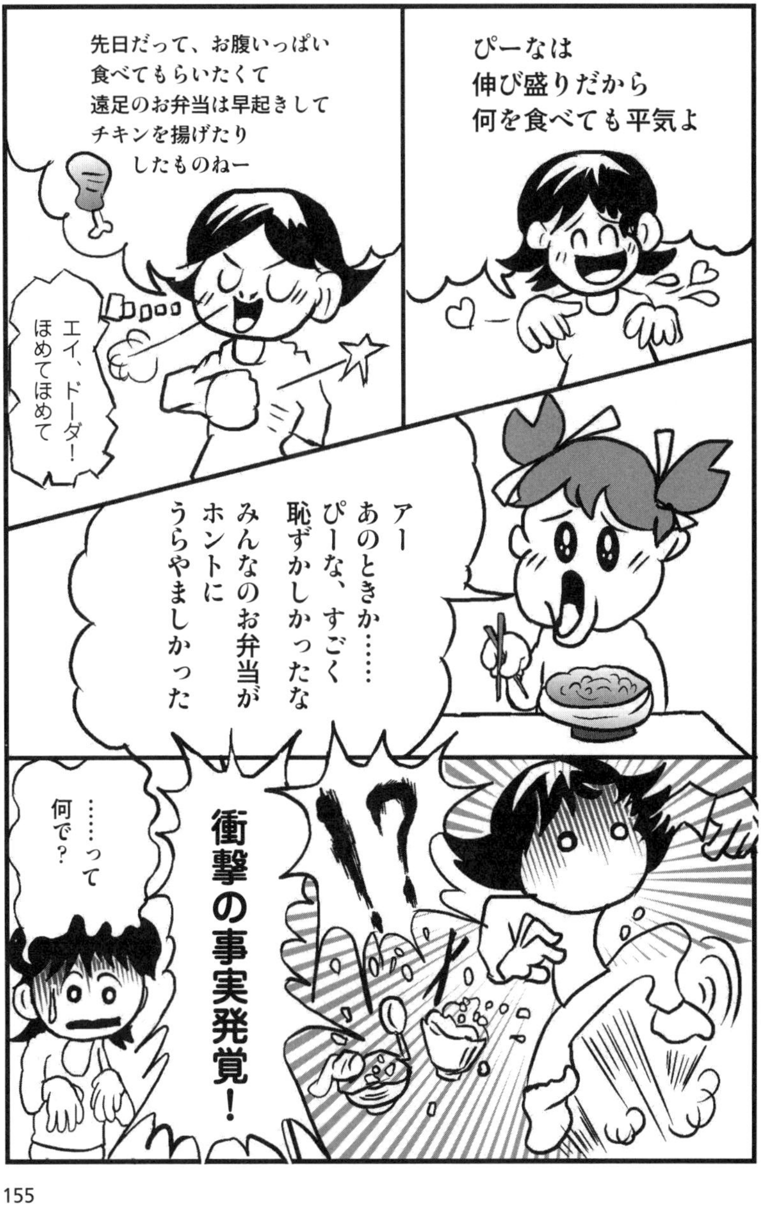
ぴーなは伸び盛りだから何を食べても平気よ
先日だって、お腹いっぱい食べてもらいたくて遠足のお弁当は早起きしてチキンを揚げたりしたものねー
エイ、ドーダ！ほめてほめて
アーあのときか……ぴーな、すごく恥ずかしかったなみんなのお弁当がホントにうらやましかった
衝撃の事実発覚！
……って何で？

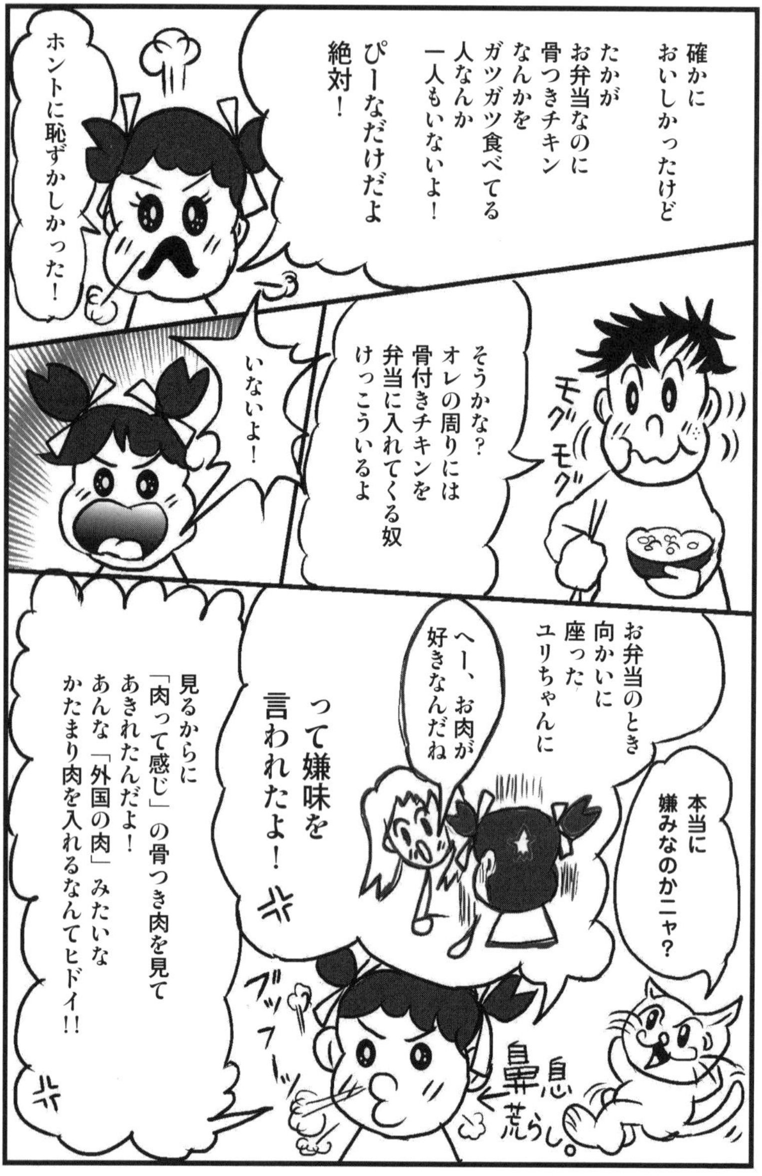
確かに
おいしかったけど
たかが
お弁当なのに
骨つきチキン
なんかを
ガツガツ食べてる
人なんか
一人もいないよ！
ぴーなだけだよ
絶対！
ホントに恥ずかしかった！
モグモグ
そうかな？
オレの周りには
骨付きチキンを
弁当に入れてくる奴
けっこういるよ
いないよ！
お弁当のとき
向かいに
座った
ユリちゃんに
へー、お肉が
好きなんだね
って嫌味を
言われたよ！
本当に
嫌みなのかニャ？
見るからに
「肉って感じ」の骨つき肉を見て
あきれたんだよ！
あんな「外国の肉」みたいな
かたまり肉を入れるなんてヒドイ!!
ブッフーッ
鼻息荒らし。

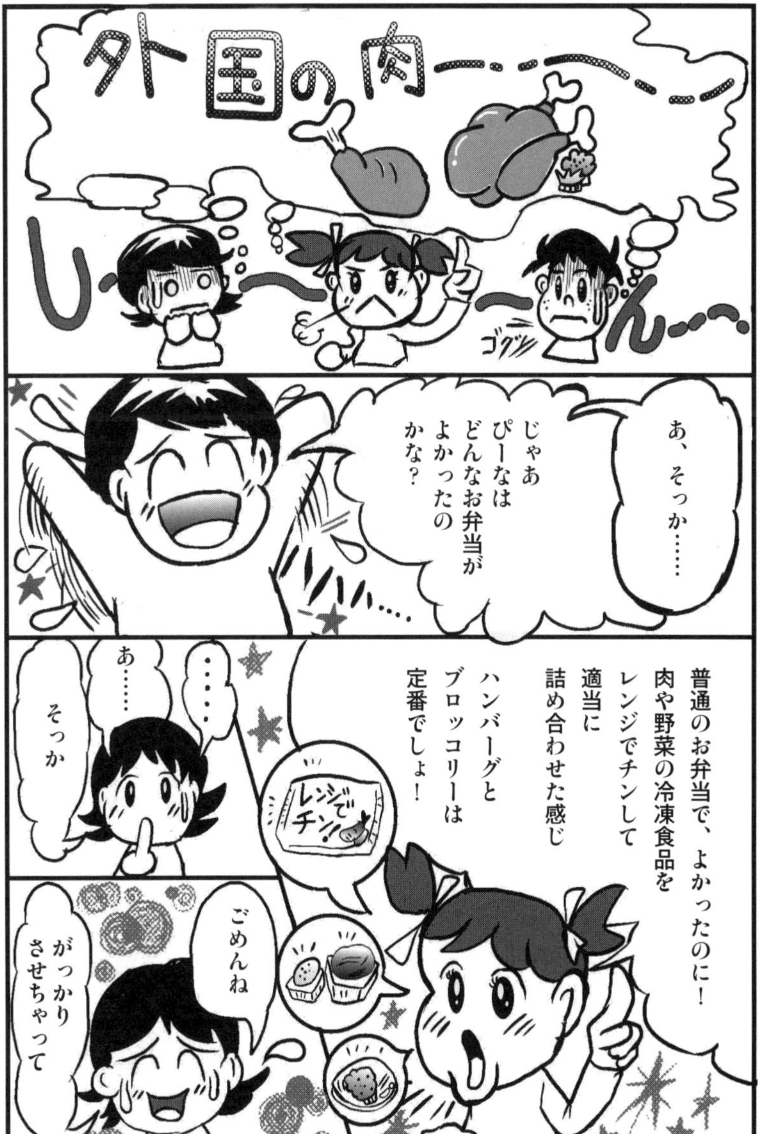

外国の肉ー
しー〜ーん
ゴクッ
あ、そっか……
じゃあ
ぴーなは
どんなお弁当が
よかったの
かな？
普通のお弁当で、よかったのに！
肉や野菜の冷凍食品を
レンジでチンして
適当に
詰め合わせた感じ
ハンバーグと
ブロッコリーは
定番でしょ！
レンジでチン
……
あ……
そっか
ごめんね
がっかり
させちゃって

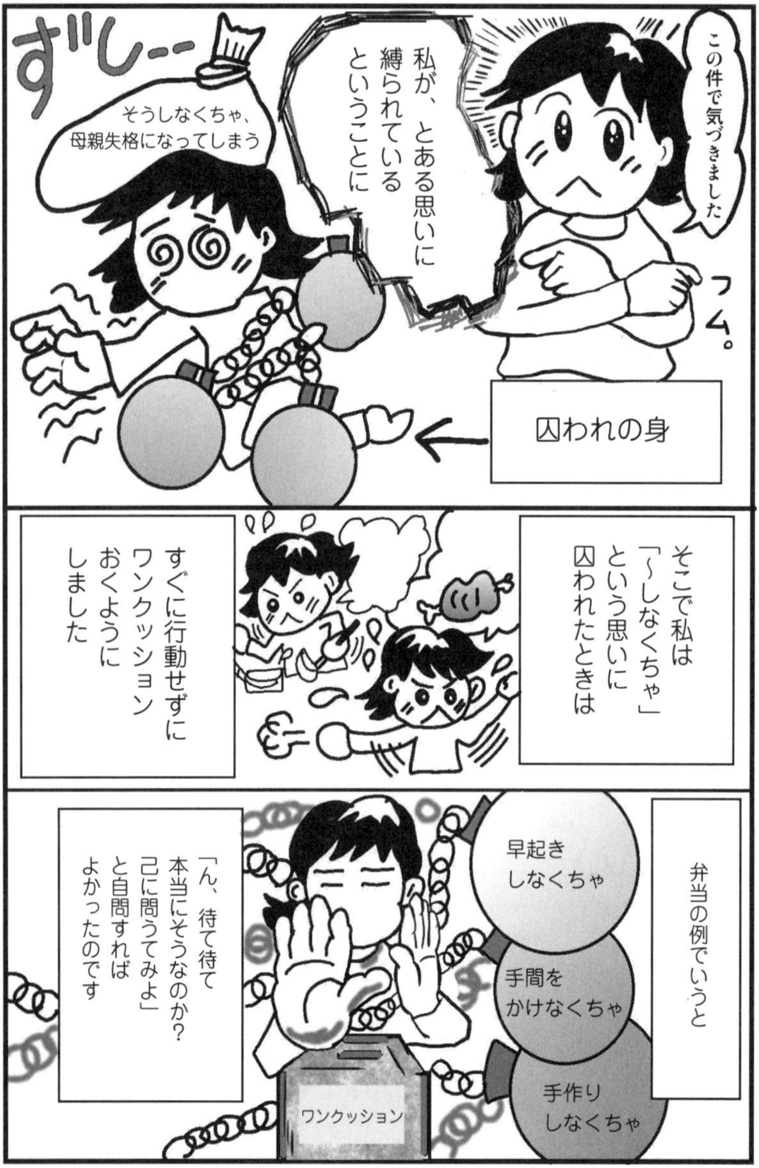
この件で気づきました
私が、とある思いに
縛られている
ということに
ずしーー
そうしなくちゃ、
母親失格になってしまう
フム。
囚われの身
そこで私は
「～しなくちゃ」
という思いに
囚われたときは
すぐに行動せずに
ワンクッション
おくように
しました
弁当の例でいうと
早起き
しなくちゃ
手間を
かけなくちゃ
手作り
しなくちゃ
ワンクッション
「ん、待て待て
本当にそうなのか？
己に問うてみよ」
と自問すれば
よかったのです

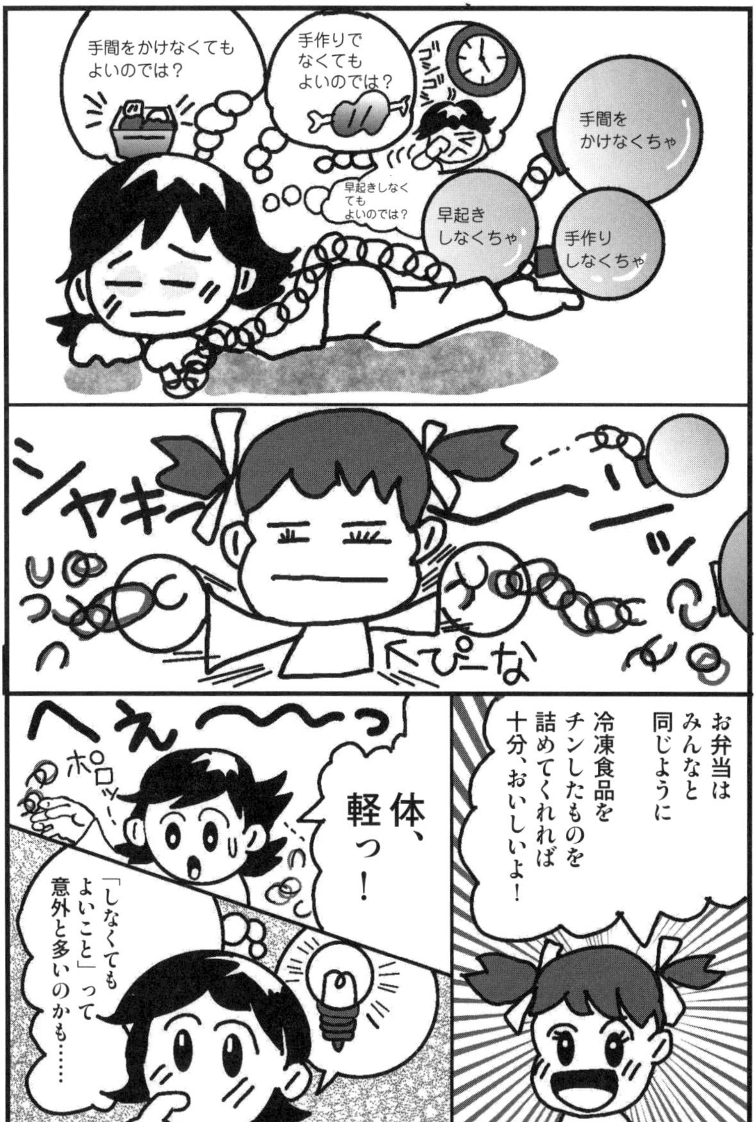

手間をかけなくてもよいのでは？
手作りでなくてもよいのでは？
ゴシゴシ
手間をかけなくちゃ
早起きしなくてもよいのでは？
早起きしなくちゃ
手作りしなくちゃ
シャキーーーン
ぴーな
へえ〜〜っ
ホロッ
体、軽っ！
「しなくてもよいこと」って意外と多いのかも……
お弁当はみんなと同じように冷凍食品をチンしたものを詰めてくれれば十分、おいしいよ！

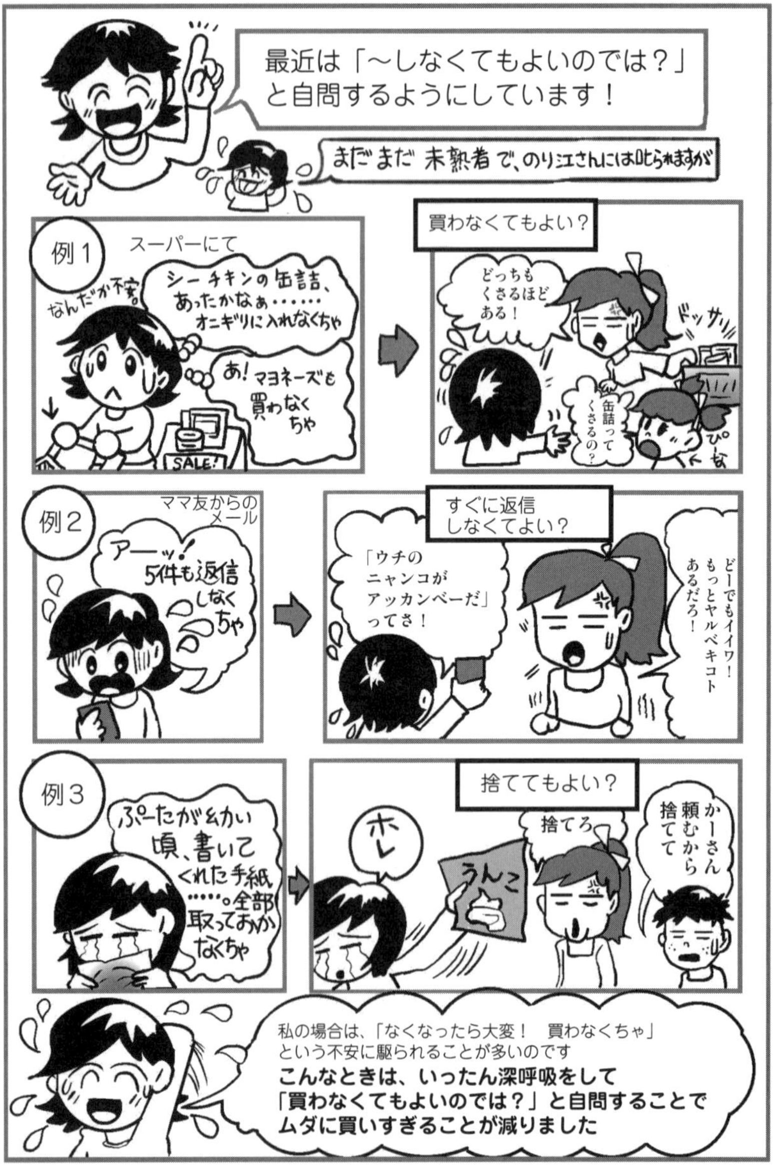
最近は「〜しなくてもよいのでは？」
と自問するようにしています！
まだまだ 未熟者 で、のり江さんには叱られますが
例1
スーパーにて
なんだか不安。
シーチキンの缶詰、
あったかなぁ……
オニギリに入れなくちゃ
あ！マヨネーズも
買わなく
ちゃ
SALE!
買わなくてもよい？
どっちも
くさるほど
ある！
ドッサ
缶詰って
くさるの？
例2
ママ友からの
メール
アーッ！
5件も返信
しなく
ちゃ
すぐに返信
しなくてよい？
「ウチの
ニャンコが
アッカンベーだ」
ってさ！
どーでもイイワ！
もっとヤルベキコト
あるだろ！
例3
ぷーたが幼い
頃、書いて
くれた手紙
……。全部
取っておかなくちゃ
捨ててもよい？
ホレ
捨てろ
うんこ
かーさん
頼むから
捨てて
私の場合は、「なくなったら大変！　買わなくちゃ」
という不安に駆られることが多いのです
こんなときは、いったん深呼吸をして
「買わなくてもよいのでは？」と自問することで
ムダに買いすぎることが減りました

5章　1人でできる「認知行動療法」

「今、ココ」の実践

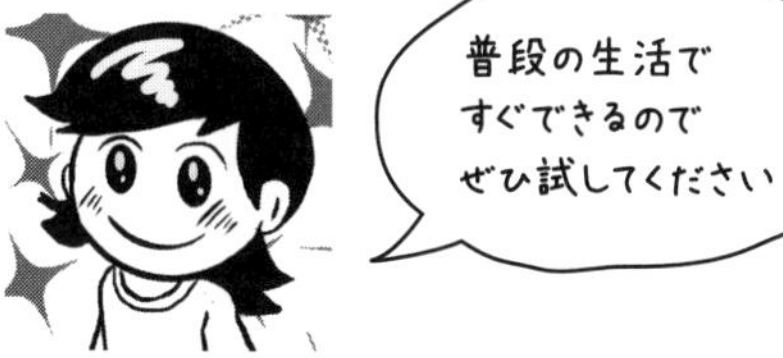
普段の生活で
すぐできるので
ぜひ試してください

日常のちょっとした動作に
集中することで
雑念が消えていく。
お手軽「マインドフルネス」を紹介！

●マインドフルネスとは？

「マインドフルネス」という言葉をご存知ですか？
　これは、仏教の「禅」の内観を起源として、欧米で研究された**「今・ココ」に集中するセルフコントロールとストレス軽減のための心理療法です。**

●自分の身体や感覚、動作に集中する

　筆者は、重いうつから回復に向かい、多少、家事ができるようになった時期に、意識的に行いました。
　なぜなら、ちょっとでも調子が悪くなると、過去の出来事を後悔したり、未来を悲観し、不安を感じたりして、なかなか苦しい思いから抜け出せなかったからです。
　そんなとき、数分、もしくは、気分によっては数時間でも、「マインドフルネス」を私なりに実践してみました。
　やり方はとてもシンプル。自分の身体や感覚、動作に集中すること、名づけて「今、ココ！」の術です。**すぐにできるのは、目をつぶってゆっくり呼吸（164ページ参照）すること。**
　そして、いつもの日常生活の動作に少しずつ取り入れていくのです。

●日々の生活で実践してみよう

　例えば私の場合は「家事」。洗い物や掃除だって、ひとつの動作を集中してやればマインドフルネスを実践したことになります。とても簡単なうえに、効果はバッチリ。
　私は家事の中でも、とりわけ「掃除」が面倒で嫌いなのですが、こんなときにもマインドフルネスを実践すると、**雑念が消えて掃除に没頭することもしばしば。**掃除をした後は、清々《すがすが》しい気分で過ごせて、雑念も消えました。
　本書では、毎日の生活の中ですぐにできるマインドフルネス実践例を紹介しておきます。

マインドフルネスを実践！
今、ココにある自分に集中！

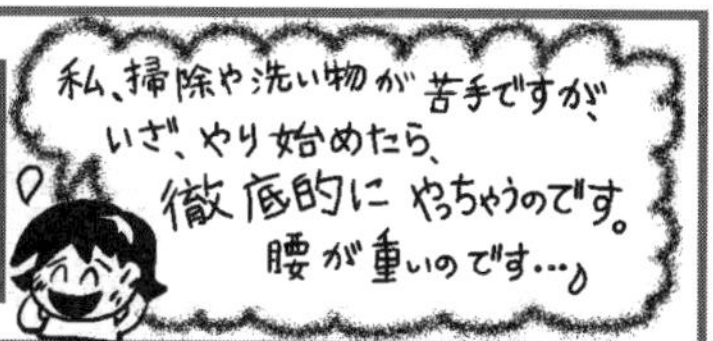
私、掃除や洗い物が苦手ですが、
いざ、やり始めたら、
徹底的にやっちゃうのです。
腰が重いのです…。

例1 炊事の中でも、とくに「大鍋を洗う」作業を億劫だと感じて、なかなかできませんでした。そこで、あるとき奮起して実行することに！

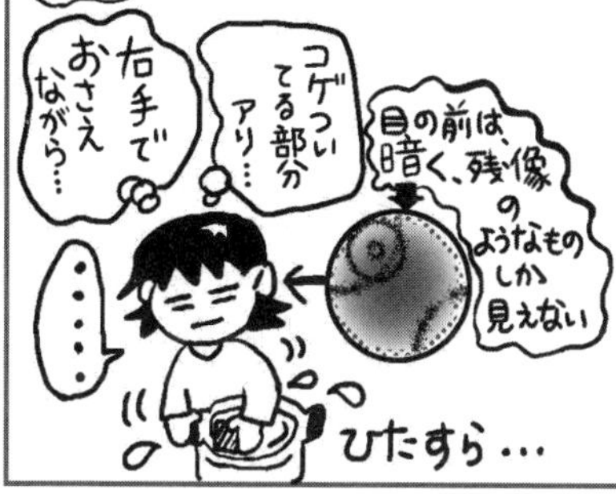
右手でおさえながら…
コゲついてる部分アリ…
目の前は、暗く、残像のようなものしか見えない
……
ひたすら…

目をつぶって、手先の感覚を研ぎ澄まし、「鍋を洗う」だけの作業に集中したのです。やがて、その作業に没頭し、洗い終えたときには、清々しい達成感すら感じました。一つの行為に集中することで、雑念や思考のループから抜け出せたのです。

例2 日頃から、部屋のあちこちにたまっていく埃を拭き取るなど、こまめに掃除をするのは面倒だなと感じていました。

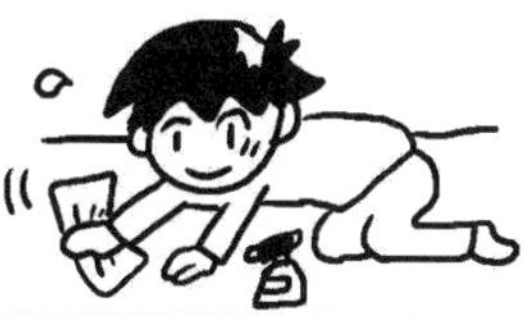

しかしこのままでは、部屋が汚れる一方です。そこで、あるとき、一念発起して、フローリングに這いつくばって「床磨きをすること」 に集中！　気がついたら、３０分以上も掃除をして、イイ汗をかいていました！　「面倒くさい」という思いは消えていたのです。

例3 掃除の中でも、トイレ掃除はもっとも「面倒くさい」という気分になる行為でした。でも、あるとき、エイヤっと重い腰を上げて着手！

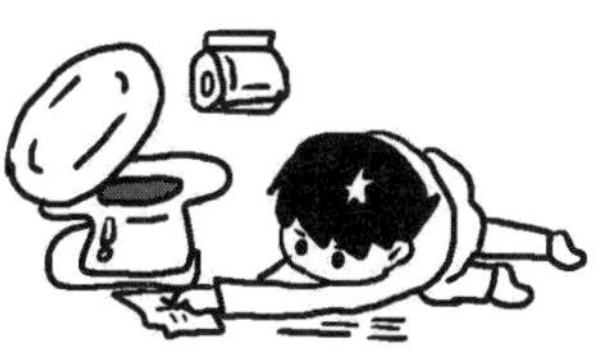

這いつくばってゴシゴシと掃除を始めました。するといつの間にか集中していて、気づくとトイレはピカピカになり、気分もスッキリ。芳香剤まで買いに行きたくなったのです。ほんの些細なことでしたが、没頭することで嫌な気分が変化して、次の新しい行動に踏み出した自分にびっくりしました。

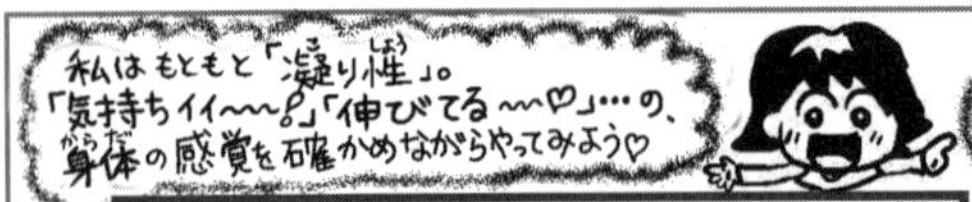
私はもともと「凝り性《しょう》」。
「気持ちイイ〜〜♪」「伸びてる〜〜♡」…の、
身体《からだ》の感覚を確かめながらやってみよう♡

心と身体のストレッチで自分の身体に意識を集中！

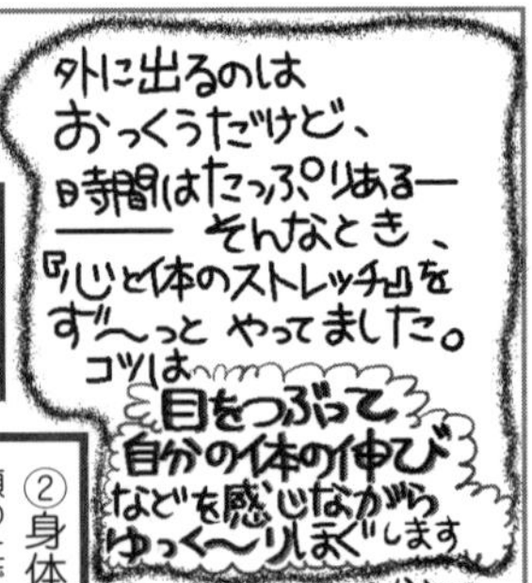
外に出るのは
おっくうだけど、
時間はたっぷりある──
そんなとき、
『心と体のストレッチ』を
ず〜っとやってました。
コツは
目をつぶって
自分の体の伸び
などを感じながら
ゆっく〜りほぐします

①深呼吸

ラクな姿勢でやろう。鼻から息を吸って、お腹がふくらむのを意識したら、口をすぼめて長い時間をかけて息を吐く

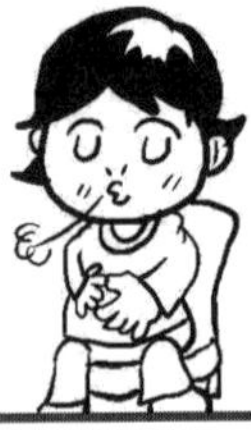

②身体を左右に動かす

頭の上で
両手を合わせて
背伸びをする
そのまま
ゆっくり
左右に
身体を倒す

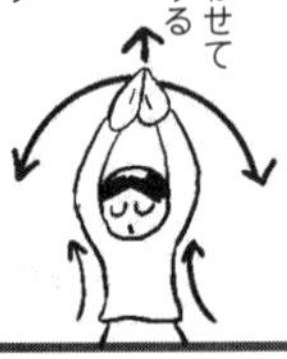

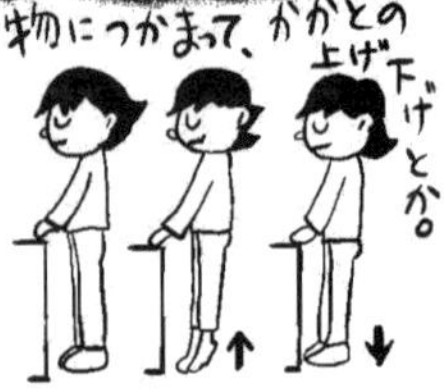
物につかまって、かかとの
上げ下げとか。

③座ってストレッチを開始

- あぐらをかくように座り、両足の裏を合わせる
- 息を吐きながら、ゆっくりと両手を前方に伸ばす

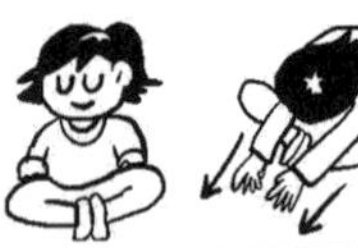

④屈伸する

- 片方だけあぐらをかく。伸ばしている足の膝の辺りに、反対側の手を置く
- 伸ばしている足と同じ側の手を前方に伸ばして、息を吐きながらお腹から前に倒す

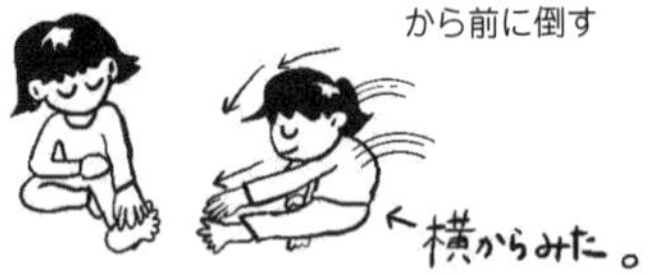
横からみた。

⑤全身をほぐす

大きい筋肉がほぐれてきたら、「例１」のように、少しずつ小さい部分をほぐしていく。私は「ツボほぐし」は好きだが、自分の指で行うと疲れるため、「例２」や「例３」のように、自分の体重を「ゆっくーり」かけていき、コリをほぐすようにしている

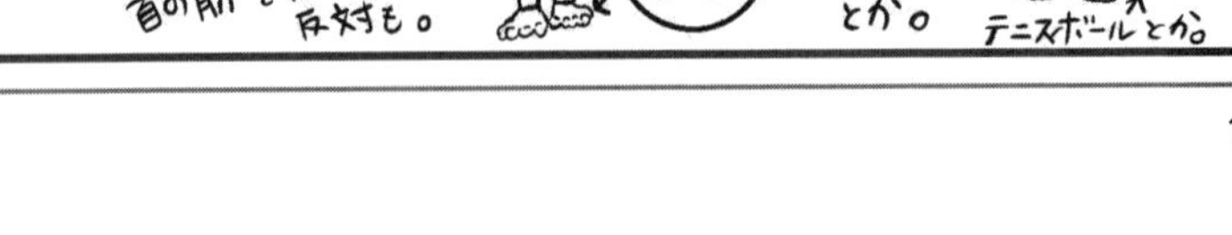
例1
首の筋《すじ》を伸ばす。
反対も。
例2
足のウラに石《いし》とか
ビー玉とか
テニスボール
とか。
例3
おっとっと
お尻の筋肉
こってマス
テニスボールとか。

6章　サトエ流・回復《リカバリー》へのヒント～リワーク編～

私が見つけた
働き方のコツ

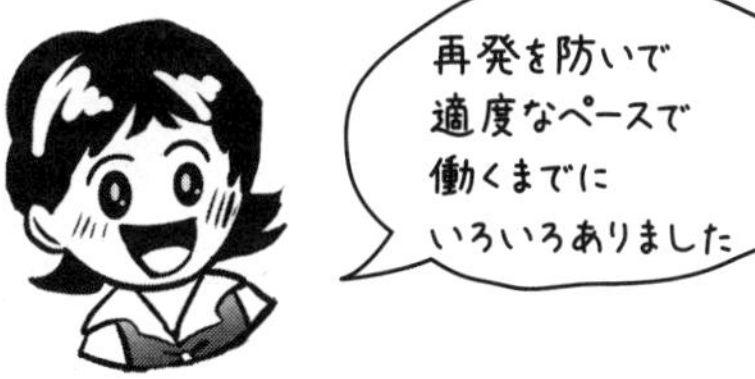
再発を防いで
適度なペースで
働くまでに
いろいろありました

復帰後すぐにバリバリと働き始めるも、
身体の病気が見つかり退職——。
その後、自分に合った
ペースでの働き方を
模索するようになる

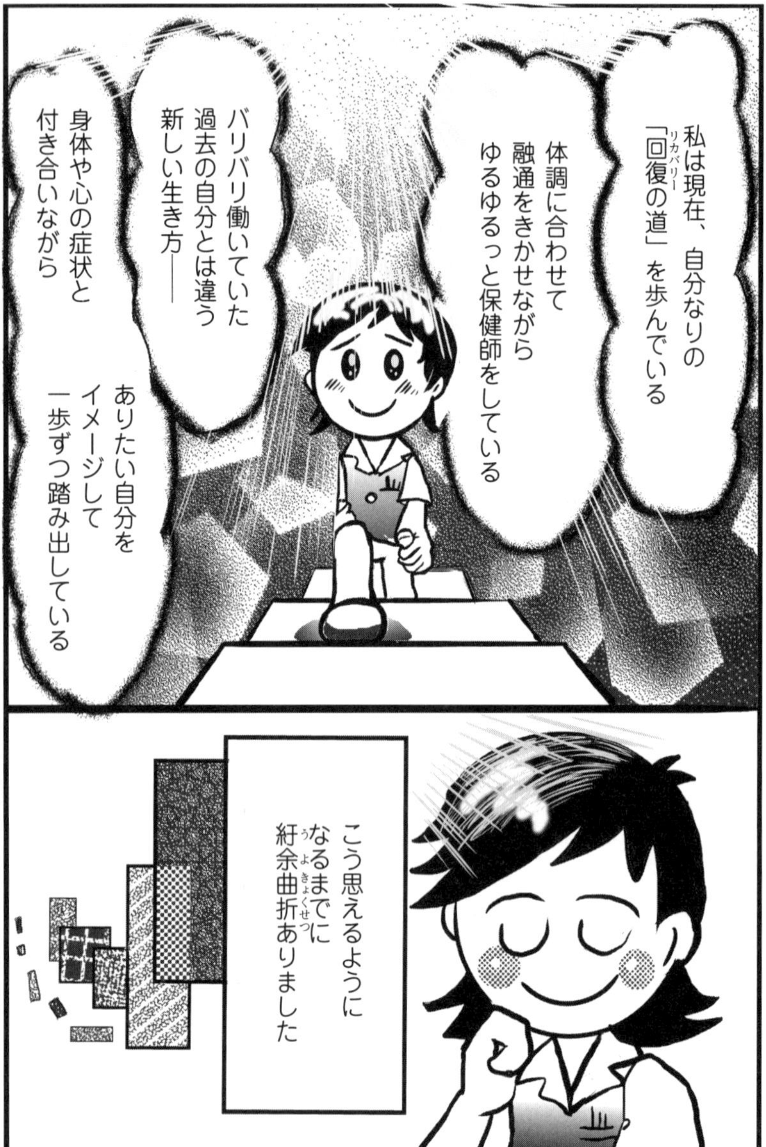
私は現在、自分なりの「回復の道《リカバリー》」を歩んでいる
体調に合わせて融通をきかせながらゆるゆるっと保健師をしている
バリバリ働いていた過去の自分とは違う新しい生き方——
身体や心の症状と付き合いながら
ありたい自分をイメージして一歩ずつ踏み出している
こう思えるようになるまでに紆余曲折《うよきょくせつ》ありました

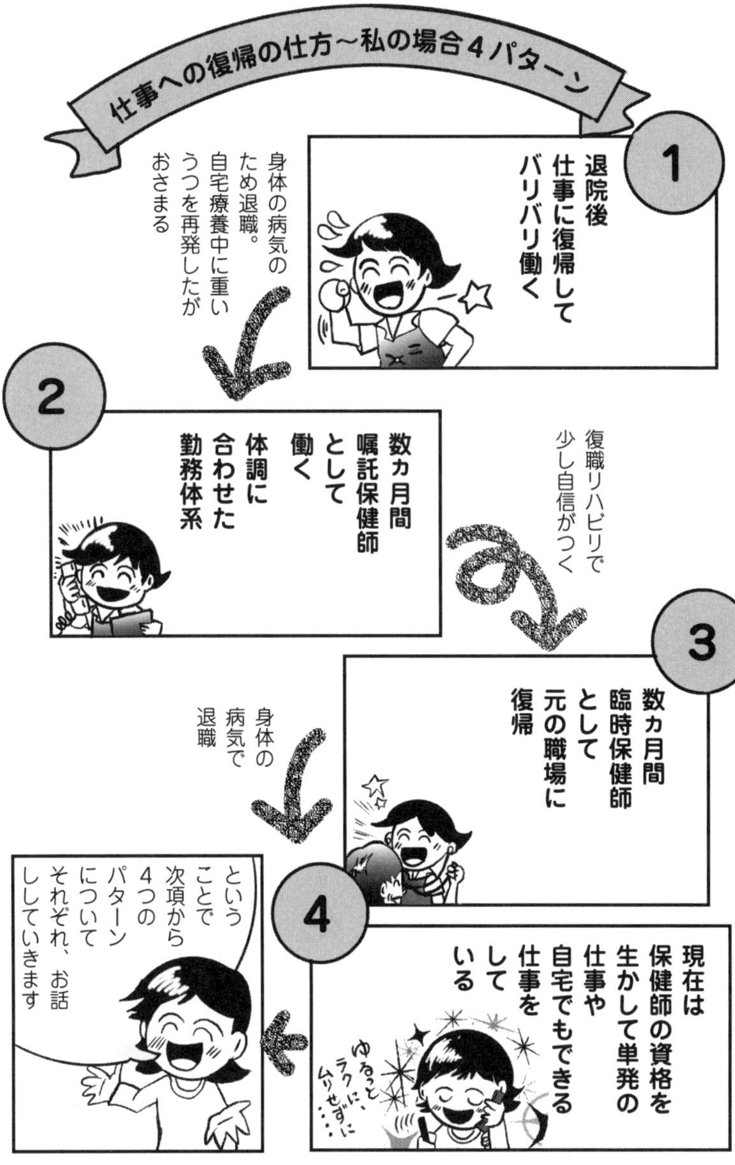

仕事への復帰の仕方～私の場合4パターン
1
退院後
仕事に復帰して
バリバリ働く
身体の病気のため退職。
自宅療養中に重いうつを再発したがおさまる
2
数ヵ月間
嘱託保健師
として
働く
体調に
合わせた
勤務体系
復職リハビリで
少し自信がつく
3
数ヵ月間
臨時保健師
として
元の職場に
復帰
身体の
病気で
退職
4
現在は
保健師の資格を
生かして単発の
仕事や
自宅でもできる
仕事を
して
いる
ゆるっと
ラクに、
ムリせずに……
ということで
次項から
4つの
パターン
について
それぞれ、お話
ししていきます

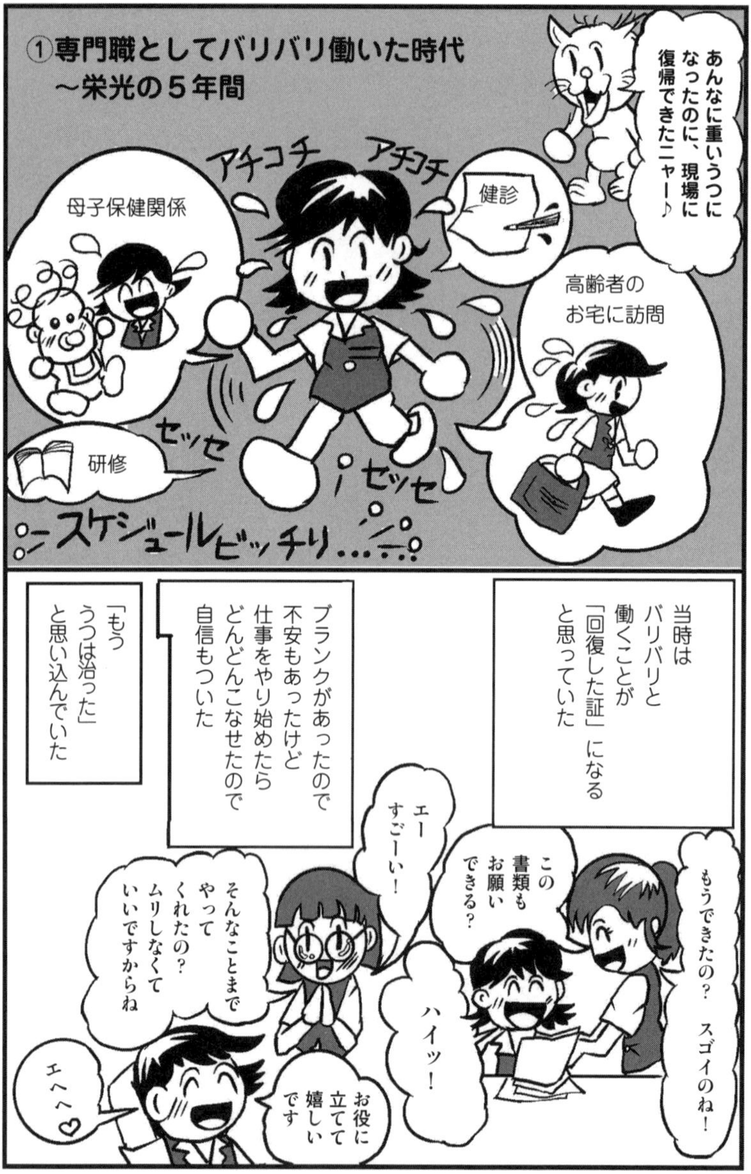
①専門職としてバリバリ働いた時代
～栄光の５年間
あんなに重いうつになったのに、現場に復帰できたニャー♪
アチコチ
アチコチ
健診
母子保健関係
高齢者のお宅に訪問
研修
セッセ
セッセ
スケジュールビッチリ…
当時はバリバリと働くことが「回復した証」になると思っていた
ブランクがあったので不安もあったけど仕事をやり始めたらどんどんこなせたので自信もついた
「もううつは治った」と思い込んでいた
もうできたの？ スゴイのね！
この書類もお願いできる？
ハイッ！
エーすごーい！
そんなことまでやってくれたの？ ムリしなくていいですからね
お役に立てて嬉しいです
エヘヘ♡

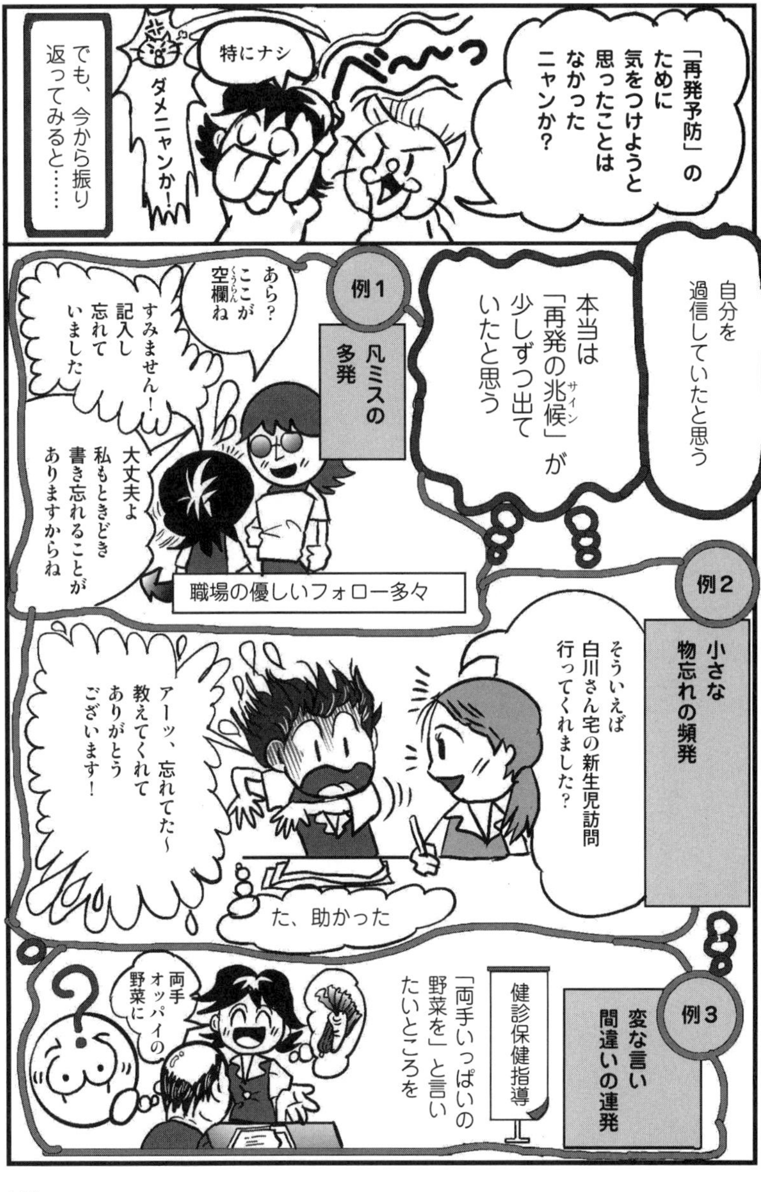

「再発予防」のために気をつけようと思ったことはなかったニャンか？
べ〜〜っ
特にナシ
ダメニャンか！
でも、今から振り返ってみると……
自分を過信していたと思う
本当は「再発の兆候《サイン》」が少しずつ出ていたと思う
例1
凡ミスの多発
あら？ ここが空欄《くうらん》ね
すみません！ 記入し忘れていました
大丈夫よ 私もときどき書き忘れることがありますからね
職場の優しいフォロー多々
例2
小さな物忘れの頻発
そういえば白川さん宅の新生児訪問行ってくれました？
アーッ、忘れてた〜 教えてくれてありがとうございます！
た、助かった
例3
変な言い間違いの連発
健診保健指導
「両手いっぱいの野菜を」と言いたいところを
両手オッパイの野菜に

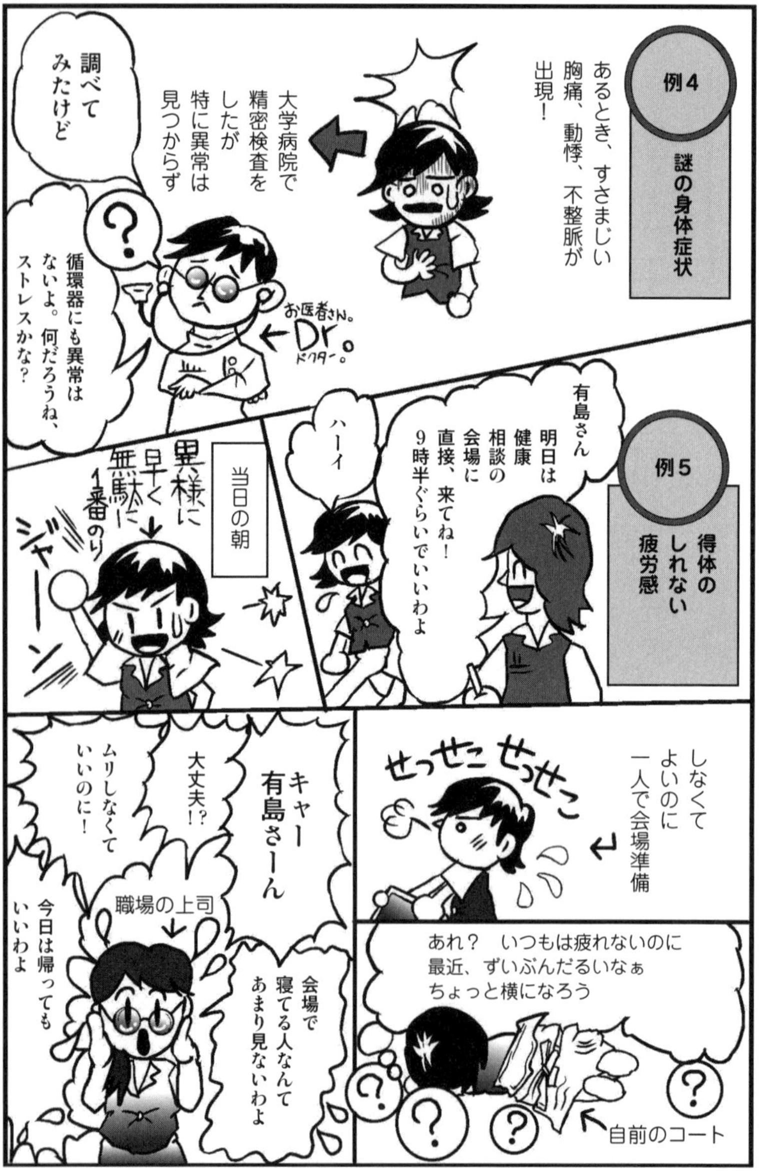
例4
謎の身体症状
あるとき、すさまじい胸痛、動悸、不整脈が出現！
大学病院で精密検査をしたが特に異常は見つからず
調べてみたけど
お医者さん。Dr.ドクター。
循環器にも異常はないよ。何だろうね、ストレスかな？
例5
得体のしれない疲労感
有島さん
明日は健康相談の会場に直接、来てね！9時半ぐらいでいいわよ
ハーイ
当日の朝
異様に早く無駄に1番のり
ジャーーン
しなくてよいのに一人で会場準備
せっせこ せっせこ
あれ？ いつもは疲れないのに最近、ずいぶんだるいなぁ ちょっと横になろう
自前のコート
キャー有島さーん
大丈夫!?
ムリしなくていいのに！
職場の上司
会場で寝てる人なんてあまり見ないわよ
今日は帰ってもいいわよ

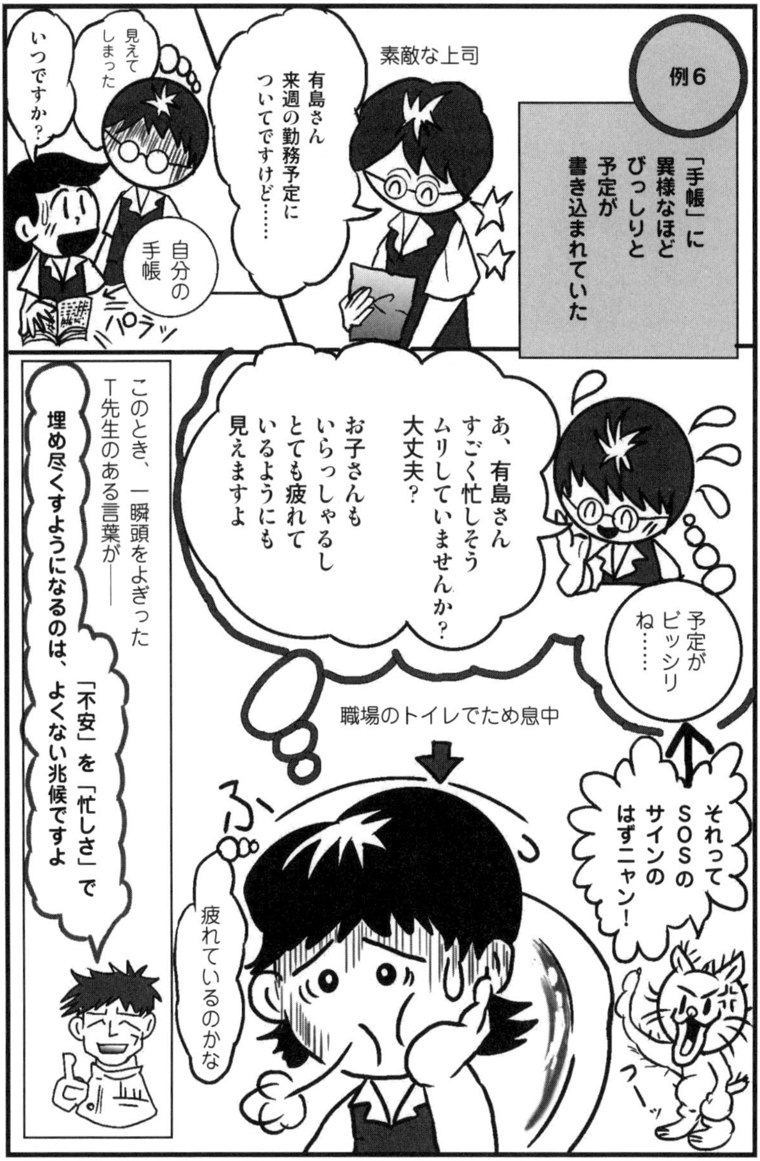
例6
「手帳」に異様なほどびっしりと予定が書き込まれていた
素敵な上司
有島さん 来週の勤務予定についてですけど……
見えてしまった
いつですか？
自分の手帳
パラッ
あ、有島さん すごく忙しそう ムリしていませんか？ 大丈夫？ お子さんもいらっしゃるし とても疲れているようにも見えますよ
予定がビッシリね……
このとき、一瞬頭をよぎったT先生のある言葉が――
「不安」を「忙しさ」で埋め尽くすようになるのは、よくない兆候ですよ
職場のトイレでため息中
それってSOSのサインのはずニャン！
ふー
疲れているのかな
フーッ

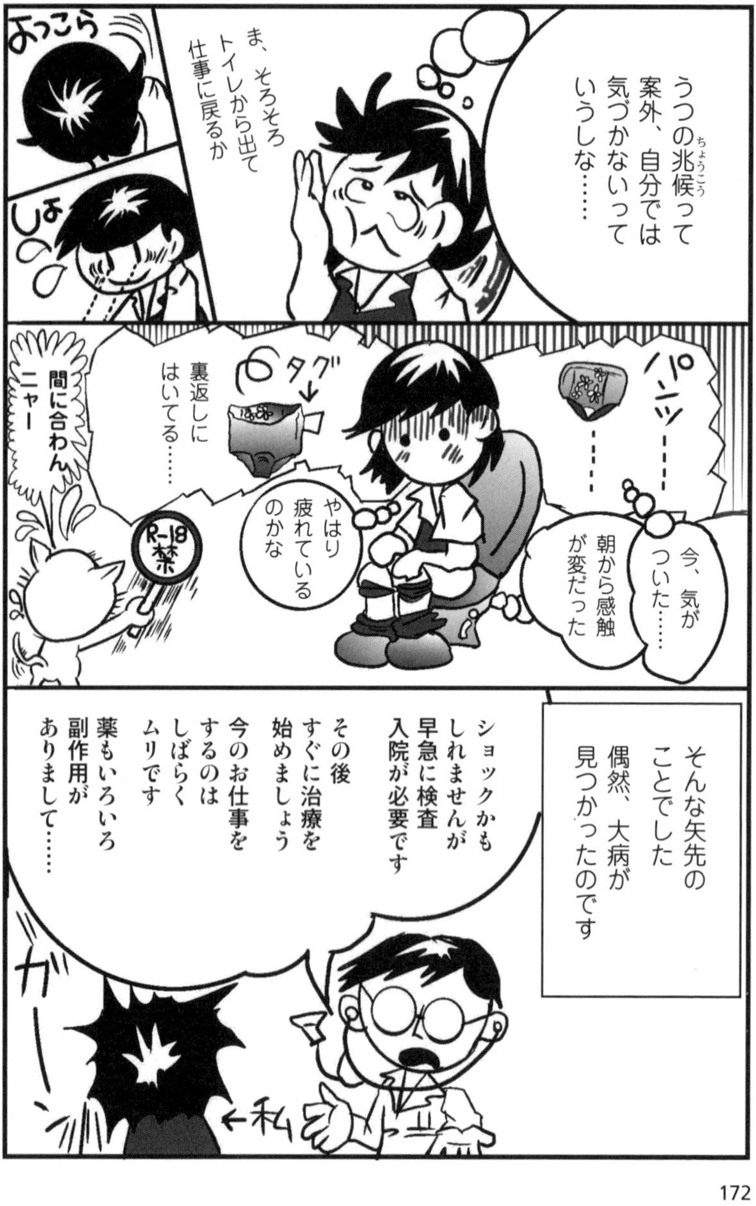
うつの兆候《ちょうこう》って案外、自分では気づかないっていうしな……
ま、そろそろトイレから出て仕事に戻るか
よっこら
しょ
パンツ……
今、気がついた……
朝から感触が変だった
やはり疲れているのかな
タグ
裏返しにはいてる……
間に合わんニャー
R-18 禁
そんな矢先のことでした 偶然、大病が見つかったのです
ショックかもしれませんが早急に検査入院が必要です その後すぐに治療を始めましょう 今のお仕事をするのはしばらくムリです 薬もいろいろ副作用がありまして……
ガーン
←私

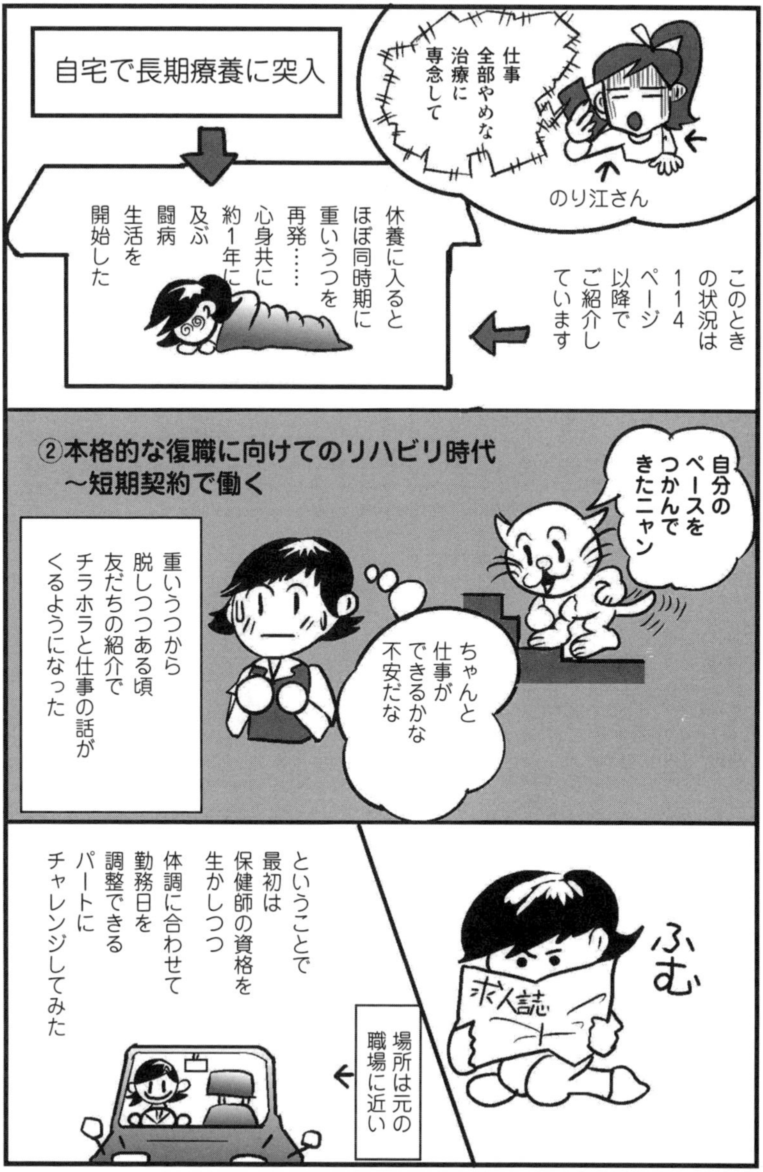
自宅で長期療養に突入
仕事全部やめな治療に専念して
のり江さん
このときの状況は114ページ以降でご紹介しています
休養に入るとほぼ同時期に重いうつを再発……心身共に約1年に及ぶ闘病生活を開始した
②本格的な復職に向けてのリハビリ時代～短期契約で働く
自分のペースをつかんできたニャン
重いうつから脱しつつある頃友だちの紹介でチラホラと仕事の話がくるようになった
ちゃんと仕事ができるかな不安だな
ふむ
求人誌
ということで最初は保健師の資格を生かしつつ体調に合わせて勤務日を調整できるパートにチャレンジしてみた
場所は元の職場に近い

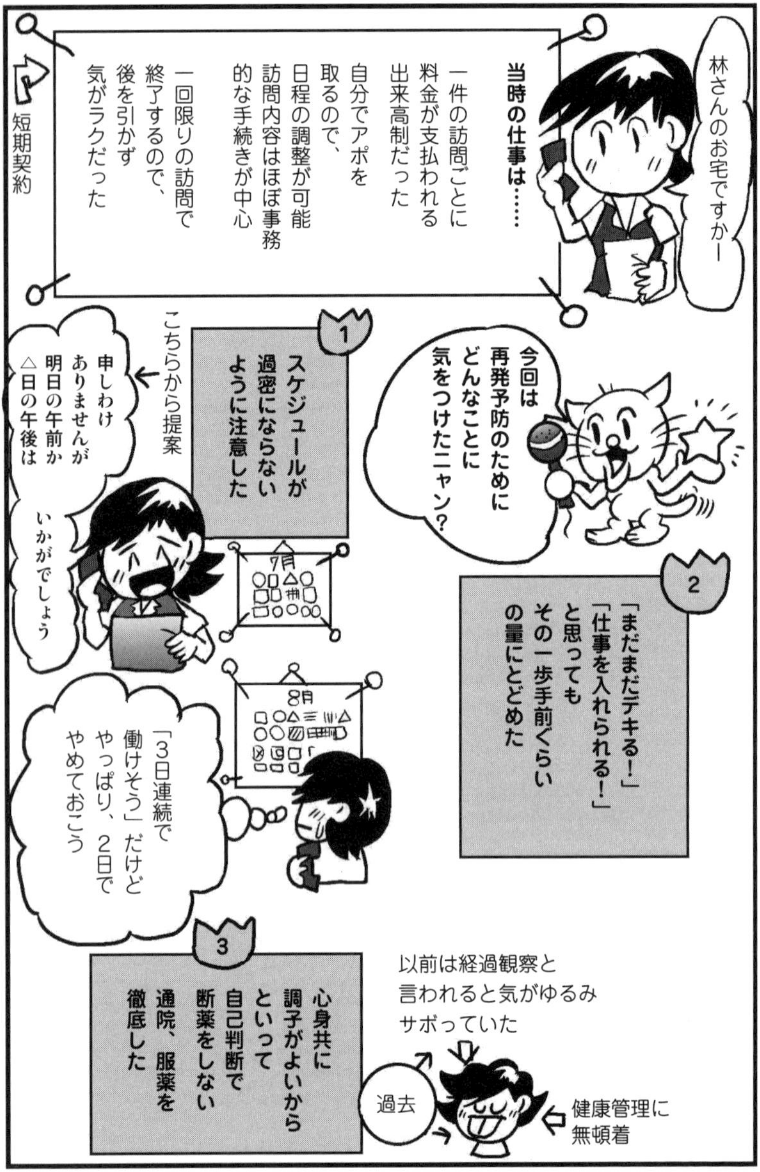
林さんのお宅ですかー
当時の仕事は……
一件の訪問ごとに料金が支払われる出来高制だった
自分でアポを取るので、日程の調整が可能
訪問内容はほぼ事務的な手続きが中心
一回限りの訪問で終了するので、後を引かず気がラクだった
短期契約
今回は再発予防のためにどんなことに気をつけたニャン？
1
スケジュールが過密にならないように注意した
こちらから提案
申しわけありませんが明日の午前か△日の午後はいかがでしょう
7月
8月
2
「まだまだデキる！」「仕事を入れられる！」と思ってもその一歩手前ぐらいの量にとどめた
「3日連続で働けそう」だけどやっぱり、2日でやめておこう
3
心身共に調子がよいからといって自己判断で断薬をしない
通院、服薬を徹底した
以前は経過観察と言われると気がゆるみサボっていた
過去
健康管理に無頓着

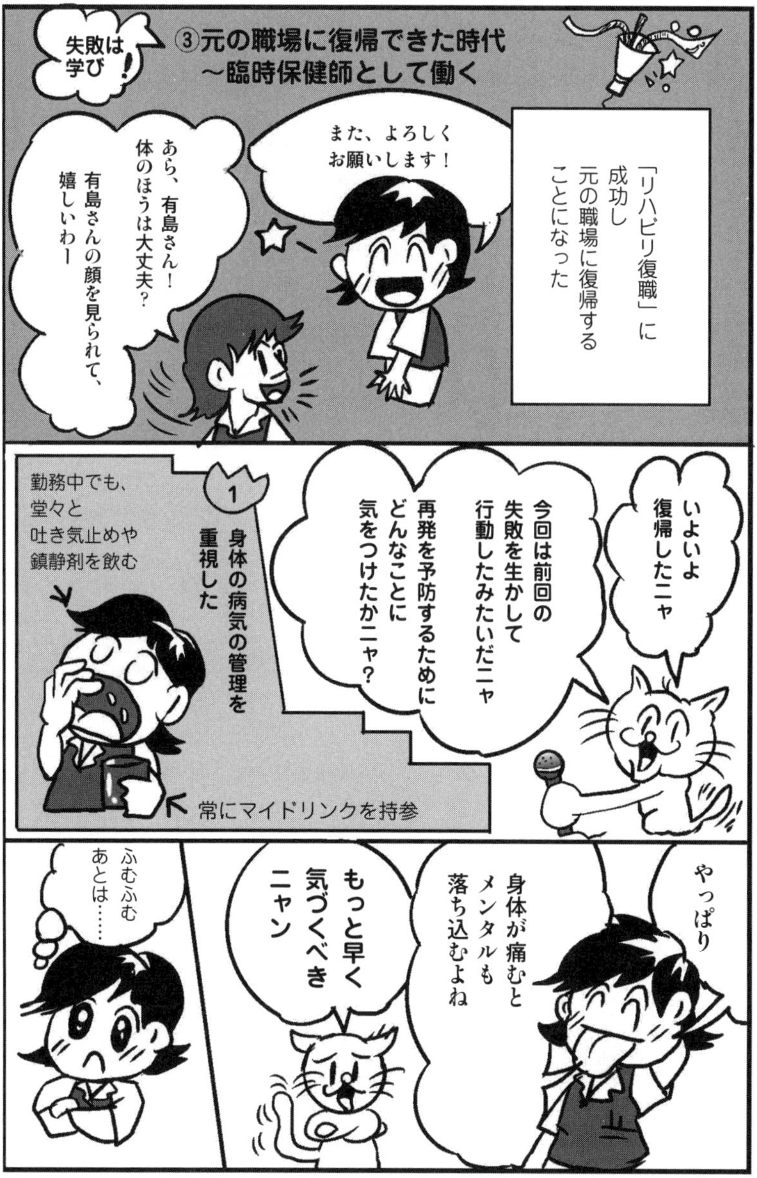
失敗は学び！
③元の職場に復帰できた時代〜臨時保健師として働く
「リハビリ復職」に成功し元の職場に復帰することになった
また、よろしくお願いします！
あら、有島さん！体のほうは大丈夫？有島さんの顔を見られて、嬉しいわー
いよいよ復帰したニャ
今回は前回の失敗を生かして行動したみたいだニャ再発を予防するためにどんなことに気をつけたかニャ？
1 身体の病気の管理を重視した
勤務中でも、堂々と吐き気止めや鎮静剤を飲む
常にマイドリンクを持参
やっぱり
身体が痛むとメンタルも落ち込むよね
もっと早く気づくべきニャン
ふむふむあとは……

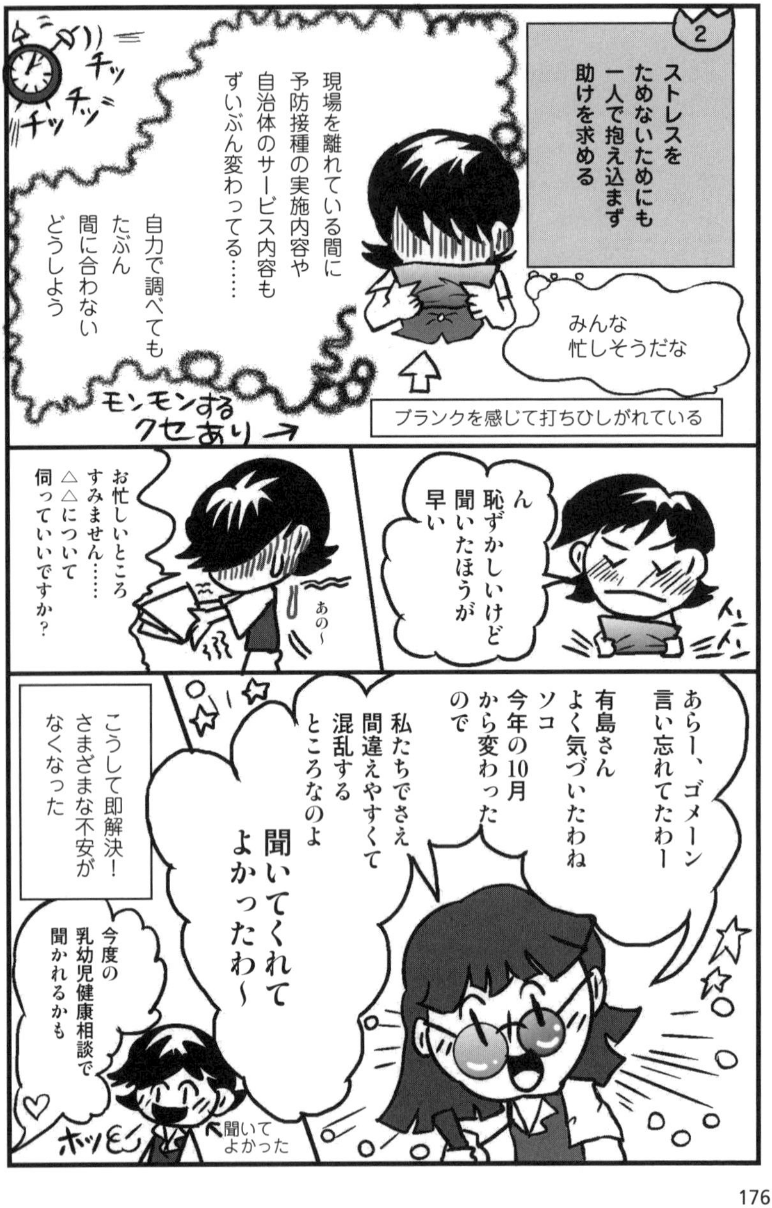
2
ストレスをためないためにも一人で抱え込まず助けを求める
現場を離れている間に予防接種の実施内容や自治体のサービス内容もずいぶん変わってる……
自力で調べてもたぶん間に合わないどうしよう
チッチッチッ
モンモンするクセあり
みんな忙しそうだな
ブランクを感じて打ちひしがれている
ん 恥ずかしいけど聞いたほうが早い
お忙しいところすみません……△△について伺っていいですか？
あの～
あらー、ゴメーン 言い忘れてたわー
有島さんよく気づいたわね ソコ今年の10月から変わったので
私たちでさえ間違えやすくて混乱するところなのよ
聞いてくれてよかったわ～
こうして即解決！さまざまな不安がなくなった
今度の乳幼児健康相談で聞かれるかも
ホッ
聞いてよかった

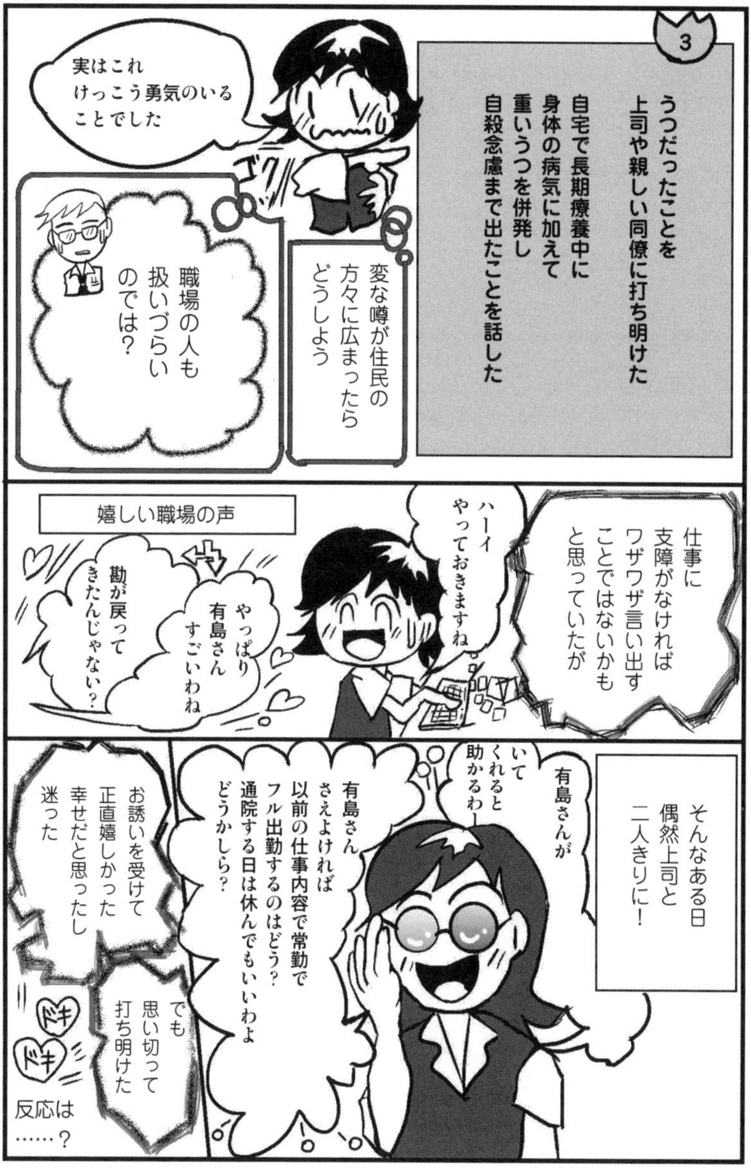
3
うつだったことを上司や親しい同僚に打ち明けた
自宅で長期療養中に身体の病気に加えて重いうつを併発し自殺念慮まで出たことを話した
実はこれ けっこう勇気のいることでした
ゴクッ
変な噂が住民の方々に広まったらどうしよう
職場の人も扱いづらいのでは？
仕事に支障がなければワザワザ言い出すことではないかもと思っていたが
ハーイ やっておきますね
嬉しい職場の声
やっぱり有島さん すごいわね
勘が戻ってきたんじゃない？
そんなある日 偶然上司と二人きりに！
有島さんが いてくれると助かるわー
有島さん さえよければ 以前の仕事内容で常勤で フル出勤するのはどう？ 通院する日は休んでもいいわよ どうかしら？
お誘いを受けて正直嬉しかった 幸せだと思ったし迷った
でも思い切って打ち明けた
ドキドキ
反応は……？

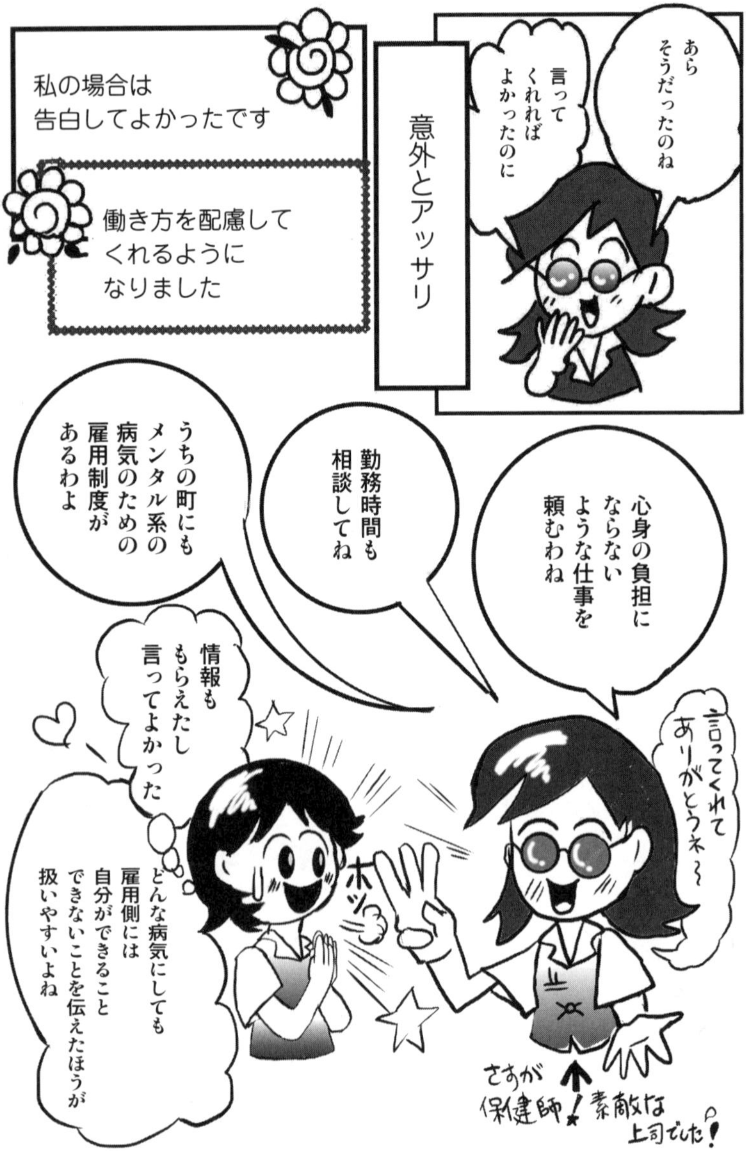
私の場合は
告白してよかったです
働き方を配慮して
くれるように
なりました
あら
そうだったのね
言って
くれれば
よかったのに
意外とアッサリ
心身の負担に
ならない
ような仕事を
頼むわね
勤務時間も
相談してね
うちの町にも
メンタル系の
病気のための
雇用制度が
あるわよ
言ってくれて
ありがとうネ～
情報も
もらえたし
言ってよかった
ホッ
どんな病気にしても
雇用側には
自分ができること
できないことを伝えたほうが
扱いやすいよね
さすが
保健師！素敵な
上司でした！

4 「一日の目標」は自力で達成できるものを設定する！

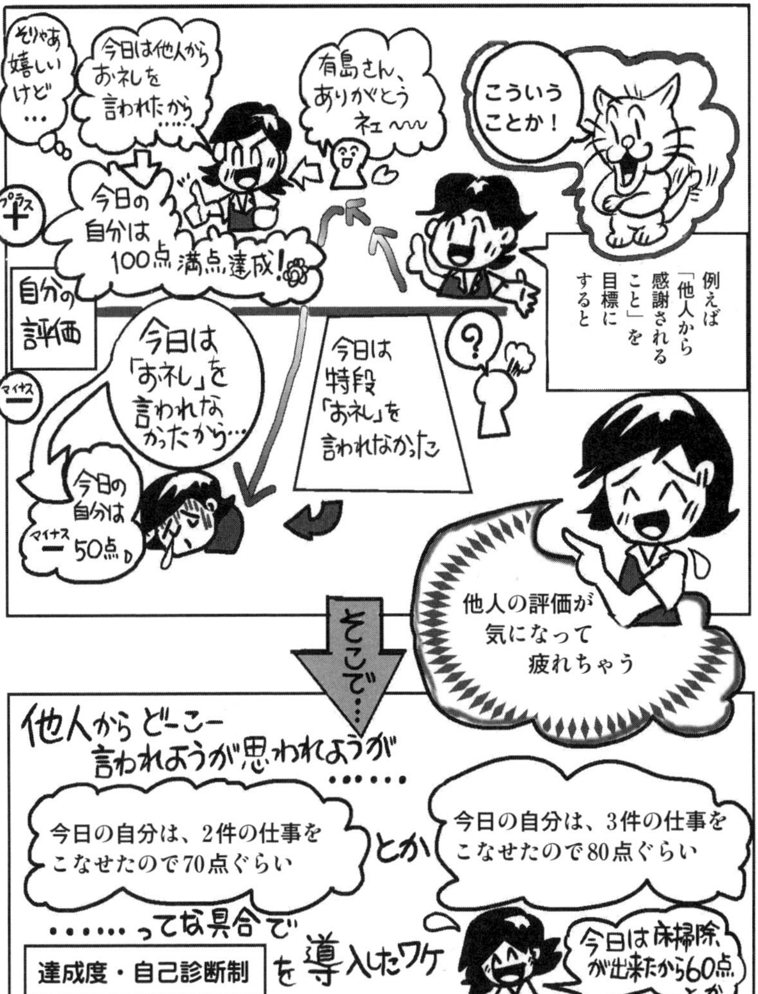

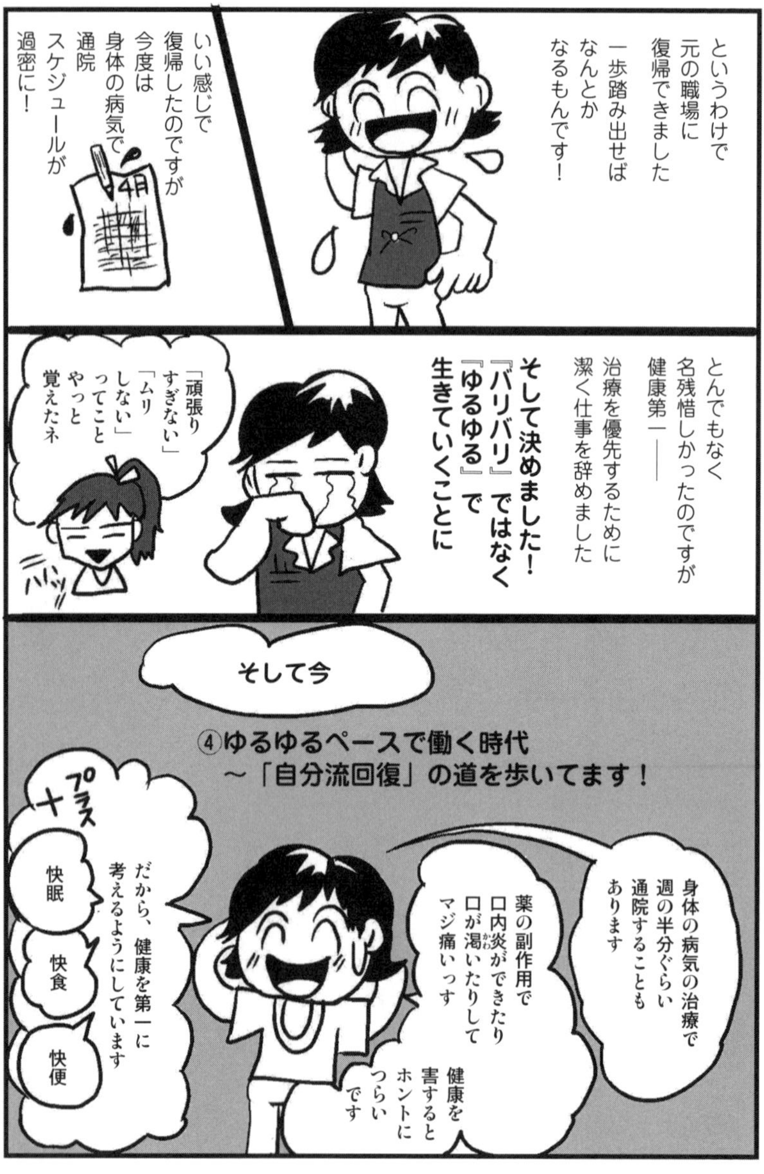

というわけで元の職場に復帰できました
一歩踏み出せばなんとかなるもんです！
いい感じで復帰したのですが今度は身体の病気で通院スケジュールが過密に！
4月
とんでもなく名残惜しかったのですが
健康第一——
治療を優先するために潔く仕事を辞めました
そして決めました！『バリバリ』ではなく『ゆるゆる』で生きていくことに
「頑張りすぎない」「ムリしない」ってことやっと覚えたネ
ハッ
そして今
④ゆるゆるペースで働く時代
〜「自分流回復」の道を歩いてます！
身体の病気の治療で週の半分ぐらい通院することもあります
薬の副作用で口内炎ができたり口が渇《かわ》いたりしてマジ痛いっす
健康を害するとホントにつらいです
だから、健康を第一に考えるようにしています
＋《プラス》
快眠
快食
快便

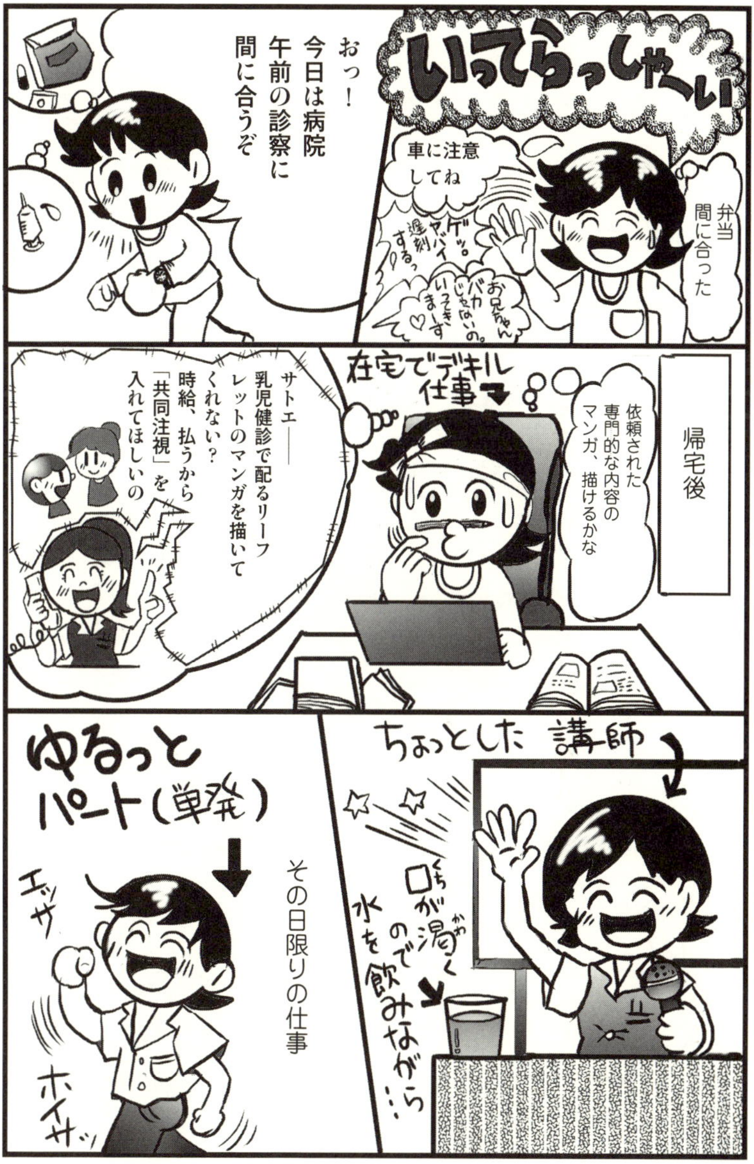
いってらっしゃ〜い
車に注意してね
弁当間に合った
ゲッ。ヤバイ
遅刻するっ
お兄ちゃんバカじゃないの。
いってきまーす♡
おっ！
今日は病院
午前の診察に
間に合うぞ
帰宅後
依頼された専門的な内容のマンガ、描けるかな
在宅でデキル仕事
サトエ――
乳児健診で配るリーフレットのマンガを描いてくれない？
時給、払うから
「共同注視」を入れてほしいの
ちょっとした講師
口《くち》が渇《かわ》くので
水を飲みながら…
ゆるっとパート（単発）
その日限りの仕事
エッサ
ホイサッ

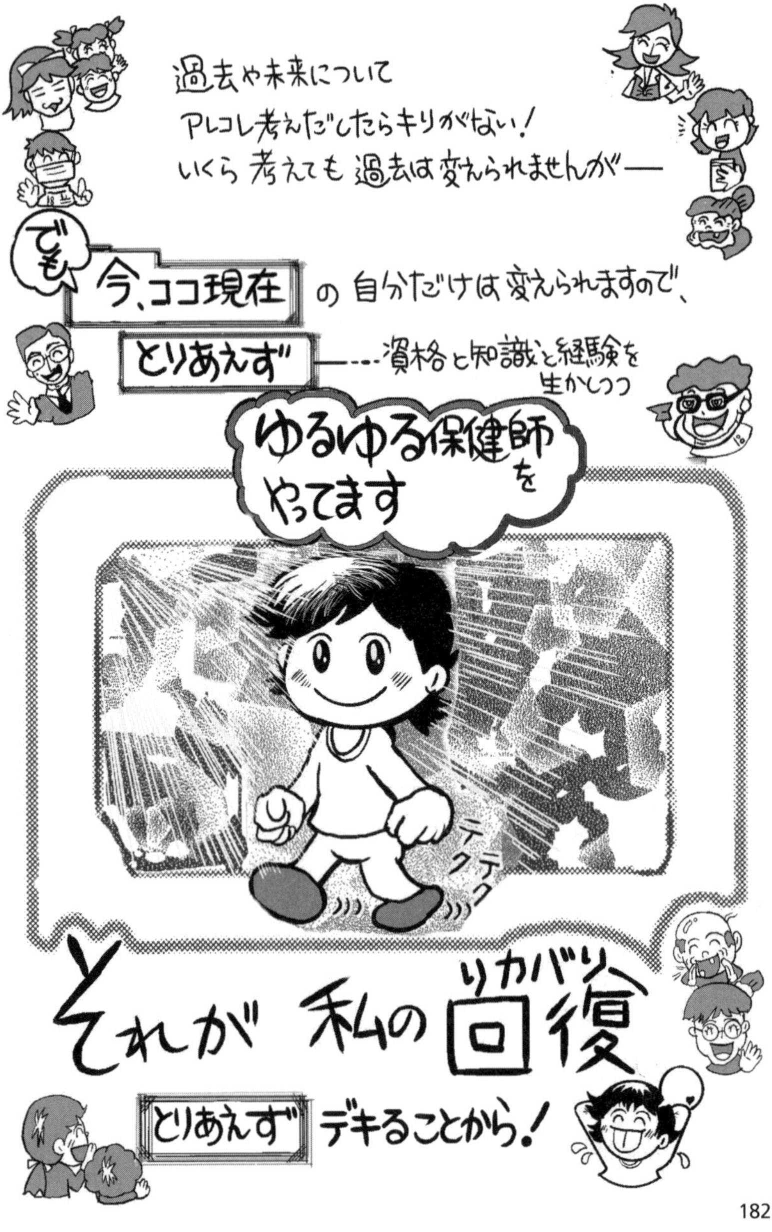
過去や未来について
アレコレ考えだしたらキリがない！
いくら考えても過去は変えられませんが——
でも
今、ココ現在
の自分だけは変えられますので、
とりあえず
——…資格と知識と経験を生かしつつ
ゆるゆる保健師をやってます
テクテク
とそれが私の回復《りカバリ》
とりあえず
デキることから！

あとがき

母親である私が、重いうつになってしまった――。
突然訪れた、この重大な危機によって、有島家では家族全員が新たな問題に直面することになりました。
今まで「普通」だと思って営んでいた「日常生活」が乱され、混乱し、不安定な状態になります。このような「混乱」「戸惑い」「不安定」「落ち込み」、そして、ときには「絶望」――という状況は、一見、家族にとって「不幸」でネガティブな面しかないように思われがちです。

しかし、見方を変えてみると、「経験したこともない難題」に対処するために、みんなで解決策を考え、行動することにより、今までの古い生活習慣を打破し、新しい「家族のかたち」を踏み出す一歩にもなるわけです。本書は、そんな「家族の再生の物語」としてもお読みいただければと思います。

今時点、筆者は「うつ」の状態がよくなってきており、ようやく「重いうつ再発のどん底期」を振り返りながら、パソコンで記述することができるようになりました。マンガが描けるようになるとは夢にも思っていませんでした。
「重いうつ」を初めて体験したときや、再発したときは、私自身も苦しかったですし、家族も各々苦しかったと思います。
特に本書内に登場する、妹の「のり江さん」の疲労困憊《ひろうこんぱい》は、大変なものであったと思います。
今までにない難題に直面し、家族全員で乗り越えられそうな今、新たな一歩を踏み出したように思います。特に子どもたちは、「ゆっくり、ゆるゆる、のろまなお母さん」でも笑い飛ばしてくれるようになりました。
ぴーな（長女）は、母の私に「大丈夫！　大丈夫だってば！」と声をかけてくれるようなしっかり者に成長しています。
私は今、「家族みんなで戦ってくれたんだ」という溢れんばかりの感謝の念でいっぱいです。
これを読まれているみなさん、どうか、口に出して家族みんなや、身近な人に伝えてください。自分の感謝の気持ちを。「ありがとう！」と――。

本書は、多くの方々の支えがあって形になりました。マンガについては「ど素人」の私が、ここまで描けるようになったのも、皆さまのおかげです。
直筆メッセージで応援してくれたS様。育て上げてくれたB様。I様、S・Sさん、ありがとう。Tさん、Hさん、応援ありがとう。
T先生。Y先生。N先生。歯科医師のN先生。感謝。
元職場の皆さん、保健師・看護師仲間の皆さん、今のお仕事に関する皆さま、本当にありがとう。

そして――。「のり江さん」。
チョコチョコ怒らせて本当にごめんね。仏のように達観しながら、いつも助けてくれてありがとう。
最後に。ぷーた、ぴーな。
お母さんは、きみたちを生んでホントによかった。大事なきみたちだよ。生まれてくれてありがとう。

２０１６年６月吉日

著者

著者略歴

有島サトエ（ありしま・さとえ）

精神科閉鎖病棟看護師・保健所や市町の保健師・大学非常勤講師としての勤務歴あり。

転勤族の夫と結婚し、第一子出産後、うつになる。夫の転勤に伴う引っ越しや、さまざまなライフイベントなどが重なって、うつが悪化し入院する。
その後、離婚し、シングルマザーとなる。うつ状態が落ち着いた後も重いうつの再発を幾度か経験。その都度、家族の協力を得ながら療養し、社会復帰を果たす。

現在は、何事も「ゆっくり、ほどほど」を心がけ、ゆるゆるペースで働きながら、二児の母として奮闘中。

18年に及ぶ「うつ歴」をもとにしたリアルな体験、再発後の社会復帰の仕方などをわかりやすく紹介した本書がデビュー作となる。別ペンネームで著書多数。

装丁・本文デザイン　吉村朋子

マンガでわかる
どんなウツも、絶対よくなる　ラクになる！

2016年6月29日　第1刷発行

著　者　有島サトエ
発行者　徳留慶太郎
発行所　株式会社すばる舎
〒170-0013　東京都豊島区東池袋3-9-7 東池袋織本ビル
TEL 03-3981-8651（代表）
03-3981-0767（営業部直通）
振替　00140-7-116563
印　刷　株式会社　シナノ

乱丁・落丁本はお取り替えいたします。

ISBN978-4-7991-0548-1